ABORTAR?

Editora Appris Ltda.
1.ª Edição - Copyright© 2021 da autora
Direitos de Edição Reservados à Editora Appris Ltda.

Nenhuma parte desta obra poderá ser utilizada indevidamente, sem estar de acordo com a Lei nº 9.610/98. Se incorreções forem encontradas, serão de exclusiva responsabilidade de seus organizadores. Foi realizado o Depósito Legal na Fundação Biblioteca Nacional, de acordo com as Leis nos 10.994, de 14/12/2004, e 12.192, de 14/01/2010.

Catalogação na Fonte
Elaborado por: Josefina A. S. Guedes
Bibliotecária CRB 9/870

S413a 2021	Schweizer, Flávia Moraes Abortar? / Flávia Moraes Schweizer. - 1. ed. - Curitiba : Appris, 2021. 429 p. ; 23 cm. ISBN 978-65-5523-768-9 1. Aborto. 2. Emoções. 3. Medo. I. Título. CDD – 363.96

Editora e Livraria Appris Ltda.
Av. Manoel Ribas, 2265 – Mercês
Curitiba/PR – CEP: 80810-002
Tel. (41) 3156 - 4731
www.editoraappris.com.br

Printed in Brazil
Impresso no Brasil

Flávia Moraes Schweizer

ABORTAR?

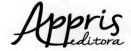

FICHA TÉCNICA

EDITORIAL	Augusto V. de A. Coelho
	Marli Caetano
	Sara C. de Andrade Coelho
COMITÊ EDITORIAL	Andréa Barbosa Gouveia (UFPR)
	Jacques de Lima Ferreira (UP)
	Marilda Aparecida Behrens (PUCPR)
	Ana El Achkar (UNIVERSO/RJ)
	Conrado Moreira Mendes (PUC-MG)
	Eliete Correia dos Santos (UEPB)
	Fabiano Santos (UERJ/IESP)
	Francinete Fernandes de Sousa (UEPB)
	Francisco Carlos Duarte (PUCPR)
	Francisco de Assis (Fiam-Faam, SP, Brasil)
	Juliana Reichert Assunção Tonelli (UEL)
	Maria Aparecida Barbosa (USP)
	Maria Helena Zamora (PUC-Rio)
	Maria Margarida de Andrade (Umack)
	Roque Ismael da Costa Güllich (UFFS)
	Toni Reis (UFPR)
	Valdomiro de Oliveira (UFPR)
	Valério Brusamolin (IFPR)
ASSESSORIA EDITORIAL	Evelin Louise Kolb
REVISÃO	Andrea Bassoto Gatto
PRODUÇÃO EDITORIAL	Juliane Scoton
DIAGRAMAÇÃO	Daniela Baumguertner
CAPA	Daniela Baumguertner
COMUNICAÇÃO	Carlos Eduardo Pereira
	Débora Nazário
	Karla Pipolo Olegário
LIVRARIAS E EVENTOS	Estevão Misael
GERÊNCIA DE FINANÇAS	Selma Maria Fernandes do Valle
COORDENADORA COMERCIAL	Silvana Vicente

Para todos que passaram, passam ou já tiveram acesso a alguma história em que uma gravidez não planejada aconteceu.

Este livro tem o objetivo de explorar as intimidades da mente e das emoções das pessoas que se deparam com uma situação indesejada ou inesperada de gravidez, ajudando a elucidar dúvidas e a aumentar a compreensão acerca de tal assunto, que é tão polêmico e tão criticado atualmente.

AGRADECIMENTOS

Agradeço a uma animada moça, que me deu a inspiração inicial para adentrar e explorar o assunto de uma gravidez não planejada.

REFLEXÃO

É importante lembrar que algo que não seja planejado não significa necessariamente ser ruim ou negativo. Apenas significa que é necessário explorarmos os nossos potenciais e aumentar os nossos conhecimentos acerca do assunto para lidar com a situação de forma mais fácil e prazerosa.

A maior parte da vida não é planejada, mas isso não é sinônimo de uma vida infeliz. Só quer dizer que não temos o controle de tudo.

Aprender e aceitar o que não temos domínio e compreender as circunstâncias que o criam elevam o nosso entendimento acerca do assunto bem como sobre nós mesmos. Como o conhecimento é uma fonte da sensação de segurança, essa conjuntura citada aumenta a nossa tranquilidade e bem-estar.

A autora

SINOPSE

Amanda conhece o homem da sua vida e vive a felicidade ao seu lado. Grávida, ela conta ao seu príncipe, que some sem deixar rastros. Abandonada, sozinha e aterrorizada, Amanda entra em pânico e procura uma maneira de resolver o seu problema. Mas é fácil ou simples solucionar um problema como esse?

Por um lado o coração do feto bate indicando que está vivo, por outro, ainda não nasceu e não faz parte do mundo. A barriga ainda não cresceu e tudo pode voltar a ser como era antes, ou não? Aceitar as mudanças provocadas por um filho na vida é mais difícil do que esquecer alguém que deixou de existir por fazer tal escolha, ou isso é um fardo pesado demais para carregar na consciência por uma vida inteira?

Amanda passa por uma situação similar à de várias pessoas no mundo, quando se deparam com uma circunstância em que perdem o controle, o medo aparece intensamente e o pânico se instala.

Explore o interior de Amanda, suas emoções e pensamentos inconscientes, o qual reflete no exterior por meio dos eu comportamento, criando a realidade visível e inegável.

SUMÁRIO

AMANDA 15

A CHEGADA DO AMOR 25

SOFIA 53

ANÚNCIO 59

DECISÃO 69

QUESTIONAMENTOS 73

ABORTO 81

CRESCIMENTO 115

O CAOS DE PABLO 151

MUDANÇA 161

VOLTANDO AO PASSADO 169

MÔNICA E CARLOS 187

MÔNICA E PABLO 217

PAI SOLTEIRO 245

AMAMENTAÇÃO EM PÚBLICO 267

REINTERPRETANDO A REALIDADE 275

RECONFIGURANDO SENTIMENTOS 287

AMOR X EGO 313

ROMANTISMO COM UMA MÃE 353

RECONSTRUINDO UM RELACIONAMENTO 357

CASAMENTO 391

SANANDO AS PENDÊNCIAS 411

AMANDA

Amanda é uma moça que vive numa cidade grande no século XXI. Seu corpo é bonito e desperta atração dos homens, enquanto estimula sentimentos de inveja e ciúme nas mulheres que não se sentem tão belas como ela.

Amanda nasceu em uma família considerada normal ou comum para época dela, vivendo com o seu irmão e seus pais. Apesar de tudo parecer perfeito, cada membro da família pensa de uma forma e tem a sua própria definição de felicidade, o que os levam a cobrar uns dos outros o estilo de vida que julgam ser melhor.

O irmão de Amanda é mais velho que ela dois anos, já tendo completado seus 30 anos nessa reunião de almas chamada família.

Amanda, com seus 28 anos, sente a pressão de seus pais, principalmente de sua mãe, a qual vive fazendo reclamações, comparações que inibem a motivação de Amanda e constantes inferiorizações. Ela pensa que seu irmão não é tão cobrado quanto ela, fazendo-a cultivar a semente da injustiça dentro de si, sentimento que alimentava a sua visão de vítima na vida.

Com 30 anos e um emprego considerado razoável pelos pais, seu irmão Pablo é bem-visto como um bom partido, independente, forte e estável. Já Amanda, mesmo tendo um emprego melhor que seu irmão, que lhe rende mais status social e remuneração financeira, apesar de ser um pouco mais nova que ele, sente-se mais cobrada.

Sua mãe alega que ela deve ter a sua própria casa e sair de debaixo de suas asas. Contudo, por algum motivo, Sofia, de 53 anos, não acha seguro ou aceitável sua filha morar sozinha. Assim, exige que ela encontre um parceiro para se casar e sair de casa.

Jonatan, marido de Sofia, com seus 55 anos, não ligava para essas coisas. Em seu ponto de vista, ter a barriga cheia e um teto sobre suas cabeças já estava ótimo e não era necessário mais do que isso para ser feliz e aproveitar a vida.

Além disso, ele sabia que Sofia tinha crises de raiva e explodia com gritos e ofensas quando se sentia rejeitada ou censurada. Para ela, tudo que fosse contra suas ideias era visto como algo contra ela, motivo pelo qual ela criava uma guerra emocional com quem quer que fosse, com o objetivo de restabelecer seu domínio no local e sobre as pessoas sempre que se sentia ofendida ou recusada. Por essas razões, Jonatan não se intrometia nas frequentes brigas entre mãe e filha, quando cada uma revelava seus desejos de forma pouco clara.

Sofia sentia que a filha era uma rival e temia perder o seu posto de dominadora na casa. Mesmo que tal ideia não fizesse sentido a princípio, havia uma origem para que Sofia tivesse essa sensação, a qual lhe gerava medo de perder algo.

Acostumada a manipular cuidadosamente o seu marido desde a adolescência, quando se conheceram, e o filho, Sofia não conseguia o mesmo com a filha, a qual era vista como uma rebelde por não seguir suas regras. Embora Amanda agisse de acordo com as exigências e caprichos da mãe, esta sentia que isso não era genuíno, e não eram mesmo. Amanda agia para agradar a mãe e evitar reclamações, mas não era o que ela realmente desejava, o que fazia a sua má vontade ficar bem explícita, desagradando Sofia. Assim, as suas ações eram feitas a contragosto, algo que Sofia percebia e se irritava. Era precisamente esta parte, quando Amanda fazia sem a vontade real de fazer o que a mãe pregava, que levava Sofia a se sentir tão contrariada, o que era demonstrado de forma agressiva por parte dela.

Jonatan amava a sua filha e demonstrava o seu afeto do seu jeito, sendo mais calmo e deixando a filha livre para criar a vida que desejava. No entanto, Sofia enxergava nisso uma ameaça, acreditando que o marido faria todas as vontades de Amanda e deixaria de satisfazer a suas. Ela não tinha consciência desse pensamento, razão pelo qual ele era percebido em forma de sentimento.

ABORTAR?

Sofia não percebia seus próprios pensamentos ou sentimentos. Apenas os sentia e reagia a eles, deixando que suas ações revelassem a profundidade de sua verdadeira natureza, bem como a maioria das pessoas.

Quando contestada sobre suas ações por outras pessoas, rapidamente arrumava uma desculpa válida e moralmente aceitável para tentar enquadrar suas ações nas palavras que constantemente dizia, tentando juntar coerentemente as ideias que expressava com as atitudes que tomava. No entanto, isso raramente funcionava, já que as suas convicções mais fortes e profundas eram despercebidas inclusive por si mesma. Assim, muitas vezes, ela alegava desejar algo ou acreditar em alguma coisa que a sociedade julgasse ser boa, mas o seu íntimo não condizia com suas palavras, gerando constantes incoerências em sua vida.

Tais incoerências abriam portas para questionamentos e análises vindas de outras pessoas, as quais eram recebidas como afrontas e ofensas por Sofia, deixando-a insegura em frente a tais pessoas e irritada, por não conseguir convencer essas pessoas de que as suas palavras eram verdadeiras. Assim, para persuadir os demais, ela usava da agressividade, através de brigas, tentando se impor e comprovar a veracidade do que dizia, recuperando o seu "lugar" social e a sua dominância.

Sofia sempre dizia que desejava o melhor para os filhos e que a felicidade deles era a sua própria, assim como a sociedade costumava dizer como devia ser uma boa mãe. Ela desejava ser assim, no entanto, isso não se revelava em suas atitudes cotidianas, reclamando e exigindo que os filhos fossem o que não eram ou fizessem o que não desejavam. Sempre que contestada sobre isso, uma fúria a dominava, mostrando o seu pavor de ter o seu íntimo revelado, já que este não condizia com o que a sociedade ao seu redor exigia dela: que amasse seus filhos e prezasse pela felicidade deles.

Sofia desejava ardentemente ser vista como boa pessoa, alguém confiável e carinhosa, desejando ser amada e querida por todos. Contudo a sua conduta revelava o oposto: ela era agressiva, negava o que não lhe convinha na vida, exigia que os outros a satisfizessem e era muito egoísta. Guardando de todas as maneiras possíveis que conhecia sobre as suas características ruins, segundo a visão daqueles que a cercavam, Sofia tentava sempre aparentar ser o que não era, buscando aprovação externa sobre si, numa busca sem fim de se sentir amada, quando ela mesma não acreditava ser possível por não sentir o mesmo a seu respeito.

Fora de casa, Sofia tinha a reputação de boa pessoa. Os vizinhos falavam bem dela, que era uma boa mãe, que fazia de tudo pelos filhos e que era um bom exemplo. Mas apenas para quem convivia dentro de seu lar é que a verdade era revelada: a sua insatisfação por não ser o que pregava ser.

Todos os dias, Sofia criticava a filha, desde coisas simples e sem muita importância, como a cor dos esmaltes nas unhas ou a cor do batom nos lábios, até o rumo que a filha estava tomando na vida.

Amanda até conseguia se silenciar ao receber reclamações de seu físico, trancando-se no quarto, buscando um alívio em seus ouvidos e mente por pouco tempo. No entanto, quando as críticas que chegavam a sua cabeça eram sobre suas escolhas, gostos e personalidade, o conflito acirrado entre as duas explodia entre gritos e ofensas. Amanda tentava se defender das ameaças e insultos provenientes da mãe, que os rebatia com mais insultos, criando um ciclo crescente de ofensas sem fim.

A casa deles possuía dois quartos — os pais dormiam em um e os irmãos no outro. Isso incomodava Amanda, que sentia não ter um espaço próprio onde pudesse ter paz e respirar um pouco de sossego. A qualquer momento, Pablo podia entrar no quarto, usar o computador ou fazer barulho, e isso a distraía de si mesma. Com isso tudo, Amanda vivia em constante estresse, o que só aliviava um pouco na hora em que todos iam dormir, pois era o momento em que havia um verdadeiro silêncio na casa. Não obstante, na manhã seguinte tudo se iniciava novamente, continuando os atribulados conflitos que não se resolviam nunca e se somavam ao estresse já existente em cada um deles. Dessa forma, uma bomba dentro de cada um era continuamente estimulada e, um dia, elas explodiriam.

ABORTAR?

Amanda não aguentava mais o pesadelo dentro de casa e começa a buscar uma forma de fugir do problema chamado Sofia. Durante toda a sua vida ouvira que ela deveria estudar, trabalhar, casar e ter filhos, a ponto de acreditar que esta era a única saída para o seu problema de convivência com sua mãe. Ela pensava que, se fizesse o que a mãe dizia, talvez conseguisse a aprovação dela e a tão sonhada paz. Por conta disso, a cada rosto masculino que via na rua, seu coração se enchia de esperança, acreditando que poderia ser o seu cavalheiro de armadura reluzente, o qual a salvaria do inferno emocional que era a sua casa.

Quando os olhares masculinos não condiziam com suas expectativas, uma grande desilusão assolava seu coração, fazendo-a voltar para a sua triste realidade.

Ela não gostava do irmão, muito embora o amasse. Como acreditava que ele tinha uma vida boa e confortável em comparação a sua, nutria um sentimento de injustiça e o despejava sobre ele, criando um descontento em relação a ele.

Pablo tinha mais tranquilidade e Amanda achava que isso se devia às imposições que a mãe fazia a ela. Amanda não via que sua mãe fazia a escolha de tratar os irmãos de forma diferente. Ela acreditava que para dar a um, necessariamente, deveria tirar do outro. Então pensava que para que Pablo tivesse mais facilidade, ela fosse cobrada com mais intensidade. Esse pensamento a fazia culpar o irmão por sua vida insatisfeita, como se a inexistência dele fizesse a sua vida mais fácil ou feliz, criando uma visão negativa acerca de seu irmão.

Apesar disso, o irmão jamais a tinha destratado. As memórias de infância ainda nutriam afeto dentro do seu coração quanto ao irmão e os poucos carinhos trocados ainda faziam com que o vínculo fosse afetivo. Era confuso, já que ela tinha amor e raiva pela mesma pessoa, embora por motivos diferentes.

O que Amanda sentia, na verdade, eram conclusões de seu inconsciente equivocado, o qual não sabia dissociar informações que não tinham vínculo, mas que eram rotineiramente usadas conjugadas.

Flávia Moraes Schweizer

Pablo realmente tinha uma vida mais tranquila, aproveitando as noitadas aos fins de semana, a casa arrumada, o bom emprego e o relaxamento da televisão e do celular.

O pai tinha uma vida similar à do filho, desfrutando dos serviços domésticos que a sua esposa realizava. Assim, ele só precisava se concentrar em seu trabalho, o qual era uma ótima desculpa para passar horas fora de casa, desfrutando da tranquilidade da ausência de Sofia.

Sofia reclamava da casa, das tarefas que fazia e da falta de ajuda dentro de casa. Contudo, apenas cobrava que Amanda a ajudasse, alegando que Pablo e Jonatan trabalhavam bastante e mereciam descanso. Apesar de parecer coerente, Sofia sabia que Amanda trabalhava mais do que eles, saindo para o serviço mais cedo e chegando mais tarde que os dois. Sofia dizia que uma boa mulher devia cuidar do lar, mas também devia ter a sua autonomia financeira, mesmo que ela mesma não vivesse de acordo com o que dizia, já que ela não tinha um trabalho remunerado.

Amanda chegava exausta em casa, via seu pai e seu irmão descansando e usufruindo de bons momentos, enquanto ela deveria ajudar a realizar os serviços domésticos. Era quem mais trabalhava e quem mais era exigida. Como poderia isso ser justo?

Quando seu pai e seu irmão chegavam em casa após um dia calmo no trabalho, eram recebidos com abraços e beijos pela mãe, que se dedicava a cuidar deles. Já Amanda era recebida com críticas e mais exigências. O sentimento de injustiça crescia toda vez que ela observava tais acontecimentos, crescendo dentro dela uma revolta.

Quantas vezes ela tinha ido dormir às 2 ou 3 horas da manhã fazendo comida ou limpando a casa, enquanto que os demais já estavam em seus leitos? Além disso, ela acordava às 5 horas da manhã para ir para o trabalho, enquanto seu irmão e seu pai acordavam às 7h. Por que tanta diferença entre eles? Será que se ela fosse homem tudo seria diferente? Por que, afinal de contas, ela era punida por ter nascido mulher? Muitas perguntas sem respostas. E a pior parte: ela não sabia como resolver nada disso.

Então, mais um dia se iniciava, acompanhado de muita maquiagem para disfarçar as olheiras profundas de falta de descanso adequado, pois as mulheres deviam estar sempre bonitas e atraentes, segundo as leis informais da sociedade em que vivia.

Mais um dia chegando tarde, trabalhando em casa e vendo os demais membros aproveitando o lar, o qual era considerado um calabouço por Amanda. Quanto mais conseguiria suportar naquele cativeiro psicológico? Não muito mais tempo.

Amanda sempre ouvira a mãe dizendo como devia se comportar para atrair um marido, que deveria estar sempre bonita, elegante e feliz. É possível ficar bonita com roupas e maquiagem. Dá para atuar e fingir ser elegante, mas como segurar a sua grande infelicidade apenas dentro de si e não permitir que outras pessoas a notem? Essa era a parte mais difícil e a cada dia mais insuportável ficava. Entre palavras cuidadosamente escolhidas para manter no ar um clima de alguém que se sente bem, sorrisos mentirosos e olhares tristes, Amanda sobrevivia à vida dia após dia, buscando o herói que fosse resolver todos os seus problemas ao casar-se com ela, dando-lhe a tão sonhada vida de conto de fadas, com um final de feliz para sempre.

Além de a mãe exigir tanto tempo da filha, entre emprego e trabalhos dentro de casa, também reivindicava um namorado. Para isso, Amanda deveria sair para procurar um homem. Sofia sabia que o dia só tinha 24 horas, mas, para a filha, o dia deveria render no mínimo 60 horas. Era como se ela reclamasse de tudo: reclamava que a filha trabalhava muito e não sobrava muito tempo para os serviços domésticos, ao mesmo tempo em que era importante trabalhar bastante para conseguir um determinado status social e financeiro. Se Amanda ficava em casa realizando as tarefas que mãe a incumbia, Sofia reclamava que filha estaria cansada demais para trabalhar e que a sua beleza, que era a sua única fonte de atrativo matrimonial, dentro do seu ponto de vista, seria prejudicada. Não tinha escapatória: Sofia reclamava de tudo sobre Amanda. Se Amanda seguisse suas palavras, Sofia reclamava. Caso contrário, também reclamava.

Amanda já tinha percebido que jamais receberia um elogio da mãe, mas o seu desespero para ser querida e amada era tão grande que ela se esforçava ao máximo para agradar à mãe, visando a algum tipo de aprovação ou reconhecimento materno.

Amanda não tinha segurança em si mesma. Após passar tantos anos ouvindo tantos desaforos e rebaixamentos, ela passara a acreditar que não era digna, bonita ou boa para qualquer coisa. Seu próprio julgamento era negativo, a ponto de, ao ouvir um elogio, acreditar ser mentira.

Sua mãe sempre a maltratara psicologicamente. Seu pai nunca percebera a importância disso. Ele não tinha uma boa perspicácia social, o que o levava a analisar apenas atos grandes, como brigas físicas. Brigas com palavras, insultos, xingamentos e outras agressividades não físicas eram desconsideradas por ele. Ele realmente não dava crédito a isso, o que o fazia pensar que, já que a sua filha estava fisicamente bem, ela estava bem realmente. Jonatan não percebia o mundo caótico em que a filha vivia embaixo do seu nariz.

Diversas vezes Amanda recorreu à figura paterna, pedindo ajuda para lidar com a mãe, e todas as vezes ouvia a mesma coisa: "É sua mãe. Ela não faz por mal. Ela é assim. Aguente", com um tom suave e sem firmeza, mostrando o descrédito sobre a real importância do que acontecia. Nenhuma daquelas palavras cativava a alma de Amanda ou acolhia a sua dor, sequer a ajudava a buscar uma solução. Era como se ele dissesse: "O problema é seu. Não me atrapalhe", embora ele acreditasse dizer: "Se fizer algo vai piorar a situação", visto que confrontar Sofia diretamente resultava em briga, que ele percebia como um grande tormento.

Jonatan não gostava de entrar na briga das mulheres. Ele sabia que sua esposa era terrível de forma sutil, a ponto de não reparar o que ela fazia, mas tinha medo de agir de maneira que Sofia pensasse que ele estivesse contra ela.

ABORTAR?

Sofia tinha olhos muito bem treinados para saber como atingir as pessoas da maneira mais profunda e fazê-las suas reféns. Jonatan não sabia conscientemente como ela fazia, mas seu inconsciente sabia, a ponto de fazê-lo evitar qualquer rixa com Sofia, obedecendo-a para tal.

Amanda sentia-se só: seu pai não a ajudava, seu irmão era um "Zé Ninguém", sua mãe, uma cobra, seus amigos não entendiam a profundidade de sua agonia e alegavam que um dia tudo passaria, mas sem dar sugestão, sem oferecer abrigo ou qualquer meio para a resolução de tantos problemas. Essa falta de amparo a fazia escolher não buscar tais pessoas, isolando-se cada vez mais num mundo onde não havia espaço para tantas pessoas.

Sozinha no mundo, com sua autoestima destruída, via-se sem saída, como que se afogasse e ninguém prestasse atenção. Um dia tudo acabaria, mas como? Ela se mataria? Fugiria de casa? Casaria com um desconhecido para não mais ver a mãe? E o que os vizinhos falariam?

Vizinhos... Uma grande e poderosa arma de sua mãe. Sofia se gabava de bons atos, falava bonito e tinha uma boa oratória, a qual conquistava os ouvidos daqueles que a rodeavam. Assim, tudo o que falava era recebido como verdade absoluta e ela era vista como exemplo de boa pessoa no mundo, o que enchia o seu orgulho e a sua vaidade.

Amanda era causa perdida, uma menina feia, problemática e um estorvo para a família, segundo a visão de Sofia. Ela sutilmente espalhava essa afirmação por entre palavras doces e gentis, implementando a sua forma de ver o mundo de uma maneira implícita, a qual era bem-aceita pelas redondezas. Usar belas palavras, fingir defender alguém com discursos enquanto atacava pelo tom de voz e olhares é uma ferramenta muito embasada.

As pessoas absorvem mais as informações implícitas, de forma inconsciente, reproduzindo-as sem reparar em seus próprios comportamentos posteriormente. Era assim que Sofia fazia o seu arsenal de guerra contra seus desafetos: convocando

Flávia Moraes Schweizer

minuciosamente todos os que tinham condições de agredir a sua vítima moralmente e psicologicamente.

A vizinhança olhava estranho para Amanda, que sentia ser chicoteada e guilhotinada por olhares repugnantes, maliciosos, discriminatórios e condenáveis. Não importava o que ela alegava para os vizinhos. Qualquer pedido de ajuda de Amanda era visto como farsa pelos demais, que já estavam no papo de dona Sofia.

Sofia sentia um prazer imenso em ver a filha sem ter a quem recorrer. Em sua mente, sua filha era uma espécie de rival ou adversária que devia ser detida. Por inconveniência social, Sofia não podia alegar que não gostava da filha, já que a crença de que uma mãe ama seus filhos era incontestável. Assim, ela usava de artimanhas quase despercebidas para tentar destruir aquela que julgava ser seu infortúnio.

Com Jonatan e Pablo vivendo em um mundo mental paralelo, onde parecia não existir qualquer tipo complicação ou adversidade, Sofia e Amanda travavam uma guerra contínua dentro do lar, onde apenas elas sabiam o que se passava realmente.

A CHEGADA DO AMOR

Entre os dias ininterruptos de estresse, aflições, cansaço e preocupações, Amanda seguia sua vida. Ela estava tão dominada por suas emoções intensas e atribuladas que não conseguia ver uma saída, uma luz no fim do túnel. Imaginar a sua vida no futuro, mesmo que não muito distante, como dali a uns dois anos, era algo impossível de se fazer. Mergulhada em meio a tantos assuntos inacabados e incômodos, seus pensamentos não conseguiam ir além do que uma semana à frente. Ela queria um milagre, uma solução rápida, simples, fácil e, de preferência, que outra pessoa a fizesse.

Amanda sentia não ter mais forças para lutar e que sucumbiria a qualquer momento àquelas torturas sem fim, que ninguém mais enxergava. Não conseguia mais pensar, a ponto de não saber mais o que fazer ou o que tentar fazer. Apenas sentia suas forças serem drenadas e não serem repostas, fazendo-a sentir-se constantemente cansada e quase que entregue completamente aos demais.

Amanda já não tinha muita vontade de viver. A única coisa que a impulsionava a manter-se no mundo era o desespero por amor e a grande revolta que seu coração nutria por sua mãe e pela "injustiça do mundo", segundo a sua interpretação. Tais sentimentos eram tão enérgicos que a impediam de parar ou se acalmar, como que houvesse uma produção constante de energia dentro dela, mas uma energia que a incomodava e lhe roubava a paz.

Certo dia, Amanda recebeu um convite de algumas colegas de trabalho para irem a um bar, para relaxarem suas mentes. Como sempre, ela recusara o pedido, alegando ter muito que fazer em casa e que estava cansada. As colegas já a conheciam,

Flávia Moraes Schweizer

já esperavam a recusa antes mesmo de convidá-la, mas por acreditarem ser cordial oferecer o convite, fizeram-no.

Amanda fora para casa, como sempre, desgastada pela semana atroz de correria e mais atividades do que suportava. Naquela sexta-feira propriamente, Amanda chegou em casa em silêncio, anunciando o seu estresse e tristeza com a vida, coisa que aborrecia profundamente a sua mãe. Sempre que Amanda ficava na dela, Sofia se exaltava. Ver a filha triste ou inanimada não era suficiente. Sofia tinha prazer em provocá-la até que Amanda explodisse em raiva e fúria alucinada, mostrando toda a sua "personalidade ruim e negativa", momento em que a sua mãe vestia a máscara da perfeição e superioridade e dizia: "Você deveria ser grata. Tem muitas pessoas que desejariam estar no seu lugar e ter o que você tem". Esse pensamento acabava com a alma de Amanda, fazendo-a se sentir exposta e envergonhada.

Ela era importunada até não aguentar e, neste momento, a sua mãe ainda queria lhe dar uma lição de moral, tirando a sua dignidade através de palavras supostamente belas e elevadas. Era o momento sublime de Sofia, em que se sentia acima de tudo e de todos, sentindo um imenso prazer de provar a si mesma que era uma pessoa abençoada, correta, generosa, honrada e boa. Pelo menos era o que ela pensava no seu mais profundo ser, sem que ela mesma se desse conta disso, tendo somente a sensação de prazer por provar a sua superioridade.

Nesse dia, foi o que aconteceu. Amanda chegou e começou a fazer os serviços designados para a sua pessoa de forma quieta, enlouquecendo a sua mãe. Aceitando todos os insultos que lhe chegavam sem reclamar ou revidar devido à exaustão mental, Sofia começou a ficar mais importunada ao ver que não conseguia desequilibrar a filha. Em um dado momento, enquanto Amanda limpava o chão da cozinha, Sofia estava em pé, olhando para a filha, falando das pessoas, comparando-as com Amanda e sugando a energia emocional da filha, já à beira da exaustão. Amanda ouvia quieta e lágrimas começaram a ser formar em seus olhos, para a satisfação de Sofia. E Sofia continuava a provocar com mais ideias de que outras pessoas eram melhores e tinham mais sucesso do que Amanda.

ABORTAR?

Cansada de ouvir tanto desgosto e procurando uma saída para aquele momento, Amanda se dirigiu ao banheiro, tomou um banho bem quente e relaxante, foi para o quarto, fechou-se lá, e em poucos minutos, saiu arrumada. Sua maquiagem estava linda e impecável, mas não combinavam com seus olhos tristes.

– Aonde você vai, Amanda? – perguntou grosseiramente Sofia.

– Vou sair com minhas amigas – respondeu, triste.

– Eu não sabia que você tinha amigas – provocou Sofia. – Você nunca sai com ninguém... – deixou no ar com ironia de que a filha não era boa o suficiente para fazer amizades.

Em silêncio, Amanda deixou a casa, que não considerava seu lar. Ligou para uma de suas colegas:

– Alô, Débora? – Amanda falou. – Mudei de ideia! Estou saindo de casa. Onde encontro vocês?

Débora percebeu na hora que algo grave tinha acontecido.

Débora era uma colega de trabalho, linda, confiante, alegre e bem-sucedida. Seus cabelos compridos, brilhantes e castanhos combinavam com os seus lábios finos, bochechas coradas e olhos castanhos brilhantes. Débora se vestia com simplicidade e elegância, revelando a sua personalidade firme e humilde.

Ela exalava alegria, que contaminava todos ao seu redor, provocando ondas de bem-estar e relaxamento mental. Sua presença era marcante e seu sorriso era um convite a uma vida próspera e feliz. Todos que a conheciam apreciavam a sua agradável companhia, recheada de simpatia e elogios. Quem não gosta de alegria ou elogios? Era como se a presença dela fornecesse felicidade, como se mostrasse que a vida era boa a todo instante. Débora transbordava carinho e respeito, chamando a atenção de todos que a viam.

Amanda, por outro lado, não estava acostumada a esse mundo de encanto, onde bem-estar era rotina. Ela se sentia incomodada ao lado de Débora. Algo era estranho nesse mundo de Débora. Talvez, a diferença entre a forma de sentir e viver a vida de cada uma fosse tão grande que provocava um choque.

Flávia Moraes Schweizer

Amanda admirava Débora, mas dentro de si, questionava-a. Será que Débora era mesmo feliz, ou apenas tinha mais sucesso em interpretar a sua personagem de boa pessoa? Amanda sempre tentara aparentar ser isso, mas as suas emoções insistiam em aparecer e revelar a sua verdadeira natureza, tirando a sua máscara de "boa moça".

O fato era que, para Amanda, a felicidade era um objetivo de vida, enquanto que, para Débora, era uma forma de viver. Portanto, formas distintas de interpretar e apreciar a vida. Aos olhos de Amanda, Débora já tinha conquistado tudo o que se pudesse desejar na vida e agora apenas aproveitava, enquanto que ela mesma ainda estava batalhando para chegar ao patamar em que a amiga já se encontrava.

Outra coisa que deixava Amanda incomodada era a sua própria visão competitiva. Ao se deparar com alguém com mais sucesso que ela, segundo o seu próprio julgamento, ela se sentia rebaixada e insultada, causando-lhe mal-estar emocional, que a incentivava a fugir de situações que provocassem tal inquietude nela.

Amanda ficava desconfortável com a presença tão confiante e simples de Débora, motivo pelo qual costumava fugir dela. Tratava-a com relativo respeito e tentava não destratá-la, mas era bem perceptível o seu desagrado com a bela presença de Débora.

Amanda não sabia como reagir perante alguém tão boa e que não oferecia nenhum tipo de ameaça. Acostumada a carregar uma armadura pesada contra ofensas de outras pessoas, ela já não sabia como era viver sem tal vestimenta, que tanto lhe custava. Era como se ela tivesse investido a vida inteira para se defender de ataques e Débora não apresentava nenhuma intenção de agredi-la. Como lidar com alguém que não age conforme nossas crenças? Era preciso aprender.

Amanda foi para o bar em que Débora e Mônica estavam, procurando por uma distração de sua amarga vida. Quem sabe algumas horas de conversas fúteis, alegres e regadas a álcool poderiam anestesiar a sua mente por um tempo? O álcool era

ABORTAR?

indispensável, já que estimulava libertar as suas poucas qualidades e ficar um pouco mais receptiva.

Amanda chegou ao bar e logo localizou Débora e Mônica, animadas em alguma conversa. Aqueles sorrisos que estavam nos rostos das moças eram verdadeiros. Isso incomodava Amanda, mas ao mesmo tempo, enchia sua mente de esperança. Quem sabe se ficasse um pouco com aquelas colegas ela poderia ficar feliz também, como que se tentasse absorver a alegria alheia?

Mônica era outra colega de trabalho. Ela tinha seus problemas com seu noivo, mas não deixava seus conflitos dominarem a sua vida. Ela sempre arrumava uma maneira de recarregar as suas energias com atividades produtivas e outras mais calmas. Mônica sempre planejava ter atividades que a fizessem se sentir bem e que a desafiassem, já que buscava aprender sempre.

Mônica e Débora eram grandes amigas e muito perspicazes na análise comportamental das pessoas. Elas entendiam como os outros se sentiam, mas mantinham o respeito. Quando percebiam que suas companhias não eram bem recebidas, não forçavam.

Elas percebiam Amanda e a viam como uma pessoa pesada. Já tinham a convidado inúmeras vezes, tendo seus convites aceitos poucas vezes. Débora tinha dó de Amanda, pois sentia que a garota precisava de ajuda, embora se recusasse a aceitá-la. Já Mônica não tinha tanta paciência, mesmo que entendesse o que se passasse com Amanda. Ela dizia que era chato e até poderia ser visto como inconveniente convidá-la tantas vezes, após tantas recusas, mas Débora insistia, alegando que Amanda precisava de ajuda e que convites poderiam ser feitos, mas que não deveriam exigir que fossem aceitos. Débora queria mostrar que estava aberta à Amanda, caso ela quisesse, motivo pelo qual permanecia chamando-a para saírem.

Assim que Mônica viu Amanda chegando ao bar, recatada e envergonhada, rapidamente olhou para Débora, anunciando que teriam trabalho. Amanda estava arrumada, mas não combinava com suas roupas, como se ela não tivesse sucesso em fingir ser quem não era.

Débora se virou para a entrada do bar, procurando por Amanda e, em meio a tantos rostos, a achou. As meninas acenaram com alegria, convidando Amanda a se aproximar, a qual se sentia deslocada no ambiente descontraído. Amanda chegou a pensar em ir embora, mas viu tanta receptividade vinda das boas moças que lhe aguardavam que julgou ser grosseria deixá-las sem explicação.

Então, juntou-se às moças, as quais a receberam com um grande abraço fraterno e cheio de alegria e animação, coisa estranhíssima para Amanda. Se nem a sua mãe, que era um símbolo de afeto e confiança, como muitas pessoas acreditavam, a abraçava, receber abraço de pessoas distantes era uma novidade que a deixava sem reação. Inerte a tanta energia diferente, recebeu os abraços e as boas-vindas com largos sorrisos, que a elogiavam de forma introvertida e passiva.

– Olá – falou sem jeito. – Obrigada por me chamarem. Mas acho que talvez seja melhor eu voltar. Tenho muito que fazer – alegou, cabisbaixa e gaguejando, demonstrando toda a sua insegurança.

– Ah, que isso! – respondeu Débora. – Você acabou de chegar!

– É verdade! Você SEMPRE tem muito que fazer. Fique um pouco e curta com a gente. As coisas que você tem de fazer podem ser feitas depois... – Mônica insistiu, com bom tom e descontração. – Você vive atarefada e não faz nada para você. Como aguenta? – falou com carinho e leve sorriso, tirando o peso da verdade sobre as palavras para não ficar inconveniente.

– É verdade, Amanda. Se você fizer tudo o que acha que deve, ainda assim faltará e se cobrará. Se não fizer, também se cobrará. Então, já que você vai se cobrar de qualquer maneira, é melhor que aproveite a vida, nem que seja só um pouquinho – Débora falou, meigamente.

Realmente, elas tinham razão. Embora a lógica fizesse sentido, sua aflição era maior, o que a deixava inquieta. Lutando contra seus sentimentos, decidiu agir por razão e tentar apro-

ABORTAR?

veitar a oferta de um pouco de atenção que suas companheiras de trabalho ofereciam.

Débora percebeu que Amanda queria ficar, mas que temia o que lhe aguardava em casa, o que a deixava numa incerteza de ficar ou voltar para casa, levando o seu corpo a permanecer parado. Rapidamente, passou seu braço direito sobre Amanda, convidando-a para se sentar. Amanda deixou-se levar e sentou-se.

Mônica percebeu que Amanda estava muito deprimida e introvertida. Por saber que questionar a levaria ficar ainda mais desconfortável, resolveu falar sobre outros assuntos e esperar que Amanda se sentisse bem o suficiente para falar quando estivesse disposta.

Mônica começou a falar sobre a sua vida e seu noivo e Amanda imaginou um sonho. "Ah, um homem que me amasse e fizesse tudo por mim...". Este foi o seu pensamento imediato.

Rapidamente, Mônica começou a falar sobre alguns problemas que estava passando com o seu noivo, Carlos, revelando que sua vida não era tão perfeita quanto Amanda julgava ser. Amanda estranhou. "Como uma mulher como ela poderia ter problemas?". Parecia não fazer sentido.

Enquanto isso, Débora ouvia e sugeria opções para resolver os conflitos que a amiga revelava. Mônica era um pouco temperamental e costumava recusar tudo que chegava no primeiro instante. Entretanto, nos dias seguintes absorvia as informações e sugestões, buscando achar soluções práticas e possíveis.

Débora já conhecia a amiga e sua forma de reagir. Então, embora suas ideias fossem recusadas no primeiro momento, percebia que ajudava Mônica após esta analisar calmamente seus auxílios.

Amanda estava no meio das duas, já que as meninas assim decidiram. Elas julgaram que Amanda se sentiria mais amparada se ficasse mais entrosada e bem recebida. Quieta, Amanda ouvia e apreciava aquele momento de bom astral.

Amanda pediu uma bebida forte e as amigas perceberam isso como um pedido de atenção e desespero para se distrair da vida. Mônica e Débora até bebiam, mas as bebidas tinham

Flávia Moraes Schweizer

pouco teor alcoólico, já que bebiam a fim de apreciar o próprio *drink*, o qual combinava com o momento. Através de olhares, as boas amigas se comunicaram, já pensando em interferir sutilmente se Amanda pedisse outra bebida tão forte.

Como que se soubessem, Amanda assim o fez. Rapidamente, bebeu o conteúdo de seu copo e pediu outro. Docemente, Débora falou:

– Não acha que será muito para você?

Amanda a olhou e achou que recebia mais uma crítica, o que enfurecia o seu coração, que já acumulava mais ofensas do que aguentava.

– Estamos preocupadas com você, querida – alegou Mônica. – Não queremos que você fique de ressaca ou passe mal – falou, amavelmente.

Nesse instante, Amanda percebeu o que Débora tinha falado. Ela não estava julgando se ela estava agindo certo ou errado, apenas estava preocupada com seu bem-estar.

Com o coração um pouco mais calmo, mas não querendo andar para trás, evitando se sentir humilhada, Amanda falou:

– Só mais essa. Depois eu peço algo mais leve.

Contentes por conseguir acalentar aquele pesado coração, Débora e Mônica prosseguiram com conversas. Elas sabiam que se ficassem falando diretamente sobre Amanda seriam mal interpretadas por ela, já que queriam ajudar em vez de causar ainda mais caos na vida da moça.

Após a segunda bebida, Amanda resolveu escolher um suco, o que rapidamente gerou elogios por parte das colegas:

– Isso aí! Suco é bom! Hidrata o seu corpo e é saudável – falou Débora.

– Concordo – alegou Mônica. – Acho que fez uma ótima escolha! Inclusive, pedirei o mesmo! – Então, virou-se para o balcão e pediu ao *barman* o mesmo suco.

Amanda não percebia o que se passava, mas seu inconsciente estava alerta e trabalhava sem parar, interpretando tudo a sua volta e dando uma resposta emocional à Amanda,

ABORTAR?

a qual apenas reagia a esse resultado. Receber um elogio e ver Mônica gostar da sua ideia a ponto de repeti-la acalentou a sua autoestima, provocando-lhe uma pequena onda de satisfação, fazendo-a relaxar o corpo. Agora ela não se sentia acuada ou perseguida.

Apesar de Amanda estar alheia ao que acontecia, as outras duas moças entendiam perfeitamente o que faziam: ofereciam acolhimento a uma pessoa que estava perdida na vida, através de gestos sutis e frases, além de incentivos, cativando o psicológico e emocional de Amanda.

Amanda se soltou aos poucos e em minutos as bebidas estavam correndo em seu sangue e mudando a sua percepção. Seu cérebro já não funcionava como de costume, seus reflexos mudaram e a euforia surgiu. De repente, tudo parecia ser belo, problemas deixaram de existir e enfrentar a sua mãe e jogar tudo para o alto parecia ser fácil. Com essa alegria, Amanda passou a noite, acompanhada de suas amigas, mesmo que não as vira como tais até aquele momento.

Débora e Mônica perceberam isso e insistiram em lhe dar assistência.

Quando já se passavam das 2 horas da manhã, Amanda já estava mais recomposta e gozava de alguma satisfação momentânea. Débora e Mônica a colocaram num carro, para que fosse em segurança para casa. Após a despedida, as amigas também se despediram e foram para as suas respectivas casas, não sem antes se olharem e decidirem que Amanda necessitava de suporte emocional, que optaram por oferecer. Estavam pensativas, buscando alternativas para auxiliar Amanda. A combinação de se entreter e resolver seus incômodos num ambiente mais descontraído era boa e agradável, levando-as a se sentirem bem, animadas e confiantes, acreditando que conseguiriam resolver tudo.

Amanda chegou à casa escura, evitando fazer barulho para não acordar ninguém, já que não queria atrapalhar. Entretanto a sua mãe estava desperta, na empreita, esperando-a chegar para lançar seus insultos sem fim. Amanda entrou cuidadosa-

Flávia Moraes Schweizer

mente na casa em que morava e sentiu-se estranha, como se um predador a observasse. Como isso não fazia sentido em sua cabeça, ignorou essa sensação e se dirigiu à cozinha, onde bebeu um copo de água, com a luz acesa. Assim que se virou para ir ao banheiro, sua mãe a olhava, parada na porta, enfrentando-a com um olhar de reprovação, como se atirasse em seu coração com uma bazuca. Amanda sentiu-se encurralada, como se fosse morrer naquele instante, diante de um olhar tão pesado e avassalador que sua mãe lhe dirigia. Por algum motivo que desconhecia, as faces sorridentes de suas mais novas amigas, que tinha acabado de encontrar, vieram a sua mente e uma sensação de tranquilidade e confiança foi restabelecida. Secamente, Amanda falou:

– Boa noite, mãe. – Passando por ela e indo para o banho sem deixar que sua mãe sequer liberasse algum som por entre suas cordas vocais.

Ao entrar no box para a sua ducha revigorante, suas pernas estremeceram de medo. Ela havia desafiado a sua mãe através da entonação de voz e a rejeição a uma resposta dela, e não sabia o que dona Sofia faria no dia seguinte, ou nos que se seguiriam. Medo e aflição aparecerem dentro dela e sua vontade de fugir era imensa. Lágrimas quentes de pavor do que imaginava estar por vir se misturaram com a água do chuveiro, as quais se diluíam pelo ralo.

Após vários minutos tentando se recompor, Amanda saiu do box, enxugando o seu corpo e vendo-se no espelho. Quem ela era? Por que tudo aquilo estava acontecendo? Por que aquela família? Nenhuma resposta aparecia. Mais uma vez, Débora e Mônica se fizeram presentes em seus pensamentos, acalentando seu coração.

Amanda inspirou profundamente, buscando coragem e energia para seguir em frente. Vestiu sua roupa para dormir e se dirigiu para o seu quarto, onde sua cama a aguardava. Contudo, ao passar pela sala, sentiu o olhar completamente bruto, hostil e reprovador de sua mãe, que teimava em manter-se acordada para atacar a filha.

ABORTAR?

Amanda passou por sua mãe sem lhe direcionar o olhar. Ela sabia que se a olhasse, outra discussão apareceria e não estava com disposição para mais briga. Apesar disso, sabia que evitar uma briga com sua mãe naquele momento seria aumentar a intensidade da próxima, a qual certamente aconteceria. Quanto mais ignorava um confronto, mais intenso ele se tornava na próxima vez. Mas Amanda achou ser mais benéfico ir para o seu quarto, ignorando a presença da mãe, que não lhe falou nenhuma palavra.

Finalmente em sua cama, mais lágrimas rolavam por entre suas bochechas rosadas e ardentes, com tanto sangue pulsando em sua cabeça. A ansiedade começou a dominar o seu ser, levando-a pensar sobre a reação da mãe e a imaginar brigas ferozes que estavam para serem traçadas.

Com muito custo, Amanda tentou se acalmar, tentando dominar as suas emoções, as quais a faziam se sentir cada vez pior, como se as suas próprias emoções se alimentassem e incentivassem pensamentos conducentes. Ela ficava imaginando o que a mãe falaria, como reagiria, e isso gerava mais medo. O medo, por sua vez, fazia sua cabeça pensar em formas de se defender da mãe, o que provavelmente seria interpretado como insulto para ela. Assim, ela retrucaria com mais ofensas, aumentando essa bola de fogo que queimava ambas, mas que ninguém soltava. Com o coração acelerado, pensou no bom momento que havia passado com suas amigas, no bem-estar de suas companhias, em seus carinhos fraternais. Uma onda de tranquilidade começou a chegar a ela, permitindo que dormisse e tivesse um sono calmo.

Amanda acordou tarde, feliz, radiante e alegre. Ela não se lembrava de ter acordado assim antes, e isso a motivou a tentar fazer o dia ser melhor e diferente. Saiu do quarto alegre, chamando a atenção de todos. Pablo e Jonatan a elogiaram e se alegraram. Dona Sofia, no entanto, estava com a cara fechada, esperando o momento mais oportuno para destruir a mente de Amanda. Com um silêncio ensurdecedor de arrogância e violência, dona Sofia olhava Amanda, que tentava ignorar seus olhares, mas era difícil.

Flávia Moraes Schweizer

As primeiras horas do dia transcorreram bem, mas as caladas e pertinentes provocações de Sofia para com a filha se faziam presentes. Jonatan e Pablo sentiam-se confusos, por sentir as emoções que cada um exalava, mas seus cérebros não distinguiam os sinais. Por não verem nada aparentemente perigoso ou negativo, devido à ausência de ações explicitamente ameaçadoras, eles escolheram ignorar a estranha sensação que estava no ar.

Eles buscavam ser práticos e céticos: o que não conseguissem ver ou comprovar por suas visões, eles desconsideravam. Acreditavam ser imaginação ou simplesmente deixavam de lado, buscando facilitar a vida o tanto quanto possível. Dessa forma, muitos pequenos conflitos se somavam aos longos dos anos que se passavam, acumulando incômodos "sem motivos".

Quem olhasse, acreditaria que eles se davam bem com Sofia. No entanto, um estranho clima de medo era o palco emocional de todos naquela casa. A verdade era que ninguém queria enfrentá-la, por medo de serem penalizados. Assim, cada um fazia a sua vida em suas próprias mentes e buscavam passar o menos tempo possível dentro daquela casa, já que a matriarca não deixava o lar e impedia que a paz prosperasse.

No fim da tarde, Amanda já estava fraca emocionalmente. Ela não estava mais suportando tanta hostilidade e o choro já tomava conta de sua garganta, que já não liberava nenhuma palavra, tamanho nó que sentia. Enquanto isso, Sofia percebia e apreciava a sua vitória iminente em cima de sua filha, saboreando o seu poder destruidor sobre outra pessoa, que a fazia se sentir melhor em relação ao outro.

Amanda fazia os serviços domésticos sozinha, com o olhar severo de Sofia em cima dela, cobrando excelência em suas tarefas. Ela se sentia uma escrava. A pior parte era ver que seu pai e seu irmão ignoravam isso ou apenas não se importavam. Era impossível que eles não percebessem tudo aquilo!

Sofia passou o dia sem falar nada. Jonatan e Pablo desconsideraram esse gritante sinal, já que ela era uma mulher

ABORTAR?

muito tagarela. Para eles, era um presente poder apreciar a quietude no lar.

Amanda não aguentou. Lembrou-se da noite anterior, em que havia tido algumas horas de alegria e desejava novamente sentir-se daquela maneira. Então ligou para as amigas, convidando-as. Entretanto, elas alegaram terem compromissos e que não poderiam ir naquele dia. Como sentiram que Amanda precisava de suporte emocional, sugeriram se encontrarem outro dia, quando tinham disponibilidade, mas que não era uma desfeita. Elas realmente tinham compromissos naquele dia.

Amanda aceitou da boca para fora, tentando aparentar que não se importava e que aceitava de boa, mas não era o que realmente sentia. Ela se sentiu abandonada e rejeitada por não ter o seu convite aceito naquele momento, exatamente quando ela queria.

O seu interior gritava por uma trégua da guerra que vivia dentro de casa e resolveu ir sozinha. Se fora tão bom com Mônica e Débora, por que ela não poderia se divertir sozinha? Amanda se arrumou e saiu de casa, sem dar nenhuma explicação. Pablo achou estranho, já que a irmã não se comportava assim normalmente. Chegou a olhar para o pai, buscando alguma atitude dele e expressando sua preocupação para com a sua irmã. Jonatan permaneceu olhando para o seu celular, passando de um site a outro, sem sequer ler nada, como se ele nem estivesse ali.

– Pai... – Pablo falou sem firmeza. – Amanda saiu. Ela está bem? – questionou ao pai, preocupado.

– Claro. Deve estar cansada. A pobrezinha trabalha muito e não tem tempo para se distrair. Vai ser bom ela sair – Jonatan falou tranquilamente.

A postos na cozinha, Sofia ficou ouvindo tudo. Percebeu que Pablo estava mais inclinado para Amanda, o que ela interpretava como ficar contra ela. O discurso do pai a tranquilizou. Ele não percebera o que estava se passando e permaneceria fiel à esposa.

Flávia Moraes Schweizer

Amanda foi para o mesmo bar e pediu a mesma bebida. Tomou uma dose, duas, três doses. O mundo girava e homens começaram a brotar ao seu redor. Sem nem entender o que se passava, abraços de desconhecidos a envolviam, deixando-a desconfortável. Ela tentava fugir de tantos homens, que pareciam leões rodeando uma presa. Finalmente, um príncipe encantado chegou, afastando os demais e impondo a sua masculinidade em forma de agressividade sutil, o que era visto como respeito dentro da visão masculina.

Os olhos de Amanda brilharam. Ele era lindo, com uma barba bem feita, um pouco mais alto que ela, com olhos casta-nhos profundos, cabelo arrumado e liso e uma roupa muito bem escolhida. Ele era o homem com quem sonhara a sua vida. De repente, Amanda imaginou toda uma vida de conto de fadas ao lado do desconhecido rapaz que a salvara dos lobos selvagens em forma de gente.

O rapaz a levou para uma mesa, onde se sentaram e começaram a conversar. O bom moço era a simpatia em pessoa e notara que Amanda tinha bebido além da conta. Um estranho ar malicioso fazia parte de seus olhos, mas Amanda acreditou que não fosse nada. Devia ser coisa de sua cabeça. Como uma pessoa tão bonita e que a salvara poderia ter alguma malícia? Não era possível.

Eles conversaram por horas. O moço sabia como manter a atenção da dela, sempre atento sobre o que ela dizia, sem falar a seu respeito e fazendo algumas perguntas para manter o foco da moça nele, e elogios, para ganhar confiança dela e para que ela se sentisse apreciada e desejada.

Amanda estava derretida por ele, por tanta atenção e cari-nho e, depois de um tempo, explodiu: contou tudo da sua vida, todas as suas desgraças, e os lábios do rapaz abriram um meio sorriso maquiavélico, enquanto seus olhos brilhavam, demons-trando que estava para conseguir algo que muito desejava. Amanda ignorou esses pequenos gestos, apegando-se à crença de que ele era um bom homem por ter feito algo bom para ela, pois, na realidade, era isso o que ela desejava intensamente a ponto de acreditar com firmeza.

ABORTAR?

O rapaz a ouvia e uma euforia tomava conta dele, como uma ansiedade de estar próximo a uma conquista. Ele estava aparentemente calmo e tranquilo, enquanto seu coração batia muito forte. Sua vontade era de agarrar a moça, mas conteve-se para preservar a sua imagem pública de bom moço.

Depois de Amanda falar sobre tudo de ruim na vida dela, principalmente sobre a mãe, o rapaz a abraçou e ela chorou. Ela sentiu que alguém a acolhia, com aqueles braços quentes ao seu redor. Era como se um protetor surgisse e ela não iria deixá-lo ir embora de sua vida.

Amanda saiu do bar acompanhada pelo belo rapaz, que a levou até a porta de sua casa, cativando o frágil coração da moça, que se desmantelava como manteiga no fogo. Ele demonstrava apreço verdadeiro por ela ao não demonstrar desejo sexual explícito, o que aparentava respeito por ela, por não tentar manipulá-la para levá-la ao sexo.

– Nem sei o seu nome... – falou, sem graça, para o aparentemente bondoso rapaz.

– Ricardo... – respondeu, sussurrando docemente em seu ouvido.

As pernas de Amanda estremeceram de tanto carinho que recebia, arrepiando sua coluna até o pescoço. Trocaram contato rapidamente e Amanda disse que desejava vê-lo novamente. Ricardo abriu um sorriso alegre com essa informação, deixando transpassar a sua vontade de revê-la.

Amanda entrou animada e cativada em casa. Ela via que alguém tinha olhado para ela, para além de seu corpo, e a visto como um ser humano. Sentia-se amada e querida, uma sensação que nunca tinha sentido. Isso era amor? Não sabia. Apenas desejava que essa sensação não acabasse.

Ricardo era perfeito. Cuidou dela quando ela estava em seu pior momento, bêbada, sozinha, frágil... Ele devia ser uma alma bondosa, então. O que ele fazia no bar, que é um local para procurar parceiros sexuais e não tinha tentado nada nessa área com ela? Não sabia, e também não desejava saber. Era muito melhor imaginar uma vida maravilhosa ao lado de um homem perfeito e bom do que tentar entender o que se passava na mente daquele homem.

Nesse dia, Amanda não se importou com os olhares provocantes da mãe, os quais a aguardavam novamente na sala. Amanda seguiu sua vida, com um banho e cama. Uma ótima noite passou e ela acordou ainda mais alegre do que da outra vez em que tinha saído.

Agora a vida parecia entrar nos trilhos e seguir o rumo certo. Parecia ser o seu destino.

Ricardo ligou na noite seguinte, para a alegria de Amanda. Ela se sentiu nas nuvens ao receber tal ligação, que mostrava que ele se importava com ela. Após muito tempo de conversa, em que Amanda falou muito sobre si e Ricardo a elogiava constantemente, ela estava feliz. Deus tinha lhe enviado um herói e agora todo o caos de sua vida seria desfeito, era só uma questão de fé e tempo.

Os dias passaram rapidamente e Amanda estava entusiasmada. As amigas do trabalho perceberam a mudança de seu humor e se preocuparam. Mudanças repentinas não costumam ser bons sinais. Com o jeitinho carinhoso e cativante que só elas pareciam ter, abordaram Amanda. Implicitamente, descobriram o que se passava com a moça e após ela confessar que tinha conhecido alguém e que esse alguém era maravilhoso, o sinal vermelho de alerta de Mônica e Débora foi acionado.

Elas não queriam estragar aquele momento de felicidade que Amanda finalmente vivia, mas não ignoravam suas intuições. Elas não enxergavam algumas coisas, mas suas almas as sentiam. Elas não ignoravam quaisquer sinais ou sensações. Procuravam por mais informações e mais evidências para juntar às suas conjecturas, antes de tomarem alguma decisão.

Sem desmotivar a amiga, tentaram amenizar a euforia dela, já que conheciam que tal emoção era mau presságio na vida.

Quando as pessoas ficam eufóricas tomam decisões sem pensarem nas consequências, agindo com uma confiança excessiva, a qual leva a pessoa a agir de forma imprudente e

ABORTAR?

além de sua capacidade, o que gera desilusão e ainda mais tormentos posteriormente. Elas não desejavam isso para Amanda. Realmente, queriam que Amanda tivesse encontrado alguém legal, um possível companheiro, porém, as informações não batiam. O que um homem bonito e charmoso faria num bar, num horário daquele, e não daria em cima de ninguém? Poderia isso acontecer? Sim, mas era tão improvável que Débora e Mônica ficaram atentas sobre isso.

O dia do encontro das meninas tinha chegado e foram para o bar. Amanda contava alegremente como encontrara o homem de sua vida, entusiasmada com tanta boa novidade. Mônica e Débora ouviam atentas. Apreciavam a alegria de Amanda, mas temiam um desfecho muito desagradável, motivo pelo qual se entreolhavam bastante, conversando sem palavras. Amanda nem percebera os semblantes de suas amigas. Apenas apreciava o grande presente enviado dos céus.

Débora e Mônica tentavam incentivar Amanda a contar sobre o encontro com Ricardo e a falar sobre ele, na tentativa de que a nova amiga percebesse as contradições entre as palavras do rapaz e a conduta dele. A falta de informações sobre o rapaz denunciava que o moço não falara de si, motivo pelo qual provavelmente escondia algo ou não queria que Amanda soubesse sobre ele. Apesar das moças buscarem informações acerca do rapaz que havia encantado Amanda, seus esforços foram em vão. Elas sabiam que se falassem diretamente suas opiniões, observações e suspeitas, Amanda sentir-se-ia ofendia e se afastaria delas, o que elas não desejavam.

Débora e Mônica eram parecidas com Sofia no quesito de manipulação sutil e compreensão não verbal. A diferença era como cada uma utilizava dessas ferramentas com as pessoas. Enquanto Débora e Mônica usavam dessa arte para incentivar o melhor nas pessoas, Sofia usava para dominar os demais, a fim de conseguir que fizessem os seus caprichos.

Nas poucas semanas seguintes, Amanda estava apaixonada. Ricardo era perfeito. Sempre ligava para ela, buscava-a no trabalho, elogiava-a, dava flores e presentes... "Que sorte", pensava Amanda.

Suas novas companheiras estavam em vigilância, tentando prezar pela mente de sua nova amiga. Contudo, ludibriada pela nova atenção que recebia, Amanda passou a investir mais de seu tempo e mente em Ricardo, afastando-se de Mônica e Débora. Por considerarem ser respeitoso aceitar a decisão da amiga, não se intrometiam na vida dela, deixando-a confortável para que falasse ou as procurasse quando se sentisse bem para tal.

Mônica estava preocupada com os sinais da paixão que tomavam conta de Amanda. Ela já tinha percebido que esse sentimento era uma ilusão destruidora, fazendo a pessoa acreditar em coisas irreais e, quando finalmente enxergava a realidade, um grande baque que sacudia toda a estrutura de vida acontecia, arruinando tudo pelo caminho. Ela não desejava isso para ninguém e desejava alertar Amanda, mas Débora interferiu. Ela também conhecia bem os sintomas desse sentimento tão ardiloso, porém sabia que demonstrar ter ideia contra o que o apaixonado imagina e sonha era uma catástrofe.

O apaixonado fica num estado de êxtase em que não acredita em absolutamente nada que vá contra seus ideais e encara que tudo que não é ao seu favor é contra si. Então ele assume uma postura de batalha, como se o mundo quisesse derrubá-lo. Débora não desejava isso para Amanda, pois, com certeza, essa posição as afastaria de seu convívio e o seu objetivo era ajudar conforme a pessoa aceitasse, em vez de impor o seu auxílio. Por essa razão, ela rondava a pessoa, analisando seu comportamento e agindo com sutileza e bondade, criando vínculos de confiança, além do que a própria pessoa conseguisse perceber.

Amanda se sentia confiante na vida. No trabalho estava de alto astral e motivada, chamando a atenção de todos. Ela sempre fora muito recatada e introvertida, executando suas tarefas e tentando ser anônima. Agora, ela chegava falando e cumprimentando a todos com um sorriso envolvente e uma energia contagiante. De repente, até os homens do emprego pareceram se interessar por ela, contemplando sua beleza, que transpassava seu corpo.

Ricardo e Amanda saíam com frequência, vendo-se constantemente durante a semana. Amanda até tinha arrumado

ABORTAR?

um tempinho para vê-lo, já que era um momento de intenso prazer receber atenção daquela figura tão envolvente.

Enquanto isso, Sofia estava aflita. E se de repente o rapaz fosse bom mesmo e se casasse com a sua querida escrava mental? Ela perderia o prazer na vida e não sabia o que fazer para substituí-lo. Por conhecer bastante sobre o comportamento humano de forma inconsciente e a sua análise infalível, tudo apontava para uma tragédia emocional na vida de Amanda, coisa que alimentava e satisfazia o coração de Sofia. Imaginar a filha sofrer, ser largada pelo rapaz, era bom demais para o seu ego, que alimentava sempre as suas crenças, dando-lhe confiança sobre seu comportamento e ideais. Melhor que isso, só se ela mesma ajudasse o rapaz a iludir a filha para que a revelação da verdade fosse ainda mais cruel.

O rapaz não aparecera sequer uma vez na casa. Amanda não comentava as suas conversas com ele e não o mencionava, mas seus olhos brilhavam, revelando o grande sonho que se passava em sua mente. Não era necessário fazer nada para ajudar na derrota de Amanda, quando ela descobrisse a dolorosa verdade, que ela insistia em não ver. Mas, para Sofia, se era possível ver a filha pior, por que não dar uma ajudinha?

Assim, Sofia começou a ficar mais calma e passiva dentro de casa, tendo um comportamento totalmente diferente do habitual. Amanda estava tão focada em seu novo amor que não percebeu a mãe. Pablo notou algo diferente, sem conseguir identificar o que era, mas que o incomodou. Como uma pessoa muda tão radicalmente de repente? Algo teria acontecido? Ele ficou receoso e preocupado, reduzindo a sua interação com os membros da família e mantendo-se mais em seu canto, a fim de não participar de uma possível briga catastrófica, a qual pressentia emocionalmente.

Jonatan, por outro lado, apreciou o tão sonhado momento de paz, que sempre desejara em casa. Ele simplesmente escolhia acreditar que tudo estava bem e, caso não estivesse, que ficaria bem, sem precisar fazer nada, como se as coisas se resolvessem por si mesmas. Ele não gostava de gastar palavras ou se estressar com a esposa, que sempre soubera manipulá-lo muito bem, fazendo-o se sentir impotente, incapaz ou errado, o que o fazia recuar em suas palavras e atitudes. Por saber que não tinha firmeza e que sempre perdia as brigas com sua companheira, preferia nem tentar se expressar. Ele já sabia que perderia, então, para quê tentar?

Cuidadosamente, Sofia se aproximou da filha e começou a travar diálogos, demonstrando interesse na felicidade da filha. Falava que ela estava muito bonita, que devia ter achado um homem muito bom e encantava a sua vaidade com elogios constantes e olhos brilhantes, porém de malícia, já imaginando a queda de sua descendente.

A filha, por estar aérea, deu corda à mãe. Passou a falar sobre o rapaz, suas qualidades, e começou a compartilhar seus sonhos para a vida, tal como uma adolescente descobrindo o amor romântico. A mãe recebia todas essas informações, como se uma música tocasse dentro dela, levando-a a uma exaltação que era contida em seu corpo. Ela não queria demonstrar a sua satisfação com o desenrolar da história, pois isso faria a sua máscara de boa mãe sair de seu rosto.

Entre elogios e gracejos, Sofia dava pequenas advertências inofensivas, avisando para ter cuidado e não se entregar completamente ao rapaz, para marcar o seu território no palco familiar. Assim, quando tudo acabasse, ela poderia alegar que tinha chamado a sua atenção e que fizera o seu trabalho de mãe ao instruir a filha. Era tudo milimetricamente planejado por Sofia, sem que Amanda percebesse isso.

Sofia era astuta demais, mas não dava conta de seu poder. Ela orquestrava tudo a sua volta, para que todos dançassem a sua música quando ela quisesse e, caso alguém rejeitasse os papéis que ela incumbia, ela se vitimizava, outra arte usada por ela para persuadir os demais. Ela fazia tudo isso de maneira automática. Sofia, tal como muitas pessoas, reagiam ao ambiente e às pessoas, usando de seus atributos para tal, sem ter consciência do que fazia. Apenas o que fosse mais concreto ou de fácil visualização ela planejava, o resto era armado pelo seu inconsciente.

ABORTAR?

As pessoas se compadecem de uma vítima se esta souber contar bem a sua história. Então, tentando parecer serem boas, oferecem ajuda, que normalmente é o que a vítima exige implicitamente. Assim, Sofia tinha todos nas palmas de suas mãos e ninguém acreditava que ela fosse ruim, incluindo ela mesma. O seu consciente acreditava no próprio jogo. Bastava jogar a sua rede de sofredora que todos se juntavam para satisfazer seus desejos sem questionar ou pensar a respeito e Sofia gozava dos frutos que colhia. Sofia era como o Diabo vestida de Deus. Era brilhante!

Num determinado dia, Amanda chegou em casa acompanhada de Ricardo e Sofia logo ouviu a grossa voz do rapaz. Curiosa para saber mais sobre ele foi para a porta da frente da casa e, fingindo ser um encontro inesperado, abriu a porta e os surpreendeu. Com doçura recebeu a filha, falando a Ricardo que ela era o seu encanto na vida, deixando Amanda sem graça, porém feliz.

Ricardo rapidamente entrou na onda, alegando que ela era uma pessoa preciosa e rara no mundo. Os olhares de Ricardo e Sofia se cruzaram por dois segundos, sem que Amanda notasse, mas foi o suficiente para que ambos se entendessem perfeitamente, como se fossem confidentes havia séculos. A mentira contada por eles era ouvida com alegria por Amanda e percebida como astúcia pelo outro, o que os agradava bastante. Leves sorrisos e brilhos maliciosos de seus olhares fizeram tudo ser compreendido, ainda que não tivessem dito uma palavra sequer.

Sofia percebeu que Ricardo não era nada do que a filha falava e se alegrava por isso. Ricardo, por sua vez, recebeu o sinal verde da mãe de Amanda para fazer o que quisesse com a moça, que não passava de uma menina, a nível emocional, já que Sofia demonstrou desgosto pela filha com a mentira tão descarada. Dessa forma, Ricardo sabia que não importava o que fizesse, Sofia não acusá-lo-ia de nada, fato que o ajudava a manter a sua cabeça leve em relação aos problemas que causava às outras pessoas com quem se relacionava.

Flávia Moraes Schweizer

Ricardo não se preocupou com a mãe da garota, que era a maior preocupação que tinha. Seduzir uma jovem era fácil, mas fazer o mesmo com os pais da moça era mais difícil, pois ele usava de artimanhas masculinas para tal, o que cativa a mulher, contudo, os pais davam mais atenção à personalidade e valores dos namorados dos filhos e manter uma boa aparência nesse quesito era mais difícil. Como Sofia desmonstrava não se importar, Ricardo não precisava se esforçar para demonstrar ser uma boa pessoa, apenas manter Amanda em suas teias era suficiente para manter a relação.

Um rápido diálogo se sucedeu. Amanda não percebeu as mentiras que saíam das bocas que estavam ao seu redor e as acolheu como verdades, fazendo-a se sentir bem.

Poucos dias depois, Ricardo apareceu na simples casa de uma grande vila, onde Amanda morava. Arrumado e elegante, chegou cedo, convidando-a para passarem o dia juntos. Amanda se alegrou com a surpresa, mas alegou ter muitas tarefas em casa para realizar. Rapidamente, Sofia se intrometeu, após ouvir tal alegação:

– Não se preocupe, filha. Vá. Você merece se divertir um pouco. Seu pai e seu irmão podem me ajudar aqui. – E olhou para Ricardo, como se estivesse empurrando a presa para o lobo.

Ricardo sacou tudo e agradeceu com um olhar rápido, que apenas Sofia notou.

Durante o dia, a família passou o dia arrumando e limpando a casa. Pablo e Jonatan nem reclamavam das tarefas. Eles faziam com prazer. Eles gostavam de serem úteis e fazer serviços braçais, sem a necessidade de pensar. Era uma forma de fuga psicológica da problemática em que estavam envolvidos, mas da qual não se davam conta, bem como de usarem da energia que a testosterona lhes dava para movimentar seus corpos.

Sofia passou o dia cantarolando, sonhando com o tão desejado momento de vingança contra a filha, o qual já estava para chegar. Era apenas uma questão de tempo. Vingança? Por quê? O que Amanda fizera para Sofia ter tanto nojo e repugnância dela? Ela não sabia, apenas sentia isso intensamente.

ABORTAR?

Enquanto isso, Ricardo levou Amanda para um dia adorável, recheado de romantismo, como muitas mulheres sonhavam. Era perfeito! Em seu íntimo, Ricardo era praticamente o oposto. Ele não se preocupava com Amanda, ele se saciava em vê-la em suas garras. Sentir que dominava o outro e que podia fazer o que desejasse era o auge de suas aventuras na vida, o que o motivava a viver.

À noite, foram para um restaurante caro e chique. Ricardo queria mostrar à Amanda que ela era importante para ele, oferecendo luxo como maneira de fingir a importância da moça em sua vida. Após uma refeição perfeita, com vinho e sobremesa deliciosa, seguiram para um motel à beira da praia. Era importante Ricardo esbanjar dinheiro com Amanda, assegurando que ela o visse como perfeito, educado e romântico. As mulheres acreditavam que o seu valor para um homem fosse medido pelos gastos que ele fazia com ela, logo, quando mais caro os presentes e passeios, mais valiosa ela era. Isso faria Amanda se sentir sempre importante para ele, dando-lhe o que ela quisesse, principalmente saciando a sua vaidade de ser visto como um bom homem.

Amanda entrou no luxuoso quarto, animada por tanta felicidade que tinha chegado a sua vida. Apreciando cada detalhe do quarto, entregou-se aos encantos e ao envolvente charme de Ricardo, começando por beijos apaixonados. Alguém a amava. Havia coisa melhor do que isso na vida?

Sentiu as mãos de Ricardo passarem por sua pele, enquanto cada peça de roupa era tirada, com ansiedade e animação. Entre beijos ardentes, o tesão de Ricardo crescia, assim como o amor de Amanda. Estava tudo tão perfeito, preocupar-se com o quê? Amanda sentia-se conectada com o novo namorado, já pensando em meios de ficarem juntos para sempre. Já Ricardo estava satisfeito por mais uma conquista na vida.

Ricardo colecionava boas opiniões a seu respeito, visando a criar uma boa imagem de si mesmo por meio dos olhares dos outros. Ser visto como bom e ter uma mulher apaixonada por ele acendia a sua vaidade e lhe dava confiança o suficiente para se sentir bom em algo, mesmo que por breves instantes. Ele vivia de esmolas emocionais tanto quanto Amanda. A diferença era a forma como cada um buscava atenção.

Após o ato sexual, que cada um interpretou de forma diferente, Amada pôs-se a conversar, deixando sair a sua alegria por tê-lo conhecido e por tudo o que estava se passando. Ricardo já estava habituado a isso. As mulheres gostavam de falar depois do sexo, como se isso promovesse uma conexão emocional. Ricardo já tinha aprendido a aceitar esse fato, já que ser grosseiro ou ignorar isso seria cortá-las de sua vida de imediato e criar uma visão negativa a seu respeito. Então, entre um "Sim" e um "Concordo com você", a mente de Ricardo voava para outros lugares e outras mulheres. Perito em atuação, Amanda não imaginou que apenas o corpo do amado estava ao seu lado e que a mente dele estava longe, divagando pelos próximos prazeres que estavam em sua lista, bem como os seus sentimentos, que não estavam alinhados com os da moça.

Cordialmente, Ricardo a levou para casa, beijando a sua mão, cativando aquele coração de menina. Sofia reparou na chegada da filha em casa e em seu semblante alegre, dedurando o mágico sexo que tinha ocorrido. Sabendo do poder de conexão emocional que o sexo tem capacidade de selar entre duas pessoas, sabia que a filha estava vivendo num mundo que existia apenas em sua própria mente. A desilusão brutal estava para chegar a qualquer momento e Sofia queria apreciá-la de camarote.

Mais um mês transcorreu felizmente, com calma e suposta afeição entre todos os envolvidos. O sexo entre o mais novo casal era comum, fazendo parte do relacionamento.

Sofia percebeu que Amanda estava diferente, com pequenos hábitos alterados, que nem ela mesma tinha notado. Já desconfiada por saborear mais uma suposta surpresa para despedaçar ainda mais a filha, Sofia seguiu quieta, deixando que pequenos comentários, quase indetectáveis, surgissem em oportunos momentos, para importunar a sua "querida" filha. Às vezes, era um "Sua pele está linda", ou "Você está radiante". Uma semana depois, surgiram comentários mais sugestivos como, "Você está diferente" ou "Está se sentindo bem?". Amanda

ABORTAR?

achou muito estranho, mas como eles chegavam aos seus ouvidos com uma frequência baixa e sem a agressividade habitual, desconsiderava-os.

Um dia, Sofia chegou com uma calça nova para a filha. Mostrou a beleza da calça e que era boa por ser um número maior do que a filha vestia. Amanda não entendeu. Por que uma calça maior? Sofia viu que Amanda tinha ficado confusa e falou discretamente:

– Você sabe... Se engordar dá para disfarçar.

"Engordar?", pensou Amanda. Nesse momento, olhou nos olhos da mãe, aqueles olhos macabros, e sua ficha caiu: Sofia desconfiava de que a filha estava grávida.

Não era possível. Finalmente, sua vida estava melhorando e agora existia a possibilidade de estar grávida. Agradeceu à mãe pela calça e se refugiou em seu quarto, ficando presa aos seus pensamentos.

Foi, então, que lembrou que em nenhum momento tentara evitar uma gravidez. Ela se entregara aos momentos com Ricardo de forma tão inconsequente e sem pensar no futuro que não imaginou que o futuro pudesse chegar em sua vida. Ela vivia cada dia como se fosse o último, sem pensar nas consequências, nos dias seguintes e sem planejar nada. Analisando a si mesma e observando seu corpo, deu-se conta de que realmente algo estava diferente. Seus sutiãs estavam pequenos, um cansaço assolava seus pés, um sono devastador a acompanhava havia algumas semanas... Será que tudo isso era sinal de que uma vida estava crescendo dentro dela?

O desespero só não tomou conta dela porque visualizou o namorado, que já era seu noivo em sua mente. Rapidamente, imaginou se casando e tendo o filho ao lado dele. Tudo ficaria bem e eles seriam felizes para sempre. O que poderia dar errado?

Amanda ficou até animada com a possibilidade de ter um filho do homem de sua vida, acreditando que ele ficaria feliz com uma novidade tão bela. Ela o veria em alguns dias e seguiu a sua vida. Após o expediente do trabalho, passou numa farmácia para comprar um teste de gravidez e tirar a sua dúvida. Chegou em casa ansiosa e foi para o banheiro. Sofia havia notado o comportamento da filha e já estava no aguardo da notícia, já sabendo como se comportar: alegaria ser um presente de Deus e que era um sinal para a filha se casar com o "maravilhoso" Ricardo. No entanto, seu inconsciente imaginava um desfecho mais prazeroso aos seus olhos: uma grande briga entre os dois e a desolação de Amanda.

Sofia sabia que Ricardo não era o homem popularmente conhecido como "bom". Ela pescara em seu olhar o descomprometimento com quaisquer pessoas ou coisas, além de sua satisfação pessoal e imediata. Sentia que ele negaria a criança e deixaria Amanda para quem a quisesse.

Amanda estava trancada no banheiro, ansiosa. Os homens da família nem repararam nada. Entre um pensamento e outro, Amanda esperava os demorados segundos passarem para que o teste desse um resultado. Finalmente, estava pronto, e o medo e a insegurança tomavam conta daquela mulher. Saber ou não saber? Positivo ou negativo? Se der positivo? Casamento? Felicidade? E se der negativo, tudo continuaria como estava? Muitas perguntas e intensa expectativa. A sua vida poderia seguir um rumo totalmente diferente a partir daquele instante e Amanda estava esperançosa de que boas mudanças estivessem para acontecer. Após 30 minutos de agonia, Amanda decidiu olhar o teste, constatando duas faixas coloridas. Olhou a caixa de teste e entendeu: positivo. Amanda tinha outra vida dentro dela.

Uma mistura de medo e alegria invadiu a sua alma. Acreditava que tudo estava perfeito e confiava que seu amado ficaria com ela, já que a amava também. Medo do desconhecido e alegria por imaginar uma vida melhor.

Com certeza, Ricardo planejaria alguma coisa para resolver a situação, tirá-la de sua casa e dá-la o mar de rosas que julgava merecer e que tanto desejava havia anos.

Amanda saiu do banheiro segurando seu sorriso, tentando aparentar que nada tinha acontecido, mas Sofia viu tudo. Por dentro, ela ria enlouquecidamente da ingenuidade da filha por achar que o namorado se casaria com ela por causa de uma

ABORTAR?

gravidez. Mesmo que elas vivessem em outra época, em que a reputação de protetor por parte do homem era mais estimulada, Ricardo não assumiria o bebê. O objetivo dele vivia estampado em sua cara e estilo de vida, regado a festas, exaltações, mulheres e comprometimento apenas com ele próprio e com o momento.

Sofia estava para apreciar o maior drama que veria em sua vida, quando Amanda encontrasse Ricardo para lhe revelar a novidade.

Amanda logo ligou para o namorado, ansiosa e dizendo que queria vê-lo. Ela estava alegre e ele pensou que ela estivesse a fim de mais sexo, o que o fazia se sentir bom e poderoso por fazer a mulher procurá-lo, saciando e elevando a sua vaidade. Contudo, por estar ocupado naquele dia e nos seguintes, marcou com Amanda na data mais próxima e conveniente para ele, alegando ter muitos compromissos de trabalho, desculpa que sempre é bem recebida por pessoas que hipervalorizam o trabalho e o dinheiro.

Amanda seguiu para a rotina do trabalho, mostrando sua animação aos colegas durante a semana, enquanto aguardava tão sonhadoramente o sábado que estava por vir, em que revelaria a grande notícia ao seu "noivo".

Débora e Mônica tentaram se aproximar dela, mas Amanda estava tão apaixonada pela ideia de que algo maravilhoso aconteceria em sua vida e tudo ficaria bem que ignorava tudo o que as amigas sugeriam. Amanda contara-lhes sobre a gravidez, pedindo discrição e afirmando veementemente que receberia um pedido de casamento e que seria feliz para sempre com o futuro marido.

Débora e Mônica sentiam que aquilo não aconteceria. Elas se preparavam mentalmente para lidar com a frustração de Amanda, buscando formas de ajudá-la a passar pelo que estava apenas começando, criando certo receio e elevando os níveis de ansiedade.

Sofia, por outro lado, gargalhava por dentro. Quanto mais via a sua filha feliz, mais certeza tinha do tamanho da queda dela, o que muito lhe animava.

SOFIA

Sofia gostava de ver o sofrimento do outro. Isso a distraía de sua vida, de suas frustrações, e como se comparava sempre com os outros, ter a sensação de estar melhor que o outro lhe dava uma leve sensação de que sua vida não era tão ruim quanto sentia, reforçando a sua crença de comodismo. Sofia tinha grandes ambições quando mais nova, mas não as realizou.

Sofia tinha conhecido Jonatan quando nova, ainda na adolescência. Ele era uma pessoa muito apaixonada por ela, ou pelo que conhecia dela. Ela sempre foi muito manipuladora e tinha visto Jonatan como alguém com recursos financeiros suficientes para lhe dar o que desejava sem que precisasse se esforçar por si só. Então passou a namorá-lo, pensando em presentes e ostentações materiais.

Contudo, Jonatan era meio bobo, dentro da visão de Sofia. Ele era romântico e prezava as coisas mais simples, o que deixava Sofia irritada. Apesar disso, Sofia insistia em ficar com ele, alimentando o pensamento de que ele daria a ela várias das coisas que ela sonhava ter e desfrutar, mesmo que ele jamais tivesse induzido tal ideia. Jonatan prometia amor, carinho, apoio, respeito... Coisas sem valor para Sofia.

Jonatan oferecia companheirismo para a vida, mas Sofia queria alguém que fosse a sua fonte de tudo o que quisesse, como atenção, riquezas e poço sem fundo para ouvir as suas reclamações e críticas sem fim.

Sofia sonhava com um grande casamento, em que seria o centro de todas as atenções, coisa que Jonatan se esforçou ao máximo para lhe dar, tentando agradá-la, visando a contemplar o sorriso de felicidade em seu rosto. Jonatan se endividou até o pescoço buscando a felicidade dela, que aproveitou a festa na hora, mas nunca agradecera pelo esforço do companheiro.

Flávia Moraes Schweizer

Jonatan se planejou pelos 10 anos seguintes para quitar uma dívida gigantesca feita para que a melhor festa de casamento da cidade pudesse ser realizada para a sua amada.

Para Sofia tudo deveria ser o mais caro possível, o que fez a festa custar mais do que um bom apartamento de classe média na cidade onde moravam. Em sua visão, Sofia media tudo pelo dinheiro. Logo, quanto mais caro, mais belo, mais valioso e luxuoso, mais ela se impressionava e gostava.

Depois de casada, Sofia desejava esbanjar-se em luxos e riquezas, além de crescer socialmente. Ela sonhava em ser uma grande e rica empresária, embora nunca tenha sequer tentado. Era como se vivesse um sonho dentro de sua mente e não tentasse concretizá-lo. Dessa forma, a frustração era a sua severa e permanente companhia.

Depois de alguns poucos anos de casamento e sem novidades para atrair olhares, Sofia sentia falta de se sentir querida, apreciada e comentada pelas pessoas. Para ela, quanto mais falassem dela, mais adorada ela era para os demais. Era assim que ela "media" o amor das pessoas por si: através de fofocas, olhares e popularidade.

Então pensou que engravidar a colocaria em evidência nos círculos sociais que conhecia e que poderia lhe render alguma notoriedade. Assim, a primeira gravidez se desenvolveu e chuvas de atenções a rodearam, o que a fazia se sentir querida. Quando Pablo nasceu, tudo foi pelos ares: o garoto chorava, Sofia não dormia, seu corpo de desfez e ninguém mais se importava com ela, apenas com o recém-nascido.

Jonatan cuidava de Pablo da melhor maneira que conseguia. Ele tinha estudado tudo o que podia para saber cuidar de um bebê, mas o seu emprego exigia que ele não permanecesse em casa com a criança, o que fez Sofia ficar encarregada disso de forma solitária.

Embora Jonatan se desdobrasse o quanto pudesse para cuidar do mais novo membro quando estava em casa, era pouco. Poucas horas diárias com o garoto não eram suficientes para que Sofia descansasse e se recompusesse. Com isso, ela se desgastava física e emocionalmente gradativamente, ficando acabada e perdendo a calma.

Rapidamente, a mãe de Pablo buscou uma creche em horário integral, onde pudessem deixar o filho para que ficasse livre para cuidar de si, buscando equilíbrio mental e físico. Contudo, ela não tinha real preocupação com nada além de si própria, o que a fazia buscar prazeres e satisfações sempre sem se importar com ninguém mais. Enquanto Pablo era cuidado por várias "tias" na creche, Sofia curtia entre lojas e fofocas na vizinhança, pois era a sua maneira de buscar felicidade na vida.

Jonatan já tinha pedido para a esposa cuidar do filho, mas ela alegava ser demais para ela e que não tinha capacidade, que tinha necessidade de descanso. Quando ele insistia, preocupado com o filho e pensando no bem-estar dele, Sofia explodia numa fúria violenta, usando o argumento de que o próprio pai não tinha tempo para o filho e, portanto, não deveria exigir da mãe o que ele mesmo também não tinha capacidade de dar, alegando igualdade entre as partes no relacionamento. As brigas estimulavam Jonatan a evitar qualquer assunto a que Sofia fosse contrária, tentando manter a "paz" na casa, a qual nada mais era do que períodos de calmaria com os conflitos e raivas guardados.

O tempo passou e Sofia já se sentia melhor, voltando a sonhar em ser uma rica empresária de sucesso, sonho que era compartilhado com o esposo. Este, desejando vê-la feliz e satisfeita, questionava-a sobre o que ela faria e quais planos estava fazendo para concretizar a sua vontade. Ele queria saber os próximos passos da esposa para poder saber como ajudá-la e apoiá-la, buscando um planejamento para realizar o sonho da mulher, porém, Sofia não tinha planos e, assim, quando ouvia perguntas do marido, entendia que eram ofensas e exigências, enfurecendo-se.

Ela não planejava nada, mas não admitia que alguém falasse isso. Quando alguém a questionava, ela interpretava como uma forma de desacato ou inferiorização, como se afirmassem que ela não era capaz. No entanto, Jonatan realmente desejava saber dos planos da esposa, pois assim poderia ajudá-la a rea-

Flávia Moraes Schweizer

lizá-los. Como sempre ouvira reclamações, intrigas e percebia que Sofia se ofendia com suas ideias, aos poucos foi parando de encorajá-la, fato que contribuiu para os permanentes devaneios de Sofia, acompanhados de suas frustrações por suas ideias que não se concretizavam, permanecerem apenas dentro de si.

A segunda gravidez foi recebida como uma catástrofe por Sofia. Ela se acabaria toda de novo com outro bebê, que a consumiria nos próximos anos. O pesadelo começou a se revelar nesse momento. A cada dia de gestação, menos beleza Sofia tinha. A cada mexida do bebê, mais revolta contra a vida sentia. Ela se sentia injustiçada por não ser o que desejava e por não usufruir o que merecia, segundo a sua ótica. Para ela, seus desejos e vontades deveriam ser realizados sem nenhum esforço, como se simplesmente alguém batesse à porta e lhe desse tudo o que sonhava.

Embora ela soubesse que isso não fazia sentido ou que não aconteceria, era exatamente isso o que ela sentia. Ela queria que seus devaneios se tornassem realidade, mas nada fazia para realizá-los.

Amanda foi rejeitada por sua mãe logo que nasceu. O pai estava muito feliz com a linda garotinha que tinha entrado em sua vida, fato que deixava Sofia profundamente irritada. Seu esposo estava feliz com outra mulher! Queria cuidar de outra pessoa em vez dela! Isso era um absurdo! Ela estava sendo trocada por outra pessoa e não toleraria tal desaforo em sua vida. Mas como alegar isso sem ser considerada inoportuna, infantil, boba, burra ou idiota pela sociedade que a rodeava, dizendo que ela deveria amar os filhos e que esse ciúme não fazia sentido? Sofia fez o que a maioria das pessoas costumava fazer: tentava alegar outros argumentos, para encobrir o real motivo que a levava a agir como agia, que era o seu sentimento, buscando apoio de outras pessoas.

A mente consciente de Sofia podia até compreender que os seus argumentos não tinham coerência e que o seu ciúme não tinha nenhum motivo aparente. Apesar disso, ela permanecia com esse sentimento, que a deixava tão perturbada, sem saber como mudá-lo ou esquecê-lo.

ABORTAR?

Com tudo isso, Sofia tentava encobrir a sua natureza real, para que continuasse sendo adorada e amada pelas pessoas com quem se relacionava. Essa era a maneira com a qual ela achava que conseguiria ter afeto e carinho na vida.

Ignorar, rejeitar ou não expressar sentimentos leva as pessoas a reprimirem-nos. Isso faz com que vivam com algo dentro delas que as deixa desequilibradas e incomodadas. O medo de perder a atenção e afeto de outras pessoas por mostrar algo que é considerado errado ou inapropriado é tão grande que leva a pessoa a viver sob mentiras, usando de argumentos falsos para tentar explicar a sua conduta. Isso é muito cansativo e o sentimento incômodo permanece, enlouquecendo a pessoa lentamente ao longo da vida.

Sem saber o que fazer, a pessoa busca formas de amenizar tal perturbação, através de prazeres e alívios imediatos. Contudo, tal perturbação não diminui nem passa, ela se mantém e vai provocando alteração de humor gradual na pessoa, deixando-a irritadiça, impaciente, egocêntrica, medrosa, temerosa, ansiosa e outros quadros desajustados.

Era isso o que acontecia com Sofia. Ela ficou mais amargurada com a vida, expressando a sua irritação constante e a sua inveja em relação à filha, a qual tinha lhe tirado a atenção do marido. "Essa garota vai aprender que comigo não se brinca. Se ela acha que vai conseguir tirá-lo de mim, está enganada", pensou. Esse raciocínio alimentava seus sentimentos de revolta, injustiça e raiva contra a filha, além de incentivar o próprio pensamento, aumentando sempre a intensidade deste em forma de sentimento.

Em seu íntimo, Sofia sentia que não podia mostrar quem era e o que sentia porque não seria compreendida ou mesmo aceita. Ela sentia tanto medo de ser rejeitada ou humilhada que achava ser melhor esconder parte de si para que isso não acontecesse.

Ela não tinha noção de que isso tudo se passava dentro dela. Ela sentia tudo isso, apenas.

Flávia Moraes Schweizer

Livrar-se da garota de alguma forma não seria bem-visto pelas pessoas, embora a vontade de fazê-lo lhe surgia à mente consciente às vezes. Então, Sofia ia levando a vida como conseguia, aceitando, aparentemente, na marra e a contragosto, a presença da nova mulher na vida do "seu" homem, assim como julgava acontecer.

ANÚNCIO

Finalmente, o sábado havia chegado. Amanda estava confiante de que um pedido de casamento apareceria, com muito amor, carinho, flores, declarações de amor eterno e boas promessas. O encontro estava planejado para a noite, deixando-a animada e ansiosa o dia todo. Sofia apenas apreciava com os olhos tudo o que se passava com a sua "querida" rival. Ela sabia que a filha falaria com o namorado e que a briga não passaria daquele dia. Satisfeita com a expectativa que tinha, passou o dia tranquila, fazendo as coisas da casa e sempre espionando o humor da jovem para saber o andamento dos seus planos.

No fim da tarde, Amanda começou a se arrumar para o grande encontro, o qual seria o mais belo de sua vida, acreditava ela. Com carinho, acolhia o bebê que crescia em sua barriga, repousando a mão sobre a barriga, que já estava distendida, anunciando que alguém estava se preparando para chegar ao mundo em poucos meses.

Amanda e Ricardo se encontraram num restaurante luxuoso e refinado. Os olhos brilhantes de Amanda estavam eufóricos, anunciando o seu desejo de contar-lhe a novidade. Já Ricardo tinha a mesma expressão charmosa de sempre, acreditando que levaria a bela moça para mais uma noite de sexo, satisfazendo o seu tesão e a sua vaidade por conseguir seduzir e conquistar Amanda.

Ricardo percebeu que a moça estava ansiosa, com as palavras embaraçadas em sua boca, mãos trêmulas e suadas. No início achou que a moça estava apenas com os sinais da paixão, o que saciou a sua confiança e o seu ego.

Quando Amanda começou a falar sobre planos para além de uma semana, Ricardo começou a ficar desconfortável. Ela perguntou sobre o que ele planejava para o futuro, se desejava viajar e tal, tentando ser sutil e chegar ao assunto-alvo com calma.

Ricardo tentou manter o seu charme, mas desconversava. Alegava que a vida era muito boa como estava e que não planejava nada diferente.

— Como você imagina que será daqui a cinco anos? — falou docemente a menina.

O sinal de alerta de Ricardo foi acionado, pressentindo que estava para entrar em alguma cilada. Querendo manter a sua aparente segurança, sem se prender a nenhum compromisso e ao mesmo tempo desejando cativar a atenção da moça para mais uma noitada de prazer, alegou descontraidamente:

— Estarei viajando pelo mundo! Vou conhecer vários lugares e pessoas! — falou, animado.

Amanda entendeu o seguinte: "Estaremos juntos, viajando pelo mundo", motivo pelo qual ficou ainda mais feliz, por sentir que ele planejava um futuro com ela.

— Que ótimo, meu amor! Será ótimo! Para onde iremos primeiro?

"Iremos?", Ricardo percebeu. Nesse momento, ele decidiu terminar o relacionamento. Ele não queria alguém no seu pé, queria diversão sem compromisso, simples assim. Como já estavam no meio do encontro e Ricardo já tinha investido em Amanda, ele não desistiria sem o seu prêmio: o sexo com a garota. Portanto, eram necessárias cautela e palavras certeiras para manter o clima romântico e somente terminar o relacionamento com a moça após a conquista de seu principal objetivo.

Sem saber como prosseguir a conversa, chamou o garçom para que servisse mais uma bebida, dando-lhe algum tempo para criar uma resposta que mantivesse a moça ainda na sua conversa, embora não se comprometesse com nada além de um relacionamento casual.

Após uns goles, ele restabeleceu contato:

ABORTAR?

— Podemos começar com a banheira do motel... — ele falou galanteando Amanda com sua voz e seu olhar sedutores. — Vamos terminar de jantar e passar a noite juntos. O que acha?

Amanda vibrava. Ele era carinhoso e perfeito!

Ricardo já tinha tomado a sua decisão de que seria o último encontro com a moça. Apreciar mais uns momentos de sexo seria bom para relaxar daquela conversa inconveniente e que lhe provocava ansiedade.

Assim, seguiram para o motel, onde Amanda fez amor e Ricardo saciou o seu corpo e o seu orgulho. Ricardo, então, levantou-se e começou a se vestir sem dizer absolutamente nada, para o espanto de Amanda:

— Aonde vai, querido? — falou, delicadamente.

— Preciso acordar cedo amanhã. Tenho trabalho extra em casa... — alegou Ricardo, visando a não perder mais tempo com aquela garota que mostrava sinais de apego e dependência excessivos.

Amanda achou estranho, pois ele tinha falado que passariam a noite juntos e nem era de madrugada ainda. Além disso, ele falou secamente, sendo direto "demais", o que provocou um choque na compreensão dela.

— Posso ir com você, meu bem – falou com uma voz melosa, que começava a deixar Ricardo irritado.

Rapidamente, ele respondeu:

— Não – falou rápido e de costas para ela, enquanto afivelava o cindo em sua calça.

Amanda ficou surpresa com a firmeza dele. Parecia que ele queria distância ou que ela não soubesse de algo.

— O que foi, querido? — mais uma vez usava de seu tom de voz meloso.

— Acho que não vai dar certo...

Amanda ficou sem reação. Sem entender, perguntou:

— O que não vai dar certo?

Flávia Moraes Schweizer

— Nós! — Ele falou sendo mais direto possível, já de frente para ela e impaciente com aquela voz de melodrama que ela fazia.

Essa postura mostrava firmeza e convicção da parte dele, mostrando que ele não ficaria mais com a moça, o que a deixou preocupada e desnorteada, por ir contra as suas ideias.

— Como assim? — falou, gaguejando, com olhos já cheios de lágrimas. — O que você quer dizer?

— Você está muito esquisita hoje. Não gostei – falou Ricardo, criando uma distância emocional em relação à Amanda.

O seu jeito de falar demonstrava completo desdém em relação à jovem, que ainda estava na cama, com fisionomia de perdida, sem entender o que estava acontecendo. Para Amanda, eles eram um casal de namorados e, portanto, havia carinho e preocupação mútuos. Mas a reação de Ricardo demonstrava falta de empatia ou preocupação para com Amanda, o que a fazia não compreender o que estava se passando. Como tudo estava indo contra o que tinha imaginado, ela não estava entendendo o que, de fato, Ricardo estava dizendo.

— Esquisita, como? — perguntou, já soltando uma lágrima e pressentindo a rejeição.

— Olha só para você! Está chorando e nem tem motivo! Não sou homem para ficar aturando mulher chorona. Sou homem de curtir a vida! — falou, enquanto terminava de se arrumar, revelando que o seu foco era apenas ele mesmo.

— O que você está dizendo, meu amor? — Amanda falou, tentando manter-se conectada ao namorado.

— Chega. Pare de me chamar de "meu amor". A gente se conhece há dois meses. Como é possível amar alguém em tão pouco tempo? — Ricardo tentava usar argumentos para convencer Amanda de que ela não sentia o que sentia, com o objetivo de terminar o relacionamento de forma calma e clara, sem criar mágoa para ninguém.

Contudo ninguém consegue convencer a si mesmo ou a outrem de que não sente o que sente. Assim como não se cura

ABORTAR?

de uma doença por pensar "não estou doente" e uma dor não deixa de existir somente porque assim desejamos que aconteça.

O fato é que a mente racional não domina o lado emocional das pessoas. Na verdade, acontece o oposto: as emoções dominam a mente. Por não sabermos como controlá-las e termos um pouco de domínio sobre os pensamentos que julgamos ser lógicos, buscamos controlar as emoções a partir da mente, apesar de ser em vão.

Essa tentativa fracassada nos provoca constante frustração, a qual, muitas vezes, transforma-se em raiva, negação e rebeldia. Mesmo que façamos essa operação diversas vezes sem sucesso, permanecemos a usá-la rotineiramente, criando mais frustração e tristeza na vida em vez de buscar outra maneira de lidar com a situação.

Aqueles que percebem a ausência de resultados esperados e visam à persistência, buscam outras maneiras para conquistar os seus objetivos. Há quem aceite o que sente, há quem tente entender os próprios sentimentos e a sua origem, há quem tente mudar de pensamento... O importante é não insistir no mesmo, o qual já provou não dar o resultado desejado.

Amanda mantinha o seu vício de pensar que alguém a salvaria de sua terrível vida, o que a levou a acreditar que Ricardo seria tal pessoa. Agora ela se deparava com o seu próprio equívoco, o que nunca tinha sido sequer estimulado pelo rapaz, apenas por ela mesma.

Ela enfrentava o início da realidade. Lutando para manter as suas convicções de que ele a amava e que seriam felizes juntos, ela ouvia o oposto.

— Quer dizer que... está terminando comigo, é isso? — falou ela, triste.

— Sim. Não está dando certo. É melhor que cada um siga a sua vida.

Amanda ficou em silêncio por uns segundos, o que deixou Ricardo apreensivo. Ele não se importava com os sentimentos dela, mas não desejava brigar. Apesar de desconsiderar os sentimentos alheios, as opiniões dos outros acerca dele eram-lhe

Flávia Moraes Schweizer

valiosas. Portanto, era importante que Amanda o visse como um homem bom e encantador e que ela era a "errada", em vez de ele ser um canalha.

Ricardo esperou transar para depois terminar o relacionamento com Amanda, dando sinais contraditórios para ela. Amanda achava que sexo era demonstração de afeto e carinho, então, terminar o relacionamento após o sexo não fazia sentido, já que o término releva que a pessoa não tinha mais sentimento de afeição para com o outro. Isso a deixou ainda mais confusa, além de se sentir usada, por pensar que Ricardo só a queria para transar, sem que ela tivesse verdadeira importância para ele.

— Calma, vai ficar tudo bem. Você vai achar alguém que... — ele começou a falar, quando a voz de Amanda o interrompeu.

— Estou grávida — falou secamente, com um pedido de piedade em seus olhos.

— Grávida? — falou Ricardo, ceticamente.

— Sim...

— Ok... – respirou fundo e prosseguiu. – Realmente, nós não combinamos de sermos fiéis um com o outro. Então você tinha a liberdade de ficar com quem você quisesse... — Ricardo falava seriamente, tentando manter o controle e aparentando calma. Ele acreditava que ela estava apaixonada por sua pessoa e que não ficaria com mais ninguém, porém acabara de constatar seu equívoco, o que matava o seu orgulho.

Por dentro ele estava muito irritado por causa da infidelidade da mulher com quem saía, embora não tivessem nada sério a seu ver. Amanda era apenas mais uma, porém ele gostava de acreditar que tinha o poder de enfeitiçar as mulheres a ponto delas não quererem ficar com mais ninguém além dele.

Ricardo não tinha compromisso com ninguém, mas desejava que tivessem com ele. A sua carência afetiva era grande para buscar carinho o tempo inteiro e em muitas bocas e corpos, enquanto que o seu orgulho era grande demais para aceitar que as mulheres com quem se relacionava não o levassem a sério ou não se apaixonassem por ele.

ABORTAR?

Tentando ser racional, ele usou da lógica e do bom senso para não criar um desentendimento incômodo e continuou:

— Acho que você deve contar para o pai do seu filho.

Após terminar a sua frase, levantou-se da cama, onde tinha sentado para tentar confortar a moça, dirigindo-se à porta do quarto, quando Amanda respondeu:

— Estou falando com o pai do meu filho.

Ricardo gelou e parou, olhando para a porta. Por longos segundos se manteve em pé, em frente à porta, tentando absorver tal informação. Devagar, ele se virou e olhou para Amanda, ainda sentada na cama com um olhar de clemência para ele.

— Como é? — perguntou, calmamente.

Amanda pensou que a reação calma de Ricardo fosse uma resposta positiva quanto à informação que acabara de receber, o que encheu seu coração de esperança novamente. Agora o pedido de casamento seria feito!

— Você é o pai – falou meigamente.

Ricardo sentou-se ao seu lado, quieto e em choque. Respirou fundo e, repentinamente, levantou furioso:

— Como você faz uma coisa dessas comigo?! — gritou.

— Como assim? — falou Amanda sem entender.

— Você engravidou de propósito, não foi? O que você quer, dinheiro? Não vou lhe dar nada!

— Eu quero que meu filho tenha pai – falou triste e agressiva, em resposta ao sentimento de injustiça que sentia.

— Então é melhor que você procure por um! — Ricardo esbravejava.

Amanda recebia as frases de Ricardo como ameaças e acusações, levando-a a se comportar como acusada que necessitava se defender.

As palavras desse tipo de comportamento começam com pedido de ajuda e vitimização, alegando uma acusação injusta sobre si, passando à agressividade, caso a primeira opção não surta o efeito desejado.

Flávia Moraes Schweizer

Foi o que acontecia com Amanda. Ela ouvia a raiva do rapaz e sentia-se culpada, aceitando as inferências que ele fazia e usando palavras e comportamentos típicos de vítimas, ao aceitar as acusações, e pedindo desculpa com a linguagem corporal, para ser apreciada e aceita por Ricardo.

Ela estava acuada, com a cabeça baixa e não encarava Ricardo, como se tivesse vergonha, comportamento rotineiramente associado a quem tenha feito algo de errado e se sinta culpado. As pessoas que se sentem vítimas se sentem impotentes e sem capacidade de reação. A diferença entre os dois é muito pequena e sutil: a vítima tenta explicar e se defender, enquanto que a envergonhada fica mais calada, como se aceitasse a punição, castigo ou acusações.

Depois de uns poucos minutos, ela reparou e disse:

— "Peraí"! Eu não fiz o filho sozinha!

— Claro que não! Mas você é a responsável! — ele jogava tudo o que o incomodava sobre ela.

— Por quê? Pelo que eu saiba você também queria sexo comigo e não se importou em não usar camisinha! — Ela tentava argumentar, visando a compartilhar a responsabilidade com ele.

Ricardo ficou possesso. Amanda mostrou a sua responsabilidade na situação que ele não queria assumir ou encarar. Ricardo não aceitava ser responsável por situações que o incomodassem e tentava passá-las para quem pudesse e, no caso, Amanda era quem ele podia cuspir as suas labaredas de insatisfação e indignação.

Tentando se desvencilhar de sua culpa, começou a soltar ofensas, insultos, agressões verbais, a ridicularizar a moça e todas as possíveis formas de se engrandecer perante ela. Isso o distraía de si mesmo, dos pensamentos que insistiam em condená-lo e responsabilizá-lo e fazia o seu incômodo emocional sair de si, dando-lhe um alívio temporário.

— Você é mulher! Você é quem tem de prestar atenção para quem abre as pernas! Abriu as pernas porque quis! O problema é seu! — pegou seus sapatos nas mãos e foi embora, abandonando-a.

ABORTAR?

Ela estava tão transtornada com o choque entre o que imaginara e o que estava acontecendo que ficou petrificada, sem reação. Nem lágrimas, nem palavras ou gritos... Nada saiu dela.

Ele era o príncipe encantado, o que ela fizera para que ele a deixasse? O que ela fizera de errado que o desagradara tanto para que ele fosse embora? Era somente a gravidez? Mas ele já estava terminando o relacionamento antes dela falar sobre a gravidez!

Amanda ficou sentada. A sua cabeça processava tantas coisas que ela não tinha um pensamento claro, apenas diversos fragmentos que passavam tão rápido que ela não conseguia perceber que os tinha em sua mente. Somente após as 3 horas da manhã Amanda teve alguma reação, começando a chorar copiosamente no quarto onde tinha feito amor pela última vez, ao constatar que estava sozinha. A porta ainda estava aberta e funcionários do motel estranharam, aproximando-se da moça. Um dos trabalhadores do lugar se aproximou e falou com ela, para acalmá-la. Amanda desabou em choro, revelando a gravidez e a reação do namorado:

– É... Quem sai dando pra todo mundo corre o risco de passar por isso. – Foi o "consolo" que Amanda ouviu. Palavras violentas disfarçadas na doce entonação de voz que o homem soltava.

Ela tentou argumentar, alegando a biologia para gerar uma criança, mas não adiantava. O rapaz acreditava que a vida era dividida em duas partes: os homens que vão buscar sexo a todo custo e que isso era normal e aceitável, e as mulheres, que deviam ser santas e não transarem para que uma gravidez não arruinasse as suas vidas. Essa era a visão simples da pessoa que "consolava" Amanda.

Arrasada, Amanda chegou em casa de manhã muito cedo, com olhos vermelhos e secos de tanto chorar. Ela já não tinha mais lágrimas. Ela entrou e foi para o quarto. No quarto vizinho, a mãe tentava conter o riso que sismava a aparecer em sua boca ao perceber que suas expectativas estavam em curso.

DECISÃO

Amanda passou uma semana chorando no quarto, despertando muita preocupação nas amigas de trabalho. Débora ligava para ela, mas Amanda não atendia. Ela ficara tão chocada com a desilusão causada pelo rompimento do relacionamento que significava uma vida próspera e feliz que não pensou em mais nada. A sua angústia era profunda e intensa demais para permitir que ela pensasse em outra coisa e Amanda ficou em casa, chorando, aliviando-se desse sentimento tão desagradável através de lágrimas.

Amanda não dera satisfação ou explicação para o chefe, o que lhe rendeu uma interpretação de descomprometimento para com o trabalho, algo muito mal visto pelo empregador.

Sofia brilhava como um sol negro, vendo tanto padecimento daquela que lhe roubara seu marido. Vê-la assim era ótimo, como se justiça estivesse sendo feita. Além disso, ao se comparar, via-se como uma pessoa mais afortunada que a filha, alimentando seu comodismo, ou seja, acreditava que ser feliz fosse aquilo. Em vez de buscar mais satisfação na vida, Sofia curtia as desgraças alheias, e isso a fazia pensar que ela era feliz por ter mais do que o outro.

Pablo percebera que a irmã estava mais introvertida do que o normal. Chegou a perguntar se estava tudo bem, mas sem terem real intimidade emocional para tal conversa, Amanda respondeu com um "tá" seco e sofrido. Embora a sua palavra dissesse que estava tudo bem, toda a sua linguagem corporal dizia o inverso. Pablo sentia a falta de coerência entre a fala e o comportamento, mas não identificava o que estava se passando. Resolveu escolher o mais fácil: acreditar na palavra da irmã. Isso atenuava o seu sentimento de culpa por não ajudar alguém por quem tinha afeto e apreço. Contudo ele sentia

Flávia Moraes Schweizer

certa inquietude, por conta desse mal-entendido no ar, o qual ele não sabia o que era.

Jonatan, por outro lado, tinha uma mente que trabalhava incessantemente para manter a sua crença de que tudo estava bem ou que ficaria bem. Ele percebera que Amanda estava mais tempo em casa que o normal e pensou que estivesse de férias ou reduzido a sua carga horária para descansar um pouco. Uma desculpa simples e fácil, que dispensava a sua presença na vida da filha e evitava se envolver com os problemas de seus familiares.

Na metade da segunda semana após contar sobre a gravidez a Ricardo, Amanda apareceu no trabalho, onde recebeu uma grande bronca e muita reclamação por sua falta de comprometimento. O chefe logo a chamou, anunciando a sua demissão, já que ela não dera sequer uma desculpa para explicar o seu comportamento desprovido de responsabilidade.

Ela estava tão transtornada que ignorou a informação. Para ela, já tinha perdido tudo e um emprego já não significava nada.

Débora e Mônica logo a envolveram e a levaram para comer algo na rua, a fim de conversarem e mudarem de clima.

Amanda estava anestesiada, agindo apaticamente e respondendo as amigas sem qualquer expressão de vida. Depois de ouvirem toda a história que Amanda narrara, Débora e Mônica se entreolharam e ficaram mudas:

— Não vão falar nada? — perguntou Amanda cabisbaixa, já esperando por mais críticas.

Amanda as olhou e entendeu o que elas tanto insistiram em falar antes: Ricardo seria problema. Elas não gastavam palavras em vão. Elas davam suporte e ofereciam ajuda. Criticar naquele momento não ajudaria nem resolveria nada, então elas simplesmente não faziam isso.

Débora e Mônica viam que Amanda já tinha o próprio julgamento como crítico e isso já lhe era muito penoso e lhe mostrava a realidade, causando-lhe culpa. Não era necessário que elas falassem mais nada para Amanda perceber os seus equívocos e erros.

ABORTAR?

Ficaram em silêncio. O silêncio mais tenro que já recebera em toda a sua vida, uma verdadeira expressão de amor e acolhimento. Ela ficou apenas apreciando a companhia e apoio emocional sem qualquer linchamento moral, sentindo-se verdadeiramente amparada e aceita como era, com os seus erros e defeitos.

Era isso o tal do amor incondicional que ela tanto ouvira e jamais sentira ou presenciara? Ela não sabia. Apenas era bom demais, ainda mais naquele momento de tanta dificuldade emocional e desgaste mental.

As amigas a levaram para casa e falaram para que Amanda tentasse se recompor para a semana seguinte, afirmando que tentariam falar com o chefe para reaver o emprego dela. Amanda agradeceu mecanicamente e seguiu os conselhos.

Débora falou com o chefe, contando a situação toda: Amanda não estava bem psicologicamente, estava grávida e tinha problemas em casa. O chefe não queria saber. Se a funcionária não tinha lhe pedido ajuda, então não era seu problema, pensava. Com seu jeitinho humano e meigo, Débora conseguiu um acordo com o chefe, explicando que Amanda não tinha confiança o suficiente para sequer pedir ajuda.

Mônica era mais impulsiva e estava mais aflita com tudo aquilo. Ela tentava procurar soluções e buscou refúgio no colo de seu noivo, que era muito inteligente.

Carlos era impulsivo também e ficou alterado ao saber da situação. Inicialmente, repreendeu o comportamento de Amanda, uma garota que ele nem conhecia, desmerecendo-a. Depois de algumas horas, ele começou a pensar e a refletir. Rapidamente, lembrou-se de um de seus amigos, que era advogado:

— Falarei com ele para saber como proceder judicialmente sobre um caso assim – falou Carlos.

Mônica apreciava-o bastante. Ele tentaria ajudar como fosse possível uma garota que nem conhecia e que tinha agido de forma errada dentro da sua forma de pensar, o que mostrava a sua consideração para com Mônica, já que estava tentando agradá-la, e mostrava o seu esforço para tal.

Flávia Moraes Schweizer

Mônica apreciava demais a inteligência de Carlos e o seu carinho de pô-la em prática para ajudar Mônica, fazendo-a se sentir amada por ele.

Em casa, Amanda se trancou no seu quarto. Sabia que não poderia contar para a mãe sem ouvi-la cuspindo marimbondos. Seu irmão não se importaria e seu pai não entenderia, provavelmente agiria como sempre: "Vai ficar tudo bem".

QUESTIONAMENTOS

O que fazer? Uma nova vida estava se formando dentro do corpo de Amanda e ela nem conseguia cuidar de si mesma!

Como fui tão descuidada? Por que não me precavi? Por que acreditei que Ricardo ficaria comigo? Por que tudo está tão errado?

O choro foi o seu companheiro durante dias, enquanto ela se martirizava dentro de sua mente deixando-a mais deprimida, exausta e com medo.

Então as preocupações começaram a aparecer: como vou cuidar de uma criança sozinha? Não posso. Não quero! Tantos pensamentos...

Os primeiros pensamentos foram a respeito do futuro, quando o bebê já estivesse fora de seu útero. Como cuidar dele? São muitos gastos, muitas despesas, muito trabalho...

Saídas com amigas terminariam, mesmo que Amanda não usufruísse tanto desse tipo de programa. Apesar de não viver isso, ter um filho significava que ela não PODERIA mais fazê-lo dentro do seu ponto de vista, em vez de escolher por não fazê-lo, como, de fato, fazia.

A possibilidade de encontrar alguém e namorar seria excluída de sua vida a perder de vista, algo que ela já sentia falta naquele momento da vida. "Passar uma vida inteira sozinha por conta de um erro, por causa de uma noite da qual não quero lembrar?". Seria uma pena muito severa para um pecado tão singelo!

E o meu emprego? "Eu me dediquei tanto para chegar onde estou e perderei tudo! Eu sei como as mães são tratadas, quantas largam seus empregos para cuidar dos filhos e quantas outras faltam repetidamente ao serviço para acudir o filho doente, atrapalhando o seu desenvolvimento profissional, algo tão enobrecido pelas pessoas". Sempre frisam com muita ênfase a importância de um bom emprego, de reconhecimento profissional e independência financeira, para ser livre e ter o que quiser na vida, mas ela perderia tudo isso. Perderia a chance de ser alguém, de poder ser feliz um dia! Tudo por causa daquele verme que a enganara. "Ele me seduziu e agora me chutou para fora da vida dele, deixando-me sozinha para resolver um problema que é de nós dois".

Mas... Ele realmente a seduzira? Até que parte ele era responsável pelo que Amanda vivia? Afinal de contas ela escolhera ficar com ele e depositara todo o seu sonho nas mãos de alguém que nunca aceitara tamanha responsabilidade.

É fácil responsabilizar e culpar os outros por nossas desilusões. Isso ameniza o nosso próprio julgamento, deixando-nos com raiva dos outros e não de nós mesmos. Afinal, como conviver conosco se nos detestamos? É muito mais fácil culpar alguém além de nós, embora isso não resolva o problema em questão, apenas ameniza a dor emocional que nos persegue para onde formos. Era assim que Amanda procedia.

As mães solteiras, sem assistência social ou emocional, costumam ficar com os piores cargos, trabalhos mais pesados e pior remunerados, e sempre recebem críticas constantes, vivendo uma constante ameaça de perda de emprego. Sempre abrem mão do trabalho em prol do filho e são penalizadas por isso em suas carreiras. E caso escolham suas carreiras, como todos sempre falam e prezam, enaltecendo a importância disso na vida, são criticadas por não cuidarem do filho. Isso significa que, escolhendo um ou outro, sempre são criticadas e condenadas pelos olhares e julgamentos externos.

"Eu trabalho tanto, me dedico tanto para estar na posição que me encontro agora, e serei mais uma mãe que abandona o chefe para manter uma criança viva no mundo... Com certeza isso terá reflexo no meu orçamento, que será ainda mais importante quando outro ser humano depender de mim", pensava Amanda, já apavorada pela previsão que fazia de sua vida no futuro.

ABORTAR?

Esses pensamentos a faziam sentir mais medo do futuro que previa, deixando-a ansiosa e temerosa, levando-a a produzir um sentimento de desespero por não saber como sair dessa grande e embaralhada confusão, que não tinha nenhum lado positivo.

"Os vizinhos me criticarão eternamente. Se eu cuidar do filho, não cuido da carreira. Se cuido da carreira, não cuido do filho. Não há escapatória!". Como Amanda sobreviveria às massacrantes críticas diárias, regadas a olhares desprezíveis e acompanhadas de ofensas, discriminações e inferiorizações?

"Já não tenho ajuda da família, de ninguém. Como sobreviver a uma vida inteira de tortura sem fim e, ainda por cima, cuidar de outro ser? Não tenho forças para isso". Amanda só pensava no que não sabia criando preocupações sem fim, aumentando o seu descontentamento.

"Como cuidar de uma criança sozinha? Sei que muitas mulheres fazem isso e há quem cuide de várias sem assistência, mas, eu não vou conseguir. É demais para mim!", pensava Amanda se apavorando com as próprias ideias.

"Não poderei fazer o que quero ou gosto pelos próximos anos. Meus planos para o futuro foram massacrados e eu estarei presa a esse bebê. Por que a vida é tão sofrida? Por que não posso ser feliz? Por que isso tinha de acontecer?".

Entre mais lágrimas, mais pensamentos frenéticos surgiam em sua cabeça.

"Como fazer? Eu moro com meu irmão e pais... Onde o bebê ficará? Não tenho como morar sozinha, não tenho um marido. O bebê ficaria aqui, no meu quarto, compartilhado com o meu irmão. Certamente, ele reclamará das noites com o choro de bebê, do espaço que o bebê vai tomar... Meu pai já está velho e não vai se meter. Ele passará o máximo de tempo possível fora de casa para evitar tudo o que o irrita, fugindo do que o incomoda, como sempre. Minha mãe... Ah, essa será a pior. Ela vai reclamar até quando estiver dormindo! Estou perdida!".

Assim, a primeira onda de medo tomou conta de Amanda. Contudo seus pensamentos não paravam. Era como se várias

Flávia Moraes Schweizer

pessoas estivessem falando ao seu redor, cobrando por respostas, soluções e atitudes a serem tomadas e Amanda não conseguisse pensar para achar um resultado possível.

"Mãe solteira... Todos falam que mãe não é estado civil e coisa e tal, mas é tudo balela! As pessoas falam lindamente, mas matam com olhares. Quantas eu já vi alegando defender as mulheres enquanto são as próprias que as condenam?".

"Fernanda, a vizinha que teve filho quando ainda era nova, fora do cronograma ideal, sofre até hoje por causa disso. Todos a olham feio, menosprezando-a por isso. A coitada foi excluída das festas da vizinhança por não se 'enquadrar', por não ser 'gente de bem'. Seu filho já tem 8 anos, mas ainda hoje recebe os cruéis olhares condenatórios...".

"Ela faz tudo sozinha e ninguém se compadece para ajudá-la. Apenas a olham como se ela fosse menos humana, com menos dignidade e merecesse menos cuidado por ter decidido cuidar de um filho sem um companheiro. Mãe é estado civil e é implícito a diferença de uma mãe com ajuda de um marido do que uma mãe sem ajuda. As que têm ajuda de um marido têm alguém em casa que ajuda com o bebê em algum momento, que divide as contas e que alterna as noites em cuidados com a criança. As solteiras ficam responsáveis por tudo. Não é à toa que elas são vistas como batalhadoras, porque as pessoas conseguem perceber as batalhas que elas vivem diariamente para dar conta de tudo sozinhas. Como conseguem? E como sobrevivem a tantas crueldades verbais e alegações de que não são boas pessoas, apesar de fazerem tudo o que podem? Normalmente, fazem mais do que as pessoas que as criticam... Como aguentam?"

"Ainda tem o parto: a pior dor do mundo para dar a vida a quem não quero! Por que é preciso sofrer tanto na vida? E como tem gente que gosta de contar histórias macabras sobre mulheres que morreram ou sofreram demais no parto...".

"Como as mulheres gostam de contar sobre partos terríveis, com mortes, dores, violência, sangue, brutalidade, padecimento! Sempre aparece alguém para dar palpites inconvenientes e

ABORTAR?

aterrorizar a gestante, alegando que quer o melhor para ela. Como podem falar tanta coisa ruim e alegar desejar coisa boa? Não é possível ser cruel e dizer que está sendo uma boa pessoa. Isso é contrassenso!".

"Ah, o parto... Momento em que tudo pode dar errado, em que a mulher é tratada de qualquer forma, ignorada por todos. Tantas buscam ajuda em hospital, acreditando que os profissionais de lá a acudirão, mas eles fazem o que querem, como querem e quando querem. Como aceitar ser tratada de qualquer maneira? Como aceitar tanta falta de consideração?".

"Eu já soube como foram alguns partos aqui na vizinhança e todos são fontes de terror. Nenhuma mãe tem uma boa lembrança... Mesmo que eu pague uma cesárea, para ser mais bem tratada, os médicos insistem em ignorar os pedidos e anseios da parturiente. É como se a gestante fosse um amontoado de células, que o médico corta onde quer, faz como deseja, remenda e diz: 'Pronto! Agora se vira para cuidar do seu filho'. Pelo menos não sente dor... na hora".

As mulheres que Amanda soube que tiveram um bom parto normal seguiram a vida normalmente, andando e fazendo tudo em casa, como se nada tivesse acontecido. Mas aquelas que pagaram para serem "mais bem tratadas" penaram nos dias posteriores. Quantas vezes ela ouvira a vizinha chorando de dor por ter de fazer os serviços domésticos, com o bebê chorando e cheia de pontos, alegando que sua barriga se soltaria e cairia no chão?

Só agora ela se lembrava de cada vizinha que tinha chegado com um bebê nos braços. Atrás de cada sorrido por ver o bebê, um olhar triste e implorando por socorro silenciosamente mostrava o que aquela alma realmente sentia. Cada uma carregava o peso do desmerecimento dentro de si. Definitivamente, Amanda não desejava passar por um momento tão penoso quanto este.

Já ouvira dizer sobre adoção. Talvez ela pudesse dar o bebê para alguém que desejasse cuidar dele de verdade. "Assim poderei me recuperar mais rapidamente do parto e seguir a

Flávia Moraes Schweizer

minha vida, enquanto que o bebê será querido e bem cuidado por pais que o desejam realmente. Obviamente, passarei ainda pelo parto, mas, optando por dar a criança, já resolveria os problemas dos anos vindouros".

"Mas... e até lá? Até lá todos verão o meu barrigão. Muitos falarão mal de mim por ter engravidado sem estar casada. Boatos maldosos serão a nova realidade ao meu redor. Olhar-me-ão tentando me reduzir, machucando a minha alma. E quando o bebê nascer e eu não voltar para casa com ele? Certamente será pior! Todos me acusarão de mãe desnaturada, de desumana, sem coração, impiedosa, mesmo que eu escolha a doação para o bem do bebê! Serei sempre renegada e condenada moralmente pelas pessoas ao meu redor e não aguentarei isso! Já mal sobrevivo à minha mãe, quem dirá a todos os que conheço! Não suportarei!".

Amanda chorava desesperada, desejando uma resposta que resolvesse tudo de forma fácil, simples e indolor. Porém, quanto mais ela pensava, mais agoniada ficava, vendo muitas circunstâncias negativas que estava para enfrentar.

Ela não pensava nas coisas boas que poderiam surgir desse aparente problema. Ela focava somente nas que considerava negativas, as quais logo imaginava e criava as sensações emocionais desagradáveis dentro de si.

"Antes disso ainda terão as mudanças fisiológicas. São tantas que nem faço ideia. Dizem que não é só a barriga que cresce, que há alterações de humor e emocionais... Como vou escolher abrir mão de mim por algo que não conheço, que não quero e que vai custar o meu corpo, o único atributo que uma mulher possui para conseguir um casamento?".

Amanda recebera uma enxurrada de pensamentos sobre a importância da beleza a ponto de acreditar que era a principal atração que tinha para conquistar um parceiro para a vida. Muitas pessoas dão extrema importância para o atributo físico, hipervalorizando-o e fazendo diversas façanhas para tê-lo melhor.

Muitas vezes, a pessoa não considera ter uma boa personalidade e tem baixa autoestima. Buscando aumentar a confiança

ABORTAR?

em si mesma, foca, então, em outra parte que possa ser usada para atrair outras pessoas num primeiro momento e, assim, formar vínculos sociais, os quais fornecem uma sensação de ser querida, apreciada e amada, estimulando um pouco o aumento da autoestima. Nesse caso, através da beleza física.

"Serão nove meses de agonia, de violência silenciosa e constante, de palavras hostis, de pessoas me repugnando, me excluindo e me reduzindo... E depois? Vai piorar. Se eu der o bebê, as pessoas irão me achar uma péssima pessoa, pois uma mãe deve fazer tudo pelo filho. Contudo, se eu ficar com a criança, acharão que sou péssima pessoa por ter engravidado e por não fazer tudo o que acham que uma mãe deve fazer. Não terei escapatória. Serei condenada para sempre... Como fugir de tudo isso?". Amanda sentia que não tinha capacidade para lidar com a situação e, portanto, buscava uma maneira de escapar daquele enorme pesadelo real. Ela pensava e não achava solução, um caminho a seguir. Então, seus pensamentos começaram mudar.

"Talvez... e se tirar o bebê? Talvez isso solucione tudo! Meu corpo permanecerá como está e não passarei por nenhuma mudança! Assim terei a chance de encontrar alguém e, quem sabe, casar-me? Mamãe sempre fala que devo me arrumar, usar maquiagem e boas roupas para atrair um bom partido. Dizem que o corpo da mulher muda muito com a gravidez e que não volta a ser como antes. Deve ser por isso que falam para ter filho depois de casar. Já casada fica mais difícil o homem querer a separação e, somado ao peso moral que sente, ele consegue aturar a esposa por mais tempo".

"Estrias, peso, dores, flacidez... Tudo sai do lugar! Se ninguém me quer agora, quem vai me querer depois disso tudo?".

"Ninguém sabe ainda da gravidez, então não terão um motivo para me desmerecer. Sem barriga, sem bebê e sem humilhações! Todos continuarão pensando que sou uma boa pessoa e trabalhadora, uma pessoa de bem. As reprovações não chegarão e críticas destrutivas não aparecerão. Será possível seguir com a minha vida normalmente...".

"Talvez seja possível esquecer esse grande problema na vida e apagá-lo da memória. Serei livre para fazer o que eu quero e traçar planos. Vou poder refazer a minha vida e engravidar quando eu quiser, quando as pessoas acharem ser oportuno. Será mais tranquilo".

"É isso! Vou abortar e esquecer que isso aconteceu!".

Aliviada por achar uma solução que atendesse às suas requisições por de uma maneira rápida, simples e sem deixar sequelas, Amanda se tranquilizou e, nos dias seguintes, foi buscar informações de como realizar o procedimento que lhe traria a sua liberdade novamente e aliviaria o seu pesado coração.

ABORTO

Amanda apareceu mais calma no trabalho e se dirigiu à sala do chefe, como tinha combinado. O senhor Advaldo a recebera com um olhar torto e reprovador, mas ele tinha dado a sua palavra à Débora, afirmando que tentaria ajudar a moça.

Amanda estava insegura e amedrontada. Assim que ele a convidou para se sentar, ela o fez e pôs-se a falar rapidamente, cuspindo todas as informações e alegando que resolveria tudo, que ele não precisaria se preocupar, pois ela voltaria a trabalhar com mais determinação e foco.

Amanda sentia que era julgada pelo chefe e condenada à demissão, o que a levou a ter um comportamento de defesa. Por discordar do ponto de vista de Advaldo, passou a reportar muitas informações que a tinham induzido a agir como agira, defendendo-se da alegação acusatória de má conduta reportada pelo chefe. Ela tentava mostrar que era responsável e boa empregada e que as ações mais recentes eram produto de uma alteração muito drástica em sua vida, que a tinham feito perder o controle. Contudo, ela o resgataria e, com a sua vida sob o seu domínio novamente, ela voltaria a ser uma boa funcionária.

Quando uma pessoa sente que perde o controle, ela se sente vítima da situação e incapaz de fazer algo a respeito para mudar as circunstâncias em que se encontra. O pensamento básico advindo desse momento é comumente o de busca por um culpado, pois reforça essa ideia, de que a própria pessoa não é a responsável pelo problema que vive, e a faz se eximir da responsabilidade pelos acontecimentos ocorridos, impedindo-a de solucioná-los ou de, pelo menos, reduzir os incômodos emocionais, uma vez que não é agradável sentir a responsabilidade por algo desagradável.

Dessa forma, a pessoa fica frustrada por não viver o que deseja ou imagina, transformando essa energia em raiva, tristeza, revolta ou amargura, e nutrindo o pensamento de injustiça e, portanto, sendo uma vítima, como se alguém fizesse tudo para prejudicá-la.

O mais importante disso tudo é a pessoa mostrar tanto para si mesmo quanto para os outros que ela própria não é a responsável pelo problema, fazendo com que seja vista como uma boa pessoa e prestativa, não como uma pessoa ruim ou problemática. Dessa forma, a pessoa busca conquistar o outro através da empatia e o outro se mobiliza para ajudá-la.

Portar-se como vítima faz com que a pessoa não sinta o peso da sensação de fracasso por não conseguir dar conta da situação e é uma forma de atrair pessoas dispostas a ajudar, colaborando para a resolução do problema.

A mente é forte e poderosa e sempre busca a maneira mais fácil de saciar as angústias emocionais o mais rápido possível. É muito comum a distorção, em que se hipervaloriza as informações mais convenientes, reduz de importância as menos favoráveis e até chega a ignorar as mais contrárias ao seu pensamento mais básico. Nesse caso, especificamente, Amanda tinha um pensamento, inconsciente, de que era vítima de Ricardo, que a engravidara; de sua mãe, que a mutilava emocionalmente; de seu pai, que nunca a ajudava; do irmão, que se afastava; do chefe, que a demitira; das amigas, que não a ajudavam... Enfim, o seu foco era que os outros deviam fazer alguma coisa para o seu bem-estar em vez de ela mesma, o que a fazia sentir que todos estavam contra ela por não fazerem o que ela queria. Ao aumentar a escala desse pensamento, Amanda enxergava como se a vida fosse contrária a sua pessoa, generalizando tudo e todos contrários a ela, reforçando o ponto de vista de vítima e de coitada que já nutria acerca de si mesma. Ela via tudo conforme o que desejava, isto é, buscando manter a sua crença de que não era responsável por sua vida, ela culpava outras pessoas por ela não viver o que desejava.

Amanda mostrava para o chefe que estava com medo de perder o emprego, tentando oferecer alguma garantia no futuro

ABORTAR?

para aquele que tinha o poder de dar a ela o que ela desejava: o emprego de volta.

Seu Advaldo ouviu tudo e percebeu o desespero da moça. Calmamente, ele falou:

— Acalme-se, jovem. Falei com Débora e ela me relatou a situação em que você se encontra. Ela me convenceu de que se eu a mantivesse na empresa, você seria uma boa ferramenta e que não teria mais "piti" por conta de namorado. Ela está correta?

Ouvindo uma esperança de reaver seu emprego, Amanda respondeu:

— Aham. Claro, senhor! Não se preocupe, não acontecerá de novo. Eu prometo.

— Ótimo! — falou e pegou um contrato em cima de sua mesa. – Preciso que assine este contrato.

— Sobre o que se trata senhor?

— É o seu novo contrato de trabalho. Preciso que funcionários rendam em minha companhia e você não está rendendo. Então, quero que você assuma um compromisso de que fará algumas intervenções para restabelecer a sua saúde.

Amanda não tinha entendido.

— Pode lê-lo e assiná-lo no final. Fique à vontade para ler e reler quantas vezes quiser – ele disse.

Seu Advaldo saiu da sala tranquilamente, dirigindo-se para outros postos da empresa, onde sua presença era necessária.

Amanda começou a ler o contrato e se revoltou logo de cara. Seu novo salário era reduzido e ela sentiu que uma grande injustiça estava sendo feita. Ela se revoltou, levantou-se, deixou o contrato na mesa do senhor Advaldo e saiu da sala dele, motivada pelo orgulho e pela crença de que era mais do que os outros a valorizavam. Assim que passou pela porta, Mônica estava a sua espera, com uma cara animada, imaginando que a amiga estivesse feliz por conseguir o emprego novamente:

— E então? — falou alegremente.

Flávia Moraes Schweizer

– E então? – respondeu Amanda sarcasticamente. Mônica não entendeu o tom de voz e ficou esperando uma resposta. – Ele me rebaixou! Só por que estou grávida já não sou tão competente? Isso é um absurdo! – Amanda falava revoltada, mostrando a sua fúria diante da "injustiça" a que era submetida.

– Você leu o contrato todo? – perguntou Mônica.

– Não! Claro que não! – Amanda falou cuspindo toda a sua revolta.

– Então deveria lê-lo! Como você toma uma decisão sem saber todas as informações, garota? – falou Mônica, dando uma bronca em Amanda.

Amanda achou que Mônica estava contra ela, já que não alimentava a sua ideia de vítima e injustiçada na vida. Amanda respirou fundo algumas poucas vezes e, com mais calma, respondeu:

– Por que devo lê-lo? – Amanda enfrentou a amiga.

– Porque devemos ver todas as informações que constam em um contrato para daí ver se o assinamos ou não. – Mônica respondeu, também enfrentando a amiga. – Você sabe bem disso! Trabalha com isso! Não sei o porquê de você não seguir as suas próprias regras. Você sabe que muitas cláusulas podem ser alteradas, tirando de um lado e colocando do outro, a fim de agradar às partes.

Realmente, Mônica estava certa.

Desejando morrer por ter de engolir o seu orgulho e admitir que errara, Amanda voltou para a sala do seu Advaldo e pôs-se a ler o contrato por inteiro. Depois de alguns minutos, Mônica entrou na sala, sentou-se ao lado de Amanda, quieta, dando-lhe apoio emocional.

Amanda estava mais calma e começou a ler as últimas cláusulas, em que havia a exigência de que ela tivesse acompanhamento médico e psicológico durante a gravidez, até que tivesse alta, com a saúde equilibrada. A empresa tinha reduzido a carga horária de trabalho de Amanda para que ela tivesse condição de cuidar de si e do bebê, pretendendo o bem-estar de ambos. O

ABORTAR?

seu salário fora reduzido por conta das horas a menos que ela trabalharia, ficando proporcional à sua produção. A jornada de trabalho fora alterada e agora ela trabalharia aos sábados também. Seriam mais dias na semana, porém, menos horas diárias, para que ela pudesse descansar e não ficasse sobrecarregada.

O senhor Advaldo tinha uma cooperação com uma creche perto da empresa, onde os seus funcionários possuíam um desconto para que os seus filhos lá ficassem, e já tinha posto o nome de Amanda na lista de espera, tentando assegurar uma vaga para seu bebê, que ainda não nascera.

Amanda assinou o contrato com lágrimas de gratidão em seu rosto. Ela nunca tinha imaginado receber algum tipo de ajuda e lá estava ela, ganhando um emprego, assistência médica e psicológica e seu filho, que ainda não fora visto nem por exame médico, já tinha uma vaga numa creche.

— Obrigada — falou Amanda emocionada, abraçando Mônica.

— De nada, querida. Estamos com você! — falou, docemente, Mônica.

Amanda saiu da empresa e voltaria a trabalhar em duas semanas. Sentindo-se menos solitária contra os revezes da vida, estava mais confiante e buscou saber mais sobre maneiras para tirar o seu problema de sua barriga.

Ela achou uma clínica para a realização do procedimento que a salvaria de sua angústia e estava se dirigindo para lá, a fim de conhecer mais a respeito, quando Débora ligou:

— Oi, Amanda! Falei com o seu Advaldo e ele conseguiu um convênio com uma clínica lá perto da empresa. Ele disse que você poderá fazer o pré-natal todo lá e que já tem uma consulta para você hoje, às 16 horas. Acredito que você possa ir, já que voltará a trabalhar em 10 dias. Se quiser, eu e Mônica conseguimos uma dispensa aqui por uns minutos para ir com você!

Era impressionante! Sem mexer um único dedo em favor de si mesma, pessoas dispostas a ajudá-la brotavam em sua vida! Tudo o que ela queria era um pouquinho de amor e, de repente, tantos estavam se mobilizando para ajudá-la a passar por momento tão terrível.

Flávia Moraes Schweizer

Como recusar um pedido amigável e empolgante, como o de Débora? Amanda decidiu por ir à consulta e a clínica de aborto ficaria para outro dia.

Ela foi para a empresa, onde se encontrou com as amigas, e o chefe logo falou:

— A clínica é aqui perto. Assim não gastará muito tempo indo e voltando das consultas.

Até nisso o chefe tinha pensado. Amanda nunca tinha visto o chefe como uma pessoa que pudesse ser boa ou caridosa. Ela só via as coisas difíceis que tinha na vida e ignorava todas as demais, incluindo o chefe. Sempre que ele exigia algo, ela reclamava, mesmo que fossem atributos comuns do trabalho. Era como se Amanda não quisesse fazer nada, nem viver. Tudo que chegava era recebido com negatividade e crítica.

As três foram para a primeira consulta do pré-natal. Débora e Mônica estavam animadas, enquanto Amanda estava na sua, acanhada. Ela estava ali para não ser grosseira com as amigas, já que tinha decidido tirar o bebê.

Ao entrarem no consultório, uma médica logo as atendeu, recebendo-as carinhosamente. Com um sorriso, falou:

— Oi! Sejam bem-vindas! E então, quem é a felizarda por carregar um bebezinho?

Amanda respondeu introvertidamente. A médica percebeu tudo pelo olhar de Amanda.

— Aposto que você está curiosa para saber o sexo do bebê, não é mesmo? — falou, incentivando uma resposta positiva da paciente.

— Já dá para saber?

— Acredito que sim! Vamos avaliá-la.

Após algumas perguntas de rotina para avaliar o andamento da gestação, a médica disse:

— Você está com oito semanas de gestação. Isso já é bastante!

— Não parece, doutora – alegou Amanda, desanimada.

ABORTAR?

— Mas é sim! Olha só quantas coisas o seu bebê já tem! — e lhe deu um folheto. A cada palavra que Amanda lia, mais espantada ficava.

— Doutora! Ele já tem olhos? Braços e pernas?

— Sim! Vamos vê-lo?

Amanda não teve reação. As amigas, animadas, ajudaram-na a deitar na maca, onde a médica usava o aparelho de ultrassom.

Em segundos, Amanda viu um pequeno ser aparecer no aparelho, ficando congelado na imagem.

— Vamos ouvir o coração dele? — falou a médica, animada.

— Ele já tem coração? — falou Amanda, gaguejando.

— Sim! Ouça! — e pôs os batimentos do bebê para que ouvisse.

Débora e Mônica estavam muito animadas, dando parabéns à futura mamãe, enquanto que Amanda absorvia a informação de que não era algo que estava dentro de si, mas alguém, que já tinha até um coração batendo.

Elas voltaram para as cadeiras, na mesa de consulta, e a médica falou sobre outras curiosidades:

— O seu bebê sente muitas coisas. Já reage a vários estímulos. Ele já sente dor, ouve seu coração e sua voz. O coração dele bate desde a quarta semana! Não é incrível? — falou, animada.

Amanda estava em choque. Desde a quarta semana o coração do bebê já batia! Ela nem sabia que estava grávida quando o seu filho já existia!

A consulta acabou e Débora achou melhor ficar com Amanda, pois vira que ela estava desestabilizada. Mônica resolveu fazer companhia também.

O telefone de Mônica tocou e Carlos tinha falado sobre a parte judicial.

— Amanda – falou Mônica – meu noivo conhece um advogado e perguntou sobre como fica uma situação como a sua. Ele conseguiu algumas informações e o contato de um advogado na área. Tome, este é o telefone. Pode agendar uma consulta para tirar as suas dúvidas quanto a Ricardo nessa história.

Mais uma vez, pessoas a ajudavam. Parecia até que ela não precisava fazer nada, que tudo estava se encaixando. Até um completo estranho estava dando apoio a ela!

— Obrigada, Mônica. A você também, Débora. Vocês são ótimas! Agradeço a tudo o que têm feito, mas não precisam mais se preocupar comigo. Vou resolver isso tudo.

As amigas se entreolharam. Elas entenderam a ideia que Amanda tinha expressado com tais palavras, mas queriam forçá-la a falar diretamente para que ela se escutasse.

— Como assim? — falou Débora.

— É, o que você quer dizer? — disse Mônica.

— Não tenho como ter o bebê. Vou abortar. Eu já estava indo para uma clínica quando você me ligou – disse, referindo-se à Débora.

Mônica virou os olhos, com ar de reprovação, e Amanda teve certeza de que abortar seria a melhor opção.

— Por isso vou tirar – falou Amanda. – Não vou aturar esses olhares para cima de mim!

Mônica respirou fundo. Explosiva como era, sentia vontade de soltar duras verdades, mas Débora a fez se calar, pedindo com um olhar carinhoso.

— Tem certeza? — falou Débora.

— Sim. Vai tudo se resolver.

— Mas você acabou de vê-lo! Vai conseguir matá-lo mesmo assim? — perguntou Débora.

Amanda não tinha pensado dessa forma. Para ela, seria apenas "retirar".

— Matá-lo? Não! Só vou tirar – tentou argumentar.

Mônica não se aguentou e começou a liberar a sua honestidade:

— E você acha que se tira como? — Sem resposta, ela continuou: – Tem vários métodos, mas o mais comum é ir puxando

ABORTAR?

até sair tudo. Puxa pés, pernas, braços... E como o bebê é frágil, ele vai se decompondo. Seria como se alguém puxasse seus membros até você se desmembrar.

Amanda ficou horrorizada com essa ideia. Saber o procedimento permite que tenhamos consciência dele e visualizá-lo na mente, fazendo-o ser mais real. Como as pessoas podiam ser tão cruéis? Ela não queria isso. Ela só queria se livrar de ser a nova barriguda solteira do pedaço.

— Então vou buscar outro método! Algum que não o machuque!

— Tudo bem. Eu procuro com você, então – respondeu Mônica, triste, mas tentando fornecer amparo e companheirismo à amiga.

Débora era mais sensível e não gostava nem de imaginar tais cenas. Ela usava de boas palavras e carinho para ajudar as pessoas, enquanto Mônica era mais direta e realista. Amanda não estava aceitando a sutileza de Débora, motivo pelo qual Mônica tomou posicionamento.

Nos dois dias que se seguiram, Débora estava ansiosa. A ideia de aborto e imaginar no que Mônica tinha falado não saía de sua mente, deixando-a com um mal-estar persistente. Mônica e Amanda procuraram por maneiras mais "humanas" de abortar a criança, sem sucesso. Todas as formas que descobriram geravam sofrimento ao feto, deixando Amanda inquieta. Ela não queria a gravidez e já tinha tomado uma decisão, mas saber que seria a responsável por gerar um grande sofrimento no feto durante o procedimento também lhe deixava agoniada. Contudo, o desespero e ansiedade para resolver a situação era muito maior, o que a fez manter a decisão por tirá-lo de si.

Mônica levou Amanda a uma reunião fechada, que era escondida da sociedade. Amanda chegou sem saber do que se tratava e decidiu ficar para descobrir.

Várias mulheres se juntaram e começaram a desabafar. Era uma espécie de Alcoólicos Anônimos, mas para mulheres que tinham abortado. Por aborto ser considerado crime pela

Flávia Moraes Schweizer

legislação, as criminosas, não condenadas e não processadas, não podiam fazer tais reuniões abertamente.

Elas se reuniam frequentemente para desabafarem e tentarem se ajudar a se recomporem após terem abortado. O mais comum eram mulheres que se arrependiam após um período de anos, quando começavam a questionar sobre suas vidas e escolhas.

Todas tinham em comum o grande peso do arrependimento, que as suas consciências as lembravam sempre, deixando-as viverem em penúrias psicológicas e emocionais por longos períodos. Elas buscavam ali um pouco de apoio e alívio de seus próprios julgamentos e condenações. Elas trabalhavam vários aspectos psicológicos, desejando se curarem de um trauma que carregavam em silêncio e escondido.

Amanda ouviu com muita atenção as queixas, reclamações, dores e sofrimentos das que estavam ali, fazendo a sua cabeça pensar em diversos aspectos. Mônica queria mostrar o pós-aborto, momento em que a sociedade não oferecia nenhum tipo de ajuda e ninguém pensava existir.

As pessoas têm o hábito de prezar somente pela parte física, por ser visível ou passível de imaginar e, então, mais fácil de compreender. Portanto, o pós-aborto é visto como somente a recuperação do corpo após o procedimento. Uma vez com o corpo recuperado, memórias, julgamentos, sentimentos ou quaisquer outras sensações são ignoradas por quem não as vive e reprimidas por quem as têm, já que não têm suporte para expô-las, analisá-las ou estudá-las.

Apesar de a sociedade alegar que presos são pessoas condenadas por crimes e que precisam de oportunidade e ajuda para se reintegrarem à sociedade após cumprirem suas penas, não havia sequer algum tipo de esboço para ajudar as mulheres que abortavam, fossem condenadas ou não. Eram todas soltas, como se a ajuda que precisassem fosse apenas arrumar um emprego para que pudessem se sustentar financeiramente. As partes psicológica e emocional eram totalmente abandonadas. Exatamente as partes que as levaram a cometer tal ato!

ABORTAR?

Como pode? A sociedade mantém a raiz do problema, com os constantes julgamentos e exigências, sem oferecer qualquer informação ou auxílio para evitar que o problema seja criado, e quando este aparece, através do aborto, a sociedade condena.

É difícil se manter bem e saudável quando ninguém liga para você, mas critica suas ações. Ninguém oferece algum tipo de amparo, mas exige-se que sejamos perfeitos. É visto numa sociedade contraditória e egoísta, em que todos pensam somente em si e exigem perfeição alheia. Ninguém quer colaborar com o próximo, mas acredita-se que os demais devem socorrê-lo. Exatamente o pensamento básico e inconsciente de Amanda, a "vítima" da vida.

Muitas mulheres estavam naquele grupo havia anos! Anos, anos e anos tentando se refazer, perdoarem-se, buscando uma boa autoestima. Eram pessoas quase mortas-vivas de tanto peso que levavam em seus corações, arrastando-se na vida, sem sucesso, por não conseguirem desenvolver um bom relacionamento em relação a elas mesmas. Às vezes, uma escolha pode afetar toda uma existência.

Amanda saiu pensativa da reunião. Ela estava mais abalada com essa realidade, que julgava não existir. Com certeza, eram muitas informações para se processar antes de tomar uma decisão como essa.

Amanda ficou tocada pelos comoventes relatos, entretanto, o seu desespero ainda gritava dentro dela, levando-a a pensar que talvez não acontecesse com ela ou que ela tinha bons e fortes argumentos que a fariam não passar por aquilo, isto é, Amanda acreditava que se sentiria bem, ou, pelo menos melhor, se não mantivesse a gravidez e que seria diferente com ela do que se passava com as mulheres que acabara de ouvir, por acreditar que a sua situação fosse muito pior do que a delas, no momento em que abortaram, ainda que os relatos tivessem mostrado que havia situações aparentemente mais fáceis ou simples e muitas outras piores e mais complicadas.

Amanda tinha o seu sentimento lhe guiando e quanto mais intenso, mais convencida ela estava de fazer algo. Como ela não tinha capacidade de sentir os sentimentos dos outros, o máximo que podia fazer era ouvir os demais e imaginar os relatos alheios em sua vida. A partir daí que ela julgava se o outro tinha passado por situações piores ou não que ela mesma.

Sem a informação emocional, é muito fácil acreditar que a situação do outro não é tão difícil quanto parece e, dessa forma, desmerecer a dificuldade ou o sofrimento do outro surge com rapidez e facilidade. Era o que Amanda fazia: ela ouvira muitos relatos e sempre considerava a sua situação mais penosa do que as demais, já que tinha o grande medo dentro de si, que a fazia buscar por uma salvação da terrível situação em que se encontrava e a impedia de pensar mais sobre os outros, fazendo-a se focar somente em si. Assim, tudo para ela era mais difícil do que para os outros e isso dava a sensação de que ela poderia agir de maneira a ser uma exceção, sem ser condenada por não seguir as regras. No caso, ela se via no direito de poder abortar sem sofrer as consequências por terceiros, como o próprio julgamento, como por si mesma, ao acreditar que ela não passaria pelos momentos que acabara de assistir.

No fim de semana, as três se reuniram para um lanche e conversa.

— Você está muito quieta, Amanda – falou Débora.

— Preciso achar uma maneira de tirar esta criança! – falou baixo, mas aflita.

— E por quê? – falou maliciosamente Mônica, forçando-a a pensar.

— Por quê? Ela vai destruir a minha vida!

— Ela vai destruir? Como? – perguntou Mônica.

— Não vou poder sair, ficarei sozinha... E meus planos?

— Eu não sabia que você tinha planos... – respondeu Mônica, com sarcasmo e malandramente.

Amanda a olhou, encarando. Como Mônica podia ser sua amiga se estava contra ela?

— Que tipo de amiga é você, afinal? – questionou, enquanto Débora observava a estratégia de Mônica.

ABORTAR?

– Sou o tipo de amiga que fala a verdade – respondeu Mônica. – Se você acha que eu vou ficar ao seu lado, alimentando a sua ideia de que a vida é injusta e você é uma pobre coitada, está enganada. Isso não vai resolver nada na sua vida e você sabe muito bem disso. Olhe para você! Quantos problemas você resolveu se lastimando? – o silêncio foi constrangedor e Mônica continuou: – Você sabe que a escolha de transar sem evitar uma gravidez foi tão sua quanto de Ricardo. Não sei o porquê de você estar tão aflita quanto ao futuro: você nunca planejou nada para além de uma semana! Nunca imaginou um futuro, vive dia após dia, sem pensar no amanhã, então não sei de onde surgiu esse medo do futuro!

Mônica falava seriamente e de forma direta, mas não a ofendia. Seu objetivo era fazer Amanda confrontar a verdade de sua vida para então planejar fazer algo a respeito.

Amanda ouvia tudo aquilo como se fossem insultos. Pela primeira vez alguém que a prezava não a via como vítima e isso ia contra o seu ego, de acreditar que era vítima. Contrariada, tentou restabelecer o seu controle e alavancar o seu ego, ofendendo a amiga:

– Puxa, quem tem amiga como você não precisa de inimiga! – falou, amargurada e irônica.

Mônica entendeu perfeitamente o que se passava e não aceitava insulto:

– Se você acha assim, certamente não deseja mais a minha companhia, assim como deve ter lhe desagradado toda ajuda que lhe ofertei – falou serenamente, levantou-se e se retirou, indo para casa.

Amanda olhou para Débora, pedindo que alimentasse o seu vitimismo, mas Débora disse:

– Acho que você precisa pensar mais sobre as escolhas que fez e que ainda faz na sua vida antes de reclamar da bosta de vida que leva. – E foi embora.

Amanda ficou sem reação. Débora não falava palavras "feias" e disse uma. Ela devia estar muito irritada e o seu tom

Flávia Moraes Schweizer

de voz dedurou uma frustração quanto ao comportamento de Amanda.

Amanda ficou sentada por horas, com o mesmo copo de chá gelado na mesa.

Algo dentro dela dizia que podia confiar nas amigas, mas outra parte insistia em fazê-la acreditar que a vida era injusta e que alguém devia corrigir as injustiças e se redimir com Amanda com agrados e satisfações.

Como enfrentar tudo aquilo? Começou a pensar em sua mãe, nas vizinhas... Ela estava arruinada. Não seria uma pessoa de sucesso, como os vizinhos tanto pregavam e exigiam por entre elogios e críticas disfarçadas.

Amanda cresceu absorvendo a informação de um cronograma de vida, implicitamente em todas as conversas e relacionamentos, cuspindo repetitivamente o mesmo ideal de sucesso e felicidade. Quem seguisse tal curso seria visto como uma pessoa próspera e feliz. Caso contrário, seria visto como uma má pessoa, quase como que a fonte de todo o mal no mundo, motivo pelo qual os demais se afastavam de pessoas sem sucesso, com medo de serem "contaminados" e, então, também não alcançarem o sucesso.

Primeiramente, deve-se estudar e ter as melhores notas da escola. Isto é, ser um bom aluno e bom filho, além de sempre obedecer e aceitar ordens dos pais. Depois, faculdade: é preciso escolher um curso e ir até o fim, além de ser uns dos melhores da turma. Mudar de curso seria perder tempo e demonstrar que não sabe o que quer da vida, algo muito reprovável na sociedade, já que uma pessoa com 18, 20 anos deve já ter certeza do que deseja para uma vida inteira. E, então, um estágio, seguido por um emprego. Achar um emprego com uma boa remuneração, a qual pode bancar luxos desnecessários, é essencial para mostrar o seu sucesso em cima dos outros. Mostrar que tem mais é sinal de mais felicidade e satisfação, logo, quanto mais, melhor, e jamais se acomodar com o que já se tem. Ter sempre ambição de comprar mais, de aumentar patrimônio e seus poderes de influência é sinal de uma pessoa forte, destemida, admirável e promissora.

ABORTAR?

Em seguida, chega a hora de conhecer alguém especial, do sexo oposto, com quem vai construir uma família. É muito importante seguir essas regras, pois se apaixonar antes de ter um bom emprego pode levar a tomar decisões "ruins", ou seja, que não lhe renda uma carreira profissional de sucesso se a pessoa escolher amor. Primeiro deve-se conquistar a estabilidade da vaidade, alegada como independência, para ocultar o valor real tido como ruim, errado ou negativo, e depois recorrer a saciedade afetiva, vista como bom, belo e correto.

Como a vida é uma eterna competição com todos os outros, mostrar que é melhor ou tem mais do que outros é mostrar o seu valor, é conquistar boa autoestima, é se promover, é ser feliz, ou, pelo menos, é assim que a sociedade nos induz a pensar, mesmo que de forma inconsciente, fazendo-nos absorver tais valores implícitos o tempo inteiro.

Com emprego e um relacionamento aparentemente bom, está na hora de comprar um carro, pois é importante para mostrar o seu status, a ponto de ser visto como essencial.

Finalmente, o casório, que deve ser grandioso, para mostrar a todos a prosperidade que você é. Curtir o casamento por uns meses, regado a viagens, romantismo e exibição social de carinho, vem em seguida. Mas só isso não é suficiente: é preciso filhos. Dois, exatamente. De preferência um casal. Como não se controla totalmente o sexo do bebê, as pessoas aceitam que se tenham dois meninos ou duas meninas, mas apenas se o casal alegar que tentou ter um casal de filhos. Se o casal alegar que deseja realmente dois filhos do mesmo sexo, rapidamente será condenado pelas pessoas que o cerca, as quais insistem em impor o que o casal deve desejar. Um filho é pouco, será uma criança mimada e péssimo indivíduo. Três filhos já passam a ser muito trabalho, apenas um louco teria tantos filhos, então, o ideal são dois.

Além disso, não se pode esperar muito. A diferença de dois anos de idade entre as crianças é o "certo". Mais do que isso, os pais são loucos por começar todo o trabalho de novo, com um mais um recém-nascido. Menos do que isso, a mãe é uma inconsequente que mal pariu e já engravidou novamente.

Flávia Moraes Schweizer

Claro que a mulher não pode esperar muito para engravidar. Fazer 30 anos sem planos de gravidez revela alguém que está ficando velha demais para parir. Já para os homens, ainda há tempo.

Chega a hora de comprar a casa própria, uma moradia fixa para ser exibida como mais um luxo não essencial. Afinal, qual é o problema de morar de aluguel? Em meio a tantas despesas, com carros, fraldas, viagens, lazer, babás... como economizar ao mesmo tempo o suficiente para comprar uma residência? E para quê? Para mostrar aos outros que você consegue fazer tudo sozinho e não precisa de ninguém? Para poder impor a sua própria arrogância? Talvez seja isso...

Então, uma mulher deve começar uma faculdade aos 18, terminar aos 22, arrumar um bom emprego e, em seguida, dedicar-se a ele por um tempo. Então chega a fase de procurar um namorado, visando a um noivado. Com sorte, é possível achar alguém que aceite um relacionamento sério e começar a namorar. Depois de uns dois anos já fica na hora de noivar e começar os preparativos para o casamento, que deve ser realizado até os 27 anos, já que com 28 está na hora de começar em pensar em ter filho.

Claro que o homem deve ser mais velho que a mulher, até porque a idade dele é cobrada de maneira diferente. Com 25 anos, o homem está da idade de curtir a vida, ou seja, ter vários relacionamentos amorosos sem compromisso. Quando chega aos 30 é que entra na idade de "endireitar" a vida e assumir um compromisso, para mostrar a todos ao seu redor que é um homem sério e de respeito, como se fosse um ritual de passagem para a fase adulta de fato. A partir desse momento, ele será visto como homem, não mais como um garoto. Um homem mais velho passa a sensação de ser mais maduro e protetor da mulher, perfeito para cuidar dela, segundo a visão social.

Uma vida totalmente cronometrada e regrada: sair desse planejamento é sinônimo de enfrentar a ira das pessoas que não conseguiram impor suas vontades. Requer muita coragem para se libertar dessa crença, da qual nem percebemos que somos reféns. É preciso determinação para enfrentar a discriminação

ABORTAR?

por ser diferente do que a maioria impõe. É necessário força de caráter para manter-se firme na vida. É preciso uma boa moral para mostrar que segue o que de fato acredita ser melhor, em vez de cair nas teias sociais das regras infelizes para ser aceito pelo grupo que o rodeia.

Além disso, que já é bastante coisa, é preciso recuperar o corpo da gravidez em dias. Apesar de demorar meses gestando alguém, um processo que é fisiologicamente rápido, é exigido um corpo magnífico e perfeito logo após o parto, como se fosse um milagre.

A beleza feminina é essencial para um casamento, já que parece ser o único vínculo do casal, como se a atração sexual fosse a salvação para manter duas pessoas conectadas. Portanto, perder a beleza é decretar a falência do relacionamento e, por conseguinte, do matrimônio. Pelo menos era isso que Amanda tinha aprendido com as pessoas ao seu redor. Mas quem deseja viver com alguém que apenas deseja o seu corpo? Como pode isso ser satisfatório? Como ficar com alguém que não se importa com os seus sentimentos pode ser prazeroso?

Questionamentos revolucionários começaram a dominar a mente de Amanda, levando-a a pensar sobre tudo o que acreditava até então, mesmo que ela não tivesse se dado conta. Como que se tivesse tomado uma pílula da sabedoria, começou a rever a sua vida e suas escolhas, como a sua amiga Mônica tinha sugerido, e começou a lembrar e analisar o que fizera até então.

"Sorte daquelas que engravidam e têm apoio... A minha gravidez aconteceu 'por acaso'. Não evitei, pois não julguei importante no momento. Não ligava para isso, não pensava no futuro e nem pensei a respeito na hora em que o tesão e a solidão estouraram dentro de mim, buscando desesperadamente algum tipo de conforto e carinho, os quais vieram através de atenção masculina, progredindo para flertes e chegando ao sexo.

Eu sabia o que se passava comigo? Não. Só sentia uma enorme falta, como se parte de mim estivesse perdida e eu a buscasse em alguém. Finalmente, um homem reparou em mim e me proporcionou bem-estar, acolhendo-me. Aceitei e

Flávia Moraes Schweizer

comecei a imaginar coisas belas no mundo durante um curto momento, enquanto o amor florescia entre beijos, abraços e lindas palavras.

Lindas palavras com olhares desejosos complementaram o tão lindo momento de alegria por acreditar que alguém gostava de mim e se importava comigo. Infelizmente, após alguns encontros, nossas personalidades se chocaram tão fortemente que qualquer atração que sentíamos se esgotou e a raiva tomou conta. Cedemos às divergências que tínhamos e um sentimento muito forte e negativo tomou o espaço das antigas carícias e juras de amor.

Eu sonhava com um romance de conto de fadas, com compromisso para a vida inteira, e ele, em ter o mínimo de compromisso possível.

Descobri que parte daquele homem, que acreditei que salvaria o meu mundo sem que tivesse me prometido absolutamente nada além de bons momentos, está crescendo dentro de mim, transformando-se em outro ser humano. Como se não bastasse a desilusão de constatar que não era amada por ele, parte dele está em mim, lembrando-me sempre da minha irresponsabilidade de entregar a minha salvação a alguém, não me deixando esquecer a minha estupidez.

Ele me iludiu. Ele me fez acreditar que estávamos apaixonados, que ficaríamos juntos, e agora sumiu. Eu queria esquecê-lo totalmente, mas este filho é parte dele, não me deixando esquecê-lo. Será mesmo que ele me iludiu? Ele nunca falou sobre um futuro juntos. O único futuro do qual falou foi a respeito de nossos encontros, os quais, de fato, acontecerem. Nunca alegou que me ajudaria, nunca sugeriu alguma solução para os meus problemas... Ele só me fazia viver bons momentos a ponto de esquecer o resto da minha vida infeliz. Será que essa é a minha desilusão? Saber que os bons momentos, os quais me levavam a esquecer a minha vida infeliz, não se repetirão?".

Nesse momento, uma onde enorme de tristeza invadiu Amanda, fazendo seus olhos se encherem de lágrimas. Ela continuou a pensar.

ABORTAR?

"Muitas mulheres abortam, acreditando que o que os olhos não veem, o coração não sente, já que acreditam que se tirarem o filho sem vê-lo, amenizam a sua responsabilidade, por conseguirem manter, mesmo que parcialmente, a crença de que não era alguém, mas apenas uma coisa. É fácil nos desfazermos do que não conhecemos ou não temos apego, é fácil condenar ou julgar aqueles com quem não convivemos e não nutrimos nenhum tipo de afeto, é fácil dizer o que o outro deve fazer quando não sabemos o que ele realmente passa e não temos interesse em fazê-lo.

Eu já constatei que o meu bebê está vivo. Seria muito mais fácil para a minha consciência ter continuado a acreditar que era alguma coisa e que tirá-lo não seria nada demais. Porém, após constatar a sua existência, não é mais possível voltar a pensar nele como um objeto, que eu não desejo carregar. Eu poderia tentar, usar a mente para isso, mas o sentimento a respeito já está formado e sempre me lembrarei do que eu realmente sabia, mesmo que tivesse escolhido ignorar.

Talvez seja por isso que quando alguém decide abortar, escolha fazer antes de ver o bebê e sem pensar muito a respeito. Isso assegura a sua crença de que não está fazendo nada demais, de que não é ruim e que o bebê é algo, é inanimado, garantindo a 'tranquilidade' da consciência sobre seus próprios atos.

Para os homens também deve ser fácil. Se eles acreditam que, por estar no corpo da mulher é problema dela, retirar-se da decisão de abortar deve ser tão fácil quanto. Isentar-se da responsabilidade é muito fácil para quem está de fora, ou seja, para quem não passará por nenhum processo intenso ou físico. Se o homem tivesse que tirar um bebê de seu corpo para que não arrebentasse o que mais preza, o seu pênis, tudo seria diferente e, provavelmente, as mulheres seriam ofendidas se acusassem um homem de cometer um pecado ou um crime como este.

O que muitos não se lembram é que são necessárias duas pessoas para formar uma vida nova. Se uma não faz a sua parte, nenhum bebê 'aparece'. Assim como um bebê nascido é responsabilidade dos pais, também o deveria ser quando ainda em processo de gestação. O pai deveria defender o seu filho,

Flávia Moraes Schweizer

mesmo que ainda não o segure no colo. Deveria tentar cuidar dele e assegurar sua sobrevivência e sua saúde, ainda que dependente do corpo da mãe por uns meses. Dessa forma, em caso de aborto, o pai teria o direito e o dever de zelar pelo seu filho. Se a mãe é condenada por abortar, o pai, logicamente, é cúmplice por omissão, pelo menos.

Ter o filho e dar para alguém que queira é mais difícil do que abortar, mesmo que o resultado final seja o mesmo: não criá-lo, a essência do argumento que muitas alegam. Qual a diferença então?

Se escolho ter o filho e dar a quem deseja, a sociedade também me agride violentamente com insultos disfarçados de sugestões, ofensas lindamente pronunciadas e silêncios reprovantes e atrozes. 'Como você foi capaz de dar o seu filho?'. É a pergunta que mais fazem. Não sei de onde surgiu a ideia de que a mulher deve fazer tudo pelo seu filho, que deve abrir mão de si mesma como pessoa para cuidar de alguém.

Estranhamente, as pessoas que condenam o aborto condenam ainda mais cruelmente a mulher que doa o filho para ser mais bem cuidado por alguém que deseja cuidar dele. Como isso é possível? Como que deixar alguém viver e prezar pelo bem-estar do bebê, mesmo que em outra família, pode ser pior do que tirar a vida de um ser que já tem sangue pulsando em suas veias, quando no processo de gestação? Talvez seja por ideias fixas e sem lógicas em suas vidas, insistindo que filho é coisa de mulher e que ela é a única responsável por ele.

O interessante nesse pensamento é que as próprias mulheres agem com machismo, alegando que a mãe é quem deve zelar pela criança, usando dos mesmos argumentos de muitos homens de que "se abriu as pernas foi por que quis. Agora, aguente as consequências". É, quando um pensamento é tão arraigado nas mentes das pessoas, elas nem se dão conta. Como pode uma mulher ser machista e acreditar que homens valem mais? Simples: agindo assim o tempo inteiro, a ponto de não se darem conta e por se menosprezarem, mesmo que tentem mostrar o seu valor para os demais.

ABORTAR?

Não adianta, quando não nos valorizamos, não importa para quem provamos o nosso valor, o nosso verdadeiro sentimento, vindo do nosso próprio julgamento, sempre aparece, mesmo que de forma sutil, como a arrogância e o orgulho exagerado de ser mulher, a agressividade para brigar com homens para mostrar a sua importância... Quem realmente se valoriza não se importa com as opiniões dos demais, apenas segue a sua vida e a sua determinação, baseada na sua convicção do que é, mostra o seu real valor ao demais.

Após ver o bebê, estranhamente as pessoas olham para ele como pessoa e se compadecem. "Coitadinho, é uma nova vida, indefesa no mundo", muitos alegam. No entanto, enquanto ele não é visível aos olhos do mundo, ele é visto como algo, que pode ser tirado do corpo, como um objeto que temos em casa e não queremos mais. Então a magia do parto deve ser esta: algo passa a ser alguém, repentinamente.

É simples falar sobre o que não sabemos ou nem queremos saber. Simplesmente falar se o que o outro faz ou não está certo ou errado é muito fácil e prazeroso, por nos dar a sensação de sabermos mais e, portanto, sermos superiores. Complicado é ter as mesmas experiências e emoções que levam o outro a tomar as decisões que optaram por fazer. Por esse motivo é que a maioria das pessoas só aprende o que o outro passa quando vive na pele.

Muitas coisas acontecem no processo de gestação e quem não quer ter o filho não quer apenas isto: não quer passar por nenhum dos processos da gestação, sejam emocionais, hormonais, emocionais, sociais e outros "ais".

O aborto é uma tentativa de excluir da memória um evento considerado negativo. O objetivo não é maltratar, nem acusar, nem se punir, nem nada disso. É apenas uma tentativa, frustrada por sinal, de esquecer um evento considerado negativo, que incendeia emoções e sentimentos muito incômodos e avassaladores, como medo ou vergonha.

Eu quero esquecer que conheci Ricardo e de como ele me maltratou na última vez em que nos vimos. Quero esquecer tudo referente a ele, mas o nosso filho é parte de nós dois e não deixará que eu me esqueça de seu pai jamais. Como esquecer algo que a nossa memória guarda? Será que alguém que abortou realmente consegue se esquecer de um episódio assim ou apenas não fala a respeito e o ignora, mantendo-o escondido em seu íntimo?

Não falar sobre algo não faz esse algo desaparecer. Fingir não ver um problema não faz o problema se solucionar. Não quero sentir todas essas emoções que me destroem quando lembro o que a aconteceu, da minha irresponsabilidade, da minha estupidez, da minha burrice, da minha ilusão, da minha imaturidade, de tudo que agride o meu ego, a minha forma de pensar. Quero muito me esquecer desse pesadelo. O que faço? Será que um aborto realmente vai fazer a minha mente apagar Ricardo e as emoções negativas que ele provocou em mim?

Além disso, tirar o bebê de dentro de mim antes da barriga crescer facilita a convivência social, já que dá para fingir que nunca engravidei. Mesmo que as pessoas mais próximas a mim saibam de um aborto, virará uma regra não falar a respeito, como se fosse um tabu, um assunto proibido, como se o silêncio fosse fazer um acontecimento sumir das lembranças de todos, mesmo que cause mal-estar emocional na família, o conhecido 'clima ruim'.

Para os vizinhos, que só acompanham com olhares, manter-se-á o mesmo julgamento sobre mim, como se eu estivesse seguindo o cronograma de vida perfeita e feliz. Mas e eu? Conseguirei esquecer meus atos? Conseguirei conviver comigo mesma sabendo o que fiz? Como eu vou me julgar a respeito disso? É importante eu pensar nisso, porque eu posso fugir dos outros e de seus julgamentos, mas jamais poderei fugir da minha própria consciência, do meu próprio julgamento.

Além de mudanças fisiológicas, há as sociais, as quais são as mais dolorosas. É como se o mundo nos metralhasse a cada olhar, torturando-nos e nos discriminando por não seguirmos o cronograma definido. Exclusão, críticas, insultos, ameaças e desmerecimentos começam a fazer parte do nosso redor, no simples cotidiano, pura e simplesmente por não agirmos con-

ABORTAR?

forme o que o grupo exige. Como não sucumbir a tanta condenação, que chega incessantemente, segundo após segundo? Como aguentar isso tudo?

As pessoas notam o crescimento da barriga, perguntam sobre a vida para a gestante e seus planos, intrometendo-se onde não são convidadas e sequer desejam oferecer algum tipo de ajuda. Pessoas que jamais se preocuparam com a grávida começam a questionar a ela sobre as suas escolhas, planos, projetos e não visam a ajudá-la. Por que, então, intrometem--se na vida dela? Por que desejam saber o que ela vai fazer ou não, se isso não lhes afetará? Parece que todos se preocupam com a grávida, mas, na verdade, estão preocupados consigo mesmos. Querem defender a vida de um bebê dentro do corpo da mulher, alegando com palavras a importância disso, mas ninguém oferece carinho ou acolhimento.

Falar é muito fácil. Mostrar-se como uma boa pessoa em um meio social dizendo palavras bonitas e ideias lindas é formidável, fácil, cômodo e falso. Se a pessoa estivesse realmente interessada sobre ser alguém melhor, plantaria uma semente de amor e carinho nos corações que encontrasse em sua vida, em vez de recriminar os outros por não serem o que elas acreditam que deveriam ser. É mais difícil estimular o bem do que condenar o mal. Falar das maldades e alegar ser melhor do que outro por não ter feito algo ruim é prazeroso ao ego e ao orgulho e esse comportamento estimula a alastrar as maldades e a dar mais atenção a estas do que às coisas boas. O mal só existe porque o bem é escasso. Se muitos estimulassem coisas boas, o bem cresceria e o mal se recolheria cada vez mais, envergonhado de existir.

Falar que amam e se preocupam com os demais, com pessoas que não conhecem ou que vivem no outro lado do mundo, é fazer uma propaganda falsa de si mesmo. É tentar convencer os outros e a si mesmo de que está preocupado com o bem-estar de outros indivíduos, mostrando-se ser uma boa pessoa, sem ter de se esforçar ou sair de seu conforto para tal. Falar é fácil, fazer é difícil, porque falar é consciente e mais controlado, enquanto fazer é mais automático, inconsciente e

Flávia Moraes Schweizer

descontrolado, refletindo os sentimentos que a pessoa guarda, os quais revelam os verdadeiros pensamento e crenças.

Quanto mais a gravidez progride, mais palpites inoportunos surgem.

Histórias de partos horrendos cercam as futuras mães, como se as pessoas sentissem prazer em aterrorizá-las. Elas adoram contar histórias de mulheres que foram maltratadas e até morreram nos partos. Histórias de que a dor é alucinante e que a mulher não vai aguentar. Parece uma grande tortura psicológica sem fim, uma crueldade tão grande que chega a ser difícil de mensurar. Como as pessoas conseguem ter tanto prazer em maltratar os outros com ideias horrendas e tenebrosas? Como ninguém percebe que isso é maléfico para quem ouve e para o bebê que está na barriga? Como as pessoas têm a capacidade de falar tantas atrocidades e ainda por cima alegar que 'querem o melhor' e que não são pessoas ruins só por falarem mal ou aterrorizarem uma alma? É como que se falar coisas medonhas fosse uma forma de ajudar o outro, pelo menos é o que alegam. Porém, como falar tanta coisa negativa pode ser bom? Como as mulheres conseguem ser tão cruéis com outras mulheres, contando essas histórias? Falar mal é uma ação e, portanto, algo negativo, já que prejudica o outro. Não é preciso machucar fisicamente alguém para dizer que alguém é ruim. Basta ter o prazer de falar maldades e disseminar ideias ruins, que incomodam e que não ajudam em nada a solucionar ou melhorar algum aspecto na vida de alguém.

Não soube de nenhum homem que fale mal de parto, da dor, das escolhas da mulher sobre o parto ou que assombre o coração de uma grávida com histórias macabras de partos traumáticos. Deve existir, mas se fizer uma análise, a grande parte das pessoas que falam tantas atrocidades são as próprias mulheres, como que se gostassem de ver o sofrimento, o medo e aflição da outra. Cadê a bondade que tanto pregam, que alegam se importar e desejar o bem da outra se de suas bocas saem tanta brutalidade, violência e desumanidade? Por que é tão difícil apoiar ou ajudar quem precisa em vez de condenar a

ABORTAR?

mais padecimento? Às vezes, o auxílio pode ser um elogio, um apoio emocional ou um simples abraço. Não precisa bancar as despesas da grávida ou do seu filho ou viver junto, basta ofertar um carinho emocional para ajudar a gestante a seguir com a própria vida. Só não atrapalhar e não prejudicar com ideias que tirem a confiança da gestante ou que estimulem o medo já ajuda bastante.

Apesar de ser crime, o aborto é rotineiramente feito e muitas pessoas conhecem alguém que abortou e não relatam para as autoridades competentes sobre a criminosa, que confessou, tornando-se cúmplices e escondendo uma criminosa. A sociedade é estranha: fala tão mal de criminosos, alega defender a vida, mas quando tem uma informação importante, guarda-a para si quando um ente querido está envolvido. Quantas famílias sabem sobre um parente que abortou e não revelam, contribuindo para esconder o ato criminoso perante a Justiça? Então todas as pessoas envolvidas nisso são cúmplices? Será que é por isso que a ideia do aborto se sustenta tanto entre olhares? As pessoas alegam da boca para fora que é algo errado e ruim, mas, dentro delas, guardam um julgamento diferente: se abortar e ninguém falar a respeito, ninguém 'saberá' e tudo ficará bem. 'Se a sociedade não enxerga, logo, não existe'.

Tantos outros crimes se mantêm por conta disso, como corrupção. As pessoas julgam negativamente as pessoas corruptas, mas elas próprias querem 'dar um jeitinho', ou passar na frente do outro numa fila, ou se dar bem em detrimento de outro. Também condenam o estupro, mas sempre culpam a vítima, o que fortalece a defesa do criminoso, diminuindo a probabilidade dele ser condenado... Quando muitos cúmplices alicerçam um crime, este se perpetua.

Agora, depois de refletir mais, consigo compreender mais o motivo de tanto desespero que uma mulher sente ao constatar-se fora do cronograma ideal social. São vários medos, vergonhas, inseguranças e aflições que seus inconscientes processam, sem que disso elas saibam. Elas apenas expressam esse bolo de emoções negativas e que lhe fazem mal de uma maneira somatizada e usando uma palavra: aborto.

Flávia Moraes Schweizer

A questão não é ter o filho ou não. Não é a gravidez ou não. São zilhões de violências que terão de aturar e sobreviver. Elas podem até não prestar atenção na quantidade de coisas que enfrentarão. Provavelmente, elas não consigam identificar os medos pontualmente e acabam alegando apenas um único medo, o qual não é um argumento forte e convincente para a sociedade. Elas juntam todos os pequenos e numerosos argumentos num só, alegando apenas um único, o comum, 'não consigo criar um filho', mas, na verdade, são diversos somados.

Talvez seja por isso que quando alguém contra-argumenta as suas ideias, elas fiquem sem reação. Elas sabem que os contra-argumentos são válidos e lógicos, como a opção de dar o bebê caso não queiram criar o filho. Elas sabem que existe essa opção e que isso resolveria o problema de criação da criança, quando este é o argumento apresentado. No entanto, esse não é o único motivador de sua escolha. Esse é apenas o resultado das diversas razões para sua escolha".

Agora que Amanda tinha conseguido analisar o que acontecia com ela, tinha mais clareza sobre suas opções e o que elas poderiam lhe oferecer. Entendeu que se escolhesse abortar, apenas tiraria uma pessoa do mundo, alguém que não a mandara engravidar, mas suas lembranças de Ricardo permaneceriam com ela. Ela não conseguiria o efeito desejado e se sentiria responsável por matar alguém, algo que lhe parecia ser um peso demasiadamente grande, muito maior do que uma vida difícil por ter que cuidar de um filho sozinha.

Sabendo que o aborto não resultaria no que desejava, resolveu questionar-se se aguentaria as críticas vindas dos familiares, vizinhos e amigos. Amigos? Mas estes não a estavam criticando, estavam ajudando-a! Então a questão era: seria capaz de enfrentar toda uma mentalidade social que a rodeava para garantir a vida de alguém? Parece tão heroico pensar assim, mas seria um sacrifício tremendo. Parecia ser difícil demais, então Amanda resolveu investigar quais ferramentas e suportes conseguiria ter se escolhesse manter a gestação.

Amanda foi para casa pensando nas amigas, no chefe, que lhe dera o emprego com regalias e assistência, e em sua própria

ABORTAR?

consciência. Ela se aceitaria se cometesse tal crime? Ela aguentaria a si própria sabendo que matara alguém inocente? Como conviveria consigo mesma? Ela sempre condenara as mulheres que tinham feito tal escolha por acreditar que era possível dar o bebê e que a gravidez era evitável. Agora era ela na berlinda: manteria a sua própria acusação ou faria como aquelas que haviam sofrido o seu próprio julgo?

Amanda buscou todas as informações que pôde durante os dias seguintes e voltou a falar com as amigas:

– Gente... – falou, acanhada. – Ajudem-me! Por favor! – continuou, aos prantos e desesperada.

– O que foi, querida? – perguntou amavelmente Débora.

– Eu não sei o que fazer! Eu pensei a respeito como vocês falaram, mas não sei o que fazer! – falou exaltada.

As amigas resolveram ir para um lugar mais tranquilo, para tentar acalmar Amanda. Numa loja de doces e tortas, pediram um chocolate cremoso para Amanda. Após beber uns goles e respirar fundo, Amanda começou:

– Sinto muito pelo meu comportamento. É que eu estou apavorada!

– Tudo bem – disse Mônica. – Nós lhe entendemos.

Amanda olhou para Mônica sem entender. Ela tinha lhe dado um tapa na cara de realidade no último encontro e agora dizia que a entendia? Mônica notou a expressão de confusão no rosto de Amanda e falou:

– Não é porque discordo de você que eu não te entendo. Falei coisas que julguei necessário que você soubesse. Isso não significa que não entendo o que você está passando ou que não irei ajudá-la.

Amanda estava estarrecida. Eram ótimos argumentos e desconexos um do outro. Sua mente sempre embaralhava tudo e julgava tudo junto, como se todas as informações fossem presas umas às outras. Ela ouvia algo negativo de alguém e já assimilava que tudo que tal pessoa dissesse seria negativo. O contrário também ocorria, motivo de muitas frustrações, pois quando estava habituada a receber uma resposta positiva e recebia uma que lhe desagradava, seu mundo desabava e perdia a confiança na pessoa.

Amanda colecionava desconfianças por conta disso. Ela sempre via as pessoas como sendo a seu favor ou contra, e sempre havia alguém a seu favor que "se tornava" contra em algum item, momento em que passava a cultivar ressentimento contra tal pessoa. Ela se sentia traída por quem sempre a agradava e de repente não o fizesse.

No entanto, sentia-se sozinha e as únicas pessoas que estavam dispostas a ajudá-la eram Débora e Mônica. No desespero, aceitava o que a vida oferecia.

Mônica, apesar de sua "grosseria" em falar a verdade inconveniente e que Amanda não queria aceitar ou sequer ouvir, mostrava-se tranquila, algo que chamava a atenção de Amanda positivamente. Como Mônica tinha paz sabendo da verdade? Amanda queria saber mais sobre isso.

– Eu... eu estou pensando e o tempo está passando. Não quero matar ninguém, mas me sinto encurralada! Não sei se consigo passar por tudo isso sozinha. – E desabou em prantos.

– E quem disse que você está sozinha? – Mônica falou séria, como se contasse o óbvio.

Amanda a olhou com um brilho nos olhos, vendo uma ponta de esperança na vida.

– Não estou? – falou.

– Claro que não. A menos que assim você escolha – respondeu Mônica, mantendo a sua seriedade.

– Querida, estamos com você! – falou Débora meigamente. – O que a Mônica quer dizer é que ela não vai se compadecer por você, já que a vida é o resultado de nossas escolhas. Mas isso não significa que não vamos ajudá-la.

Amanda olhou para Débora como um filho que olha a mãe que o acolhe.

– Mônica falou tudo aquilo para ver se você acordava para a vida! Ela quer que você entenda o que você faz. É assim que

ABORTAR?

se planeja algo no futuro. Quando estudamos o nosso próprio comportamento é que temos a oportunidade de prever o futuro, por termos noção do que fazemos e o que construímos, ou de mudar o que nos incomoda na vida.

Amanda não entendeu nenhuma palavra de Débora, mas o carinho cativante dela a envolveu num abraço invisível de conforto e confiança para o futuro.

Mais aliviada, Amanda suspirou e, então, falou:

– E agora, o que faço?

– Certamente, eu não sei. Não sou você – falou Mônica diretamente. – Mas podemos estudar as opções. Para cada problema, uma solução! Vamos fazer o seguinte: vamos escrever num papel os seus anseios. Depois vamos organizá-los por ordem de importância para você. Então, buscaremos soluções. Item por item, faremos tudo! – falou, animada.

Amanda a olhava com uma admiração incrível. Mônica não fazia jogos psicológicos. Era tão direta que parecia ser fria. Ela não focava nos problemas, ela procurava soluções.

Amanda nunca tinha pensado em agir de tal forma, a qual parecia ser tão simples e óbvia: escrever os problemas para procurar soluções era uma ideia tão boba e promissora que Amanda se sentiu burra e humilhada por não ter pensado nisso antes. Não é preciso ser um gênio para fazer uma lista. Como Mônica não a olhou com humilhação e logo se pôs a praticar a ideia recém-dita e Débora estava focada igualmente nisso, elas não viram a reação de Amanda que se sentiu envergonhada. Por conta disso, essa sua sensação passou rapidamente, visto que as amigas estavam ajudando-a de prontidão, sem ligar para quem deu a ideia ou quem era melhor.

Amanda começou a escrever num papel e depois o leu para as amigas.

– Meus pais – falou, revelando o seu maior medo.

– O que têm eles? – falou Mônica.

– Tenho medo da reação deles. Minha mãe vai reclamar mais, meu pai vai brigar comigo e meu irmão vai me ignorar.

– Por que não sai de casa se lá é um lugar tão ruim? – perguntou Mônica.

Sair? Amanda não tinha pensado nisso.

– Não posso. Não tenho nem namorado.

– E para que precisa de namorado? – perguntou Débora.

Amanda começou a refletir...

– É, para que um namorado? Com o que você ganha você consegue um apartamento confortável para você. Vai ser bom. Terá paz e poderá cuidar do filho como você acha melhor sem ninguém metendo o bedelho – alegou Mônica

Amanda não tinha pensado nisso. Sempre acreditou que precisava de um homem ao seu lado, como se ela não tivesse capacidade de se virar sozinha, como as pessoas que a rodeavam sempre pregaram.

Para Amanda, uma mulher sem um parceiro era uma coitada que ninguém quis e sem valor ou capacidade, mais uma vez mostrando a carência na autoestima, ao ter de buscar provar o seu próprio valor através dos outros, o que, nesse caso, era conseguir alguém para se unir em forma de casamento.

Quem sabe sobre si não busca nos outros. Quem se conhece não procura por atenção, conquista-a. Portanto, ter alguém junto não é um objetivo, mas o resultado de estar de bem consigo mesma a ponto de outra pessoa desejar ficar em sua companhia.

– Podemos lhe ajudar a achar um lugar! – falou Débora.

– É! Vai ser divertido! – animou-se Mônica.

Com tanta animação e suporte, Amanda sentiu-se forte e confiante para encarar aquela nova situação em sua vida.

– Gente, acabei de decidir: vou ter o bebê! – falou firme e mais empolgada.

As amigas ficaram muito felizes com a notícia e com a entonação confiante de Amanda.

Os dias foram seguindo e Amanda voltou para o trabalho. Satisfeita por tê-lo novamente, decidiu dar o melhor de si, em

ABORTAR?

forma de gratidão ao chefe e para mostrar que podia ser uma ótima funcionária, mesmo grávida.

Seu Advaldo tinha separado uma parte mais privativa para Amanda, para garantir que ela se sentisse bem. Ele mostrou o novo local de trabalho, onde ela ficaria. Com o olhar, Amanda prometeu se esforçar, como resultado do investimento que ele estava fazendo nela. Seu Advaldo percebeu o seu olhar e se sentiu melhor. Ele estava com medo de gastar muito com ela e não ter retorno, mas Amanda estava mudada, renovada, e provaria que trabalharia melhor do que antes.

Amanda decidira não contar aos pais sobre a gravidez. Eles saberiam em algum momento e sabia que nada de bom viria deles. Então achou ser mais prudente não falar a respeito.

Duas semanas depois, as três amigas estavam procurando um imóvel para Amanda. Com empolgação, procuraram e se divertiram. Elas viram alguns e, finalmente, acharam um que Amanda tinha adorado. Ele era perfeito para todas as suas necessidades essenciais e supérfluas. Nada grandioso, mas com tudo o que ela buscava. Tinha um quarto grande, onde ficaria com o bebê, uma sala boa e uma cozinha arrumada. Ficava próximo ao trabalho e ela poderia ir a pé, o que economizaria em transporte e tempo.

Amanda negociou com o proprietário e se mudaria em alguns meses, após algumas obras que o dono tinha progra- mado realizar no apartamento. Ela estava animada. Um item da sua lista estava solucionado!

Ela decidira contar aos pais sobre a sua mudança apenas quando já fosse se mudar de fato. Não queria ouvir críticas e expectativas. Isso era muito desgastante e sem propósito construtivo.

Marcou um encontro com o advogado que Carlos suge- rira, para saber como proceder em uma situação como a dela, a respeito do pai da criança, que tinha sumido por completo.

Amanda tinha tentado ligar para ele, mas o telefone estava sempre sem sinal. No início ela tinha ficado furiosa. Como podia alguém fazer um filho e sumir? Ela pediu ajuda às amigas e resolveu aceitar a ajuda de um psicólogo profissional, através do convênio de saúde com que a empresa tinha vínculo. Com conversas e novos pensamentos, decidira que deixaria Ricardo para lá. Se ele não a quisera e a tratara mal, então era bom que não fizesse mais parte da vida dela. Em vez de passar uma vida sofrendo por causa do comportamento dele, ela já estava evitando novas frustrações que, certamente, ocorreriam se mantivessem um relacionamento.

Murilo era um advogado que trabalhava na área de família e atendia casos em que havia muita divergência. Ele era equilibrado e buscava justiça para as partes envolvidas, independentemente do sexo do cliente. Com receptividade, conversou com Amanda, dando-lhe todas as informações que pudessem ser úteis, alegando o que a lei cobria.

Amanda relatou toda a sua história e Murilo se compadeceu. Gentilmente, ofertou seus serviços com descontos, pois percebeu que ela estava com muitos gastos por conta de todas as mudanças pelas quais estava passando e que ainda teria mais, quando o filho nascesse.

Após Amanda deixar seu escritório, Murilo foi procurar mais informações sobre Ricardo. Infelizmente, Amanda tinha poucas informações sobre ele. Sabia apenas seu primeiro nome. Não sabia sobre onde morava, onde trabalhava, sequer sua idade. Ricardo, um homem bonito, era toda a informação de que Amanda dispunha.

Murilo ficou desolado. Pobre e ingênua moça. Ela não sabia de nada sobre o rapaz e agora ainda teria uma batalha solitária por uma vida inteira, sendo mãe solteira, sem possibilidade de conseguir uma pensão para ajudar a custear os gastos com o filho.

Ele resolveu falar com seus amigos e colegas, tentando buscar informações, mas foi em vão. Murilo tentou durante quatro semanas achar o tal rapaz, mas não teve sucesso.

Amanda mantinha-se firme. A barriga já estava aparecendo e os olhares começaram a surgir ao seu redor. Ao chegar ao trabalho, ela parecia perder as energias. Ela parecia confiante nas ruas, mas quando ficava sozinha, toda a sua força emocional era drenada.

ABORTAR?

Débora a acolheu:

– O que houve, querida? – perguntou, sempre bondosa.

– As pessoas já estão notando. Os vizinhos já comentam... – falou, cabisbaixa.

– Deixei que comentem! – disse Mônica, que tinha ouvido a conversa. – Quem não tem nada de bom na própria vida fala mal dos outros! Não percebe a sua mãe?

Amanda a olhou. Nunca tinha analisado a sua mãe. Ela era apenas uma bruxa que Deus tinha colocado no mundo para atazanar a vida dos outros.

– A sua mãe só critica os outros porque é uma frustrada na vida. Não é feliz e se incomoda em ver os outros felizes – continuou Mônica. – É como se você a ofendesse, pois mostra a ela o que ela não tem e deseja ter, enquanto que você realmente vive o sonho dela.

Amanda nunca tinha reparado nisso. Realmente, fazia sentido. Olhando para a parede branca, embarcando em suas lembranças, percebeu que sua mãe só a criticava. Exatamente a mais bem-sucedida na casa era a mais criticada. Seria isso, então? Será que o sucesso de Amanda infernizava Sofia? Sofia se comparava à filha e se sentia rebaixada pelo sucesso dela. Para tentar diminuir essa diferença e se sentir melhor, ela tentava diminuir a filha, que aceitava e entrava no papel que a mãe lhe dava, inferiorizando-se e ficando deprimida.

Nos últimos tempos, Sofia estava mais calma e Amanda tinha percebido isso. Desde que ela tinha achado um namorado, a mãe sossegara. Ela tinha pensado que fosse por estar feliz pela filha, mas o rompimento de ambos não fez o humor de Sofia mudar. Será que ela sabia o que a filha estava passando? Não era possível! Como uma mãe sentiria prazer com o sofrimento da própria filha? Amanda preferiu ignorar isso. Seria uma verdade cruel demais para processar.

Débora a olhou com carinho, afirmando a ideia de Mônica, algo que mexeu com o mundo de Amanda. Precisando de ar, Amanda se retirou um pouco do escritório e foi andar nas ruas para digerir tanta informação.

Flávia Moraes Schweizer

Depois de um tempo, Amanda voltou ao escritório para trabalhar, pois desejava manter-se como uma das melhores funcionárias.

Chegou em silêncio e foi para o seu canto, trabalhando arduamente. Ao fim do expediente, Advaldo foi até Amanda:

– O que faz aqui a esta hora?

– Oi, senhor! – falou, animada. – Eu tirei umas duas horas fora do escritório, pois precisava pensar. Então ficarei mais duas horas para compensar. Não que quero lhe dar prejuízo.

Advaldo a olhou com admiração. Talvez ter engravidado tenha sido a mudança de que ela precisava. Amanda era outra, muito mais confiante e madura do que antes, quando fazia apenas o que lhe incumbia e reclamava.

– Tudo bem. Só não fique até muito tarde. É importante manter a saúde para produzir bem – falou Advaldo e se retirou.

CRESCIMENTO

A barriga de Amanda começou a ficar saliente e as pessoas começaram a reparar mais. As mais desatentas acreditavam que ela estava engordando, enquanto que as que conheciam o porte de um corpo grávido já tinham notado.

Certa vez, Amanda chegou em casa e viu a sua mãe conversando com a vizinha. Rapidamente, percebeu que ela era o assunto em questão, pois ambas desviram o olhar diretamente e diminuíram a voz, tentando disfarçar. Certamente, falavam algo negativo sobre Amanda e, como já tinha notado que sua barriga estava proeminente, concluiu que esse era o motivo.

Sofia estava começando a ficar um pouco mais irritadiça dentro de casa e, para aliviar a sua ansiedade de ver o grande show de humilhação, no qual sua filha seria a protagonista, ela ficava de fofoca com as vizinhas.

Pablo percebeu que a irmã estava diferente, mas não sabia o que era. Ele a elogiou, pois notou a sua confiança mais elevada e sua conduta mais firme. Já o pai permanecia em seu mundo de ignorância, em que os problemas não existiam porque não recebiam a sua atenção.

Amanda seguiu firme em sua decisão sobre ter o filho e enfrentar a sociedade exigente.

Ela ficou desamparada quando Murilo lhe contou que não tinha obtido nenhuma informação sobre Ricardo. Murilo tentou consolá-la no momento, mas ela buscou as amigas.

Após relatar o ocorrido, Mônica logo falou:

– Ainda bem! – disse, com tom de alívio. Amanda ficou sem entender, então, Mônica prosseguiu: – Você já percebeu como ele é. Sabe quantas dores de cabeça evitará por não se meter com ele?

– Mas é injusto! – alegou Amanda, irritada. – Eu vou ter de arcar com tudo! Já vou cuidar da criança, ele poderia ao menos ajudar um pouco com as despesas! – E começou a chorar com as emoções de raiva e vitimismo misturadas.

– Calma querida – falou Débora, tranquilamente. – Você sabe que conseguirá dar conta. Além disso, tem a nós também! Não ficaremos disponíveis o tempo inteiro, porque temos nossas vidas, mas com certeza a ajudaremos.

Amanda se tranquilizou. Sentiu-se amparada e fortalecida. Sentir que não estava sozinha já a ajudava a reconquistar a confiança em si mesma. Amanda respirou fundo e Mônica falou:

– Pense daqui a 20 anos!

– Vinte? – falou Amanda surpresa.

– Ué, não estou entendendo! Semanas atrás estava apavorada porque seu futuro estava acabado e agora não consegue imaginar o seu futuro? Afinal, você planeja ou não o seu futuro? – disse Débora com a sua voz angelical.

Amanda pensou que fosse uma pergunta retórica, visto que eram realmente contraditórias as afirmações alegadas. Então respondeu:

– Não sei. Não consigo pensar... Só consigo pensar que não poderei fazer o que eu quero! Como vou fazer esse negócio de ser mãe? – perguntou, aflita.

– Você vai fazer como sempre fez – falou Mônica firmemente. – Você vivia um dia por vez, certo? Então. Fará assim. A cada dia, uma vitória. Além do mais, o que você quer fazer e não poderá fazer por causa do bebê?

Seria mais uma pergunta retórica? Amanda ficou calada.

– Tá vendo! Você está reclamando de não poder fazer o que quer e nem sabe o que quer. Não imaginou um futuro nem o planejou, como é possível ficar chateada por não poder ter um futuro que nem deseja?

Mônica era certeira. Ela falava palavras tão sinceras que chegavam a ser amargas. Amanda sentia que podia confiar nela, apesar de interpretar aquelas palavras cheias de verdade como

ABORTAR?

ofensas ou agressões. Sentindo a necessidade de se defender, começou a falar algo, mas Mônica logo a interrompeu:

– E então? Qual a sua resposta, afinal? – enfrentou a amiga.

Amanda percebeu inconscientemente o jogo de Mônica. Ela tinha tirado a venda de seus olhos repentinamente, mas não tinha o objetivo de machucá-la. Mônica queria que Amanda visse as suas próprias contradições para que se entendesse e, assim, pudesse ter a clareza de si mesma. Tendo todas as informações nas mãos e conhecendo seus desejos para a vida, seria mais fácil traçar metas e planos para alcançar seus objetivos.

Mônica acalmou o tom de voz, indicando parceria e companheirismo à amiga:

– Como está o apartamento?

– Quase pronto. Em dois ou três meses poderei me mudar.

– E seus pais? Já contou? – perguntou Débora.

– Não. Não faz sentido contar. Vou deixar que percebam quando quiserem. Não dependerei mais deles mesmo, então não tenho o dever de informá-los.

Débora e Mônica acharam sentido na afirmação de Amanda. Ela estava começando a ter coerência em suas decisões.

Os colegas de trabalho estavam começando a notar a barriga e muitos falavam animados sobre a gravidez com Amanda. Ela se sentia querida e respeitada pela maioria das pessoas com quem trabalhava. Os homens eram os mais solidários e questionavam como ela faria para lidar com tudo sozinha. Ela falava com tristeza sobre estar sozinha para cuidar de um filho e mostrava a sua preocupação e insegurança em relação à parte financeira.

Homem não aguenta ver mulher chorar que seu coração derrete como picolé ao sol do verão. Rapidamente, seus cérebros práticos buscavam uma forma de ajudá-la e sugestões pipocavam ao redor de Amanda. Um dava ideia sobre aplicações e investimentos, outro abria a sua carteira para ajudar a comprar mobília, enquanto outro se preocupava com fraldas, pois era o que o assombrava sobre ter um filho, e vários mais

Flávia Moraes Schweizer

contribuíam como podiam para ajudar Amanda a ter uma vida mais fácil e tranquila.

Amanda se sentia querida com tanta atenção e tantas pessoas ajudando-a. Era como se vivesse um momento mágico e tão sonhado na vida.

As mulheres com boa autoestima se aproximavam de Amanda, oferecendo conhecimentos e presentes para o bebê, falando alegremente sobre ter um filho.

Já as que não tinham um bom julgamento de si mesmas sentiam muita inveja. Elas buscavam atenção e elogios, como que se as pessoas fossem suas fontes de confiança e bem-estar emocional. Como estavam dando atenção à Amanda, sentiam-se excluídas, inferiorizadas em relação a ela e injustiçadas por não terem toda a atenção que desejavam. Era como se a fonte fosse dividida e elas queriam tudo para elas mesmas. Elas rapidamente apareciam com histórias mirabolantes, tentando tirar Amanda da boa atenção e deixá-la na berlinda, exatamente como a sua mãe e a vizinha faziam, buscando pegar atenção para elas mesmas.

Débora notou a intenção das invejosas, tentando acabar com a confiança de Amanda. Sutilmente, fazia comentários para que se mancassem e não atrapalhassem. Algumas aceitavam os palpites de Débora e se afastavam. Outras escolhiam ignorar Débora e enfrentar o clima harmonioso, tentando constranger e deixar todos desconfortáveis para que Amanda não ganhasse todo aquele encanto.

Mônica, explosiva como era, não deixava barato. Ela adorava uma boa intriga racional e se saciava em ver as pessoas caindo em suas próprias contradições. Quando as pessoas deixavam expostas as suas contradições ficavam envergonhadas, pois acreditavam que isso fosse fraqueza. Mônica não tinha o objetivo de humilhar ninguém, apenas expunha a verdade, que costumava ser muito inconveniente para quem buscava saciar o próprio orgulho, visto como errado ou ruim pelo próprio orgulhoso.

Uma das mulheres do escritório chegou à roda falando com malícia:

ABORTAR?

– Qual o parto que você fará?

Amanda sentiu a armação da colega e sentiu-se acuada. Qualquer opção que falasse receberia crítica e isso fez a sua autoestima murchar.

– E faz diferença para você? – alegou Mônica firmemente.

– Ah... Eu só queria saber... – falou a colega, com um tom manso, tentando desconversar a real intenção da pergunta.

– Saber para quê? É você quem vai pagar ou será você quem ficará de plantão para levá-la ao hospital? – falou Mônica, enfrentando-a.

Amanda observou bem. Mônica estava defendendo-a de críticas inoportunas com verdades diretas. A colega ficou completamente sem chão ao sentir os olhares reprovadores de todos focados nela. Sentindo-se ameaçada, tentou se vitimizar para ganhar a empatia dos que a rodeavam:

– Não precisa ser grossa!

– Não fui grossa! Eu falei a verdade e você sabe disso. Se a verdade não lhe convém é problema seu. – A colega ficou sem palavras. Como revidaria? Ficou em silêncio e Mônica prosseguiu, com um tom mais manso: – Adriene, se você não quer ajudar, pelo menos não atrapalhe! Fique na sua que será melhor para todos – Mônica falou.

Adriene não tinha nenhum contra-argumento em sua mente e foi para a sua mesa, onde fingiu trabalhar, enquanto seus pensamentos procuravam uma forma de se vingar de Mônica, a pessoa que tinha lhe ofendido por tê-la desmascarado em frente a tantas pessoas.

Mônica sabia o que Adriene estava pensando. Os olhos dela não negavam a sua profunda antipatia por Mônica, considerando-a uma pessoa ruim por tê-la ridicularizado.

Mônica tinha um trunfo poderoso na vida: ela se conhecia bastante e assumia suas ideias e sentimentos, ao contrário da maioria das pessoas que conhecia, que tentavam escondê-los. Assim, ela se sentia bem e tranquila com ela mesma na maior parte do tempo, o que lhe conferia segurança. Além disso, como não disputava atenção de ninguém e não brigava para ser a dona da razão, não caía nos truques rotineiros que Adriene aplicava, na tentativa de inferiorizar alguém e, dessa forma, conquistar empatia e admiração dos demais.

Quem estava na roda, falando animadamente sobre a gravidez de Amanda, percebeu o recado que Mônica dera: se não tivessem nada bom a comentar, manter-se-iam calados. Agindo assim, bom astral no ambiente seria mantido até que Amanda desse à luz, cercando-a com prosperidade e carinho.

Amanda começou a reagir a todo esse carinho, mostrando mais confiança e carinho também. Era mais cordial e gentil com os colegas, criando um ótimo ambiente e bom convívio.

De vez em quando Amanda pensava em Ricardo e sentia-se mal. Uma raiva e sentimento de injustiça, como se Ricardo fosse o culpado por seus problemas, tomavam conta de seu coração e mente. Muitas foram às vezes em que as amigas disseram para deixar para lá. Ela queria conseguir fazer isso, porém, parecia que sua mente tinha o controle dela, insistindo em pensar no homem que tinha desgraçado a sua vida.

A ideia de que ele vivia bem e curtindo a vida enquanto ela padecia necrosava o seu coração, criando um forte sentimento de injustiça em sua vida. "É um absurdo isso tudo acontecer comigo", pensava.

Acreditando ser vítima dele, desejava ardentemente coisas ruins para Ricardo. Imaginava-o com uma grave doença ou uma enfermidade lhe causasse dor e agonia, perdendo o emprego que tanto se gabava em ter ou, então, passar pelo que ela a fizera passar: apaixonar-se por uma moça maravilhosa e ela não lhe corresponder. Amanda sonhava acordada com essas ideias, pois achava que isso seria justiça para com aquele que arruinada a sua vida.

Essa visão de justiça é distorcida. É uma ideia de vingança, porém, como esse conceito é visto como ruim, a mente rapida-mente o distorce para justiça, um conceito muito mais aceito. Amanda não queria justiça propriamente, ela queria que Ricardo sofresse como ela estava sofrendo e julgava que ele era o res-

ABORTAR?

ponsável por tal. Ela dirigia os seus pensamentos agressivos para ele, criando essa ideia de que ele merecesse sofrer. Além disso, ela queria isso por ter um pensamento comparativo. Se Ricardo sofresse mais do que ela, ela se sentiria mais afortunada e feliz do que ele, o que elevaria a sua autoestima.

Amanda frequentava um psicólogo, para que conseguisse ter força emocional durante tudo o que enfrentava. Ela aprendera a ignorar olhares que lhe eram dirigidos, mas sem palavras. O psicólogo também a incentivou a pensar mais em si e menos nos outros, alegando que aqueles que a incomodavam eram por estarem insatisfeitos com a vida.

– Quando alguém está infeliz, busca alguma coisa para se focar e tentar esquecer de sua infelicidade. Muitas são as pessoas que vivem se comparando com as demais e, quando se veem numa posição superior, sentem-se momentaneamente melhores. Daí o vício de criticar e humilhar os outros – ele falava.

Isso ajudou Amanda a entender mais os vizinhos e sua mãe. Como lidaria com tanta negatividade? Como manter-se bem rodeada de pessoas insatisfeitas? Ela perguntava ao psicólogo, que dizia:

– Você não é responsável pelas vidas que os outros têm. Você não é responsável pelas escolhas que fizeram. E você não é obrigada a ouvi-los.

Isso foi libertador! Não ser obrigada a ouvir os outros? Ela poderia simplesmente seguir sua vida como que se as outras pessoas não existissem? Isso era demais!

A cada dia, Amanda punha em prática os conselhos do psicólogo. A cada frase negativa, Amanda via uma pessoa reclamando de si mesma. Isso aliviou a cobrança que tanto sentia, permitindo-a ter mais esperança e ser mais positiva. Claro que a vida não mudou repentinamente, mas tudo estava se encaminhando para um final feliz.

Amanda ainda chorava escondida na cama, no silêncio da madrugada, quando as críticas, ofensas e a lembrança de Ricardo surgiam em sua cabeça. Contudo os choros e momentos de tristezas já não eram tão frequentes quanto antes. Em

Flávia Moraes Schweizer

momentos de extrema ansiedade, ela fazia o exercício de respirar profundamente e ligava para uma amiga ou para o psicólogo, que a ajudavam a se acalmar e a restabelecer o equilíbrio.

Dentro de casa as brigas já aconteciam com mais raridade. Amanda tinha aprendido a ignorar a mãe e isso a ajudava a focar em seus projetos para a vida, do qual ninguém sabia na família.

Sofia estava cada vez mais fora de controle. Quanto mais Amanda mantinha-se calma, mais Sofia ficava nervosa por dentro. Acreditando que quem começasse uma briga primeiro seria a perdedora do jogo, que visava ao domínio da outra, Sofia se segurava ao máximo para manter a aparência de que estava bem.

A gravidez de Amanda estava bem evidente e Sofia estava injuriada por Amanda não comunicar à família, momento em que ela ficaria em uma grande e negativa evidência e um grande palco para reclamações seria formado. Sofia queria isso. Ela queria não apenas despejar toda a sua insatisfação em cima de Amanda, mas que o pai mostrasse a sua desaprovação e seu desapontamento em relação à filha, pois isso poderia arruinar o relacionamento de amor entre ambos, algo que a incomodava profundamente.

Ela não queria ser a portadora da notícia, para não ser relacionada a tal desgraça. Contudo, esperar que Amanda tomasse a decisão de contar ficava cada vez mais difícil e Sofia acabaria por ceder, levando a informação a Jonatan. Apesar de não ser o ideal, seria melhor do que manter o silêncio sobre tão importante assunto.

Pablo sentia que algo estava esquisito, mas não comentava para evitar confrontos, os quais sempre eram impregnados de xingamentos, gritos, acusações e outras baixarias, que lhe consumiam as energias. Enquanto isso, Jonatan apreciava a suposta trégua em anos de disputas. Para ele, mãe e filha tinha se acertado e tudo ficaria bem de agora em diante.

O fim do ano se aproximava e, junto dele, as festas. No escritório sempre havia uma festa de comemoração e, durante o recesso, o quadro de funcionários era reduzido. Amanda pediu

ABORTAR?

para falar com Advaldo sobre esse período que se aproximava. Cordialmente, ele a recebeu:

– Senhor, quero lhe pedir para trabalhar no recesso. Sei que há redução de funcionários e que há também mais gastos com eles, por conta de horas extras e tal. Quero pedir para que eu trabalhe normalmente e receba sem adicional – Advaldo estranhou o pedido e expressou isso em sua face. Então Amanda esclareceu: – Sei que terá muita despesa comigo após meu filho nascer. Será a licença-maternidade e todas as vezes que terei de ficar com ele quando estiver doente e precisar de mim. Não quero deixá-lo na mão, mas certamente terão dias em que não poderei vir trabalhar por conta do meu filho. Então quero compensá-lo desde já, como que se me deixasse com crédito.

Advaldo nunca tinha imaginado uma pessoa com tamanha vontade de colaborar. A maioria dos empregados buscava uma fonte de renda com menos trabalho possível, tentando obter o máximo de retorno financeiro sem se esforçar. Eram muitos os que trabalhavam reclamando, como a antiga Amanda, realizando maus trabalhos e exigindo licenças, férias, enforcamentos de feriados... Tudo para se esquivarem do trabalho. Advaldo ficou admirado com a conduta de Amanda, e com alegria e satisfação por ter alguém comprometido com a empresa, respondeu:

– Certamente. Gostei da sua ideia, Amanda. Acho justa a sua proposta e a aceitarei.

Amanda sentiu a admiração do senhor Advaldo e ficou feliz com isso. Percebeu que era uma funcionária importante e que seu comportamento estava sendo muito bem avaliado. Ela já recebia de volta o seu investimento: boa atenção do patrão e um clima agradável onde trabalhava, colaborando diretamente para a sua qualidade de vida.

A consulta do pré-natal em que descobriria o sexo do bebê estava marcada e Amanda estava ansiosa. Ela desejava demais que fosse uma menina, visto que acreditava que isso faria o seu bebê ser mais amável. Seu desejo era tão intenso que estava convicta de sê-la e já espalhava a novidade para quem

Flávia Moraes Schweizer

perguntasse, alegando ser instinto de mãe. Quem não confia no instinto de mãe, não é verdade?

Alegre, Amanda foi para a consulta. Ela não sentia necessidade de amparo, então Débora e Mônica permaneceram no trabalho. A médica a atendeu prontamente, com atenção e paciência, acolhendo-a e tirando suas dúvidas, o que diminuía seus medos. Quanto mais a barriga crescia, mas incertezas apareciam em Amanda e medos eram criados e aumentados. Ao entender tudo o que acontecia e a previsão dos próximos meses, o medo era reduzido e a confiança aumentada, o que reduzia o estresse e ansiedade, causando-lhe bem-estar.

A médica de Amanda trabalhava essa parte psicológica em suas pacientes, pois quanto mais tranquilas fossem a gravidez e a mente da mãe, melhor era o parto e mais fácil era a adaptação com o recém-nascido em casa.

Finalmente, a médica a levou para o aparelho de ultrassom e o coração de Amanda batia descompassadamente de tanta ansiedade.

– Vamos ver... – disse a médica calma, porém animada. – Quer saber o sexo do bebê?

– Quero sim! Eu tenho quase certeza de que é uma menina. Vai se chamar Rosa, por ser bela, delicada e agradável – falou Amanda, muito excitada de animação.

– E se for menino, como se chamará? – perguntou a médica.

– Doutora, eu sei que é uma menina. Algo dentro de mim diz isso. Tenho tanta certeza disso que nem pensei em nome para menino!

– Bom... Então acho que deve pensar nisso, pois é um menino que você carrega – falou com calma, tentando incentivar a futura mãe, mas com receio dessa notícia abalá-la.

– O quê? Um... um... menino? – falou, gaguejando. – Não é possível, doutora! Olhe direito! É uma menina!

– Sinto muito, mas é um menino. Olhe – apontou para o monitor, indicando a formação do pênis do bebê. – Está vendo? Com certeza, é um menino.

ABORTAR?

Amanda ficou abalada. Seu mundo estava desabando. Um homem tinha destruído a sua vida e ela daria à luz a mais um homem. Não só isso: ela teria de cuidar de um homem! A vida não poderia ser mais injusta com ela.

Em momentos de estresse, voltamos aos padrões que cultivamos com mais força. Fazer a mudança é muito mais fácil do que sustentá-la e transformá-la no novo padrão. Amanda voltava à ideia de ser a vítima e injustiçada que alimentara por toda a sua vida até pouco tempo antes.

Em choque psicológico, saiu do consultório muda e foi para o trabalho, onde silenciosamente seguiu para a sua cadeira e sentou-se, olhando para nada.

Débora tinha percebido a sua chegada introvertida e estranhou. Julgou ser melhor deixá-la quieta com seus pensamentos e manteve-se a trabalhar. Contudo ficou pensativa e preocupada e Mônica percebeu isso ao passar pela sala onde Débora estava. Rapidamente, sacou tudo e perguntou a ela:

– A Amanda voltou da consulta?

– Sim.

– Hoje era o dia de descobrir o sexo do bebê, não era?

– Sim.

– E a Amanda está calada, não é?

– Sim – falou, olhando para Mônica. Só após responder a esse interrogatório é que Débora se deu conta do que Mônica tinha visto em seu olhar. Débora sabia que o resultado não era o que Amanda esperava, mas não tinha descoberto que sabia disso. Seu inconsciente pescou a informação, mas Débora não a processou a ponto de ela chegar à parte consciente de sua mente e se deparar com a informação de forma que pudesse analisar.

Mônica estava mais tranquila que Débora. Esta se preocupava demais com a Amanda. Débora tinha uma empatia e sensibilidade muito aflorada, sendo maior que a média das pessoas. Quem a conhecia a julgava como ingênua ou inocente, entretanto, ela tinha apenas muito cuidado com as palavras, para evitar emoções negativas nos outros.

Flávia Moraes Schweizer

Mônica não tinha toda essa paciência. Ela era direta e arrancava o esparadrapo num puxão, enquanto Débora contava história, aplicava anestesia e tentava tirar devagar, evitando possíveis dores. Ambas tinham o mesmo objetivo, mas táticas diferentes. Mônica costumava ter mais sucesso em seu método, pois, de forma geral, as pessoas não entendiam a intenção de Débora.

Débora floreava tanto as coisas, com tanto cuidado, que conseguia fazer com que as pessoas acreditassem que o problema não tinha importância ou que fosse gigantesco demais. Voltando à metáfora, as pessoas ficavam com medo de que o estrago do esparadrapo fosse grande demais para aguentar, razão pela qual Débora tinha tanto cuidado para tirá-lo. Mônica acreditava que se puxasse bem rápido doeria bastante, mas por pouco tempo, e isso ainda mostraria à pessoa o quanto ela tem capacidade de aguentar uma dor.

Quem não estava costumado a receber carinho desconfiava de atos com demonstrações de afeto, como a maneira de Débora falar. Tais pessoas se afinavam mais com o jeito de Mônica.

Débora parecia um anjo em meio aos humanos, demonstrando um estranho amor por todos. Ninguém entendia o sentimento dela. As pessoas não entendiam a ausência de competição, a falta de ciúme ou inveja, ninguém compreendia como Débora se alegrava pela felicidade alheia. Por não entendê-la, acabavam por pensar que Débora era uma pessoal falsa, que se fingia de boa, buscando aprovação e afeto dos demais.

Mônica entendia o que Débora demonstrava, contudo, emoções intensas ainda lhe acompanhavam e sentimentos negativos faziam parte de sua vida, fazendo-a ser mais parecida com as outras pessoas, as quais compartilhavam de muitos desses sentimentos e emoções.

– Acho melhor nós duas irmos falar com ela na pausa para o café – falou Mônica. – Assim ela terá uns minutos sozinha para pensar. Além disso, não sei como está o emocional dela, então, talvez ela aceite a sua forma de apoio em vez da minha. Eu sei que sou direta e insensível.

ABORTAR?

Débora concordou com o olhar e pensou sobre a afirmação recém-feita: ela não era insensível. Ela apenas desejava que o outro, que recebia o seu conselho e a verdade descarada, resolvesse logo o conflito para que fosse feliz mais rapidamente. Mônica preferia enfrentar as situações o mais rápido possível para seguir para a próxima etapa, de resolver a confusão e desfrutar do bem-estar. Será que desejar que o outro aproveite o bem-estar mais rapidamente é uma insensibilidade?

Mônica voltou para sua sala e pôs-se a trabalhar. Depois de 30 minutos era a pausa da tarde. Débora e Mônica sempre paravam no meio da tarde para relaxar a mente por pelo menos 30 minutos. Conversar um pouco e mudar o tipo de pensamento descansavam suas cabeças e, ao voltarem ao trabalho, rendiam mais. Ademais, esse descanso renovava a saúde emocional delas, o que criava um ambiente mais gostoso e entrosado com os demais colegas.

Seu Advaldo não compreendia como elas trabalham menos horas que os demais e rendiam mais com as pausas que faziam. Como não tinha prejuízo, eram boas funcionárias e confiáveis, ele não as importunava com o horário.

O fato é que elas eram pessoas responsáveis, portanto, sabiam o que lhes cabia fazer e não necessitavam que alguém ficasse as vigiando e controlando seus horários ou rotina.

Mônica foi à sala de Débora e, juntas, seguiram para a copa, para pegar o café da tarde. Pegaram mais um para Amanda e seguiram para a sala onde a amiga estava alocada durante o período gestacional.

Em silêncio, elas chegaram. Débora a olhava com carinho e não sabia como iniciar uma conversa. Mônica percebeu e tentou uma aproximação:

– E aí? Como você está? – perguntou com um tom levemente desanimado, enquanto entregava o copo com o café.

Amanda apercebeu seu tom. Ela a olhou nos olhos e disse:

– Dá para saber o que aconteceu?

Flávia Moraes Schweizer

– Claro. Você estava tão empolgada quando saiu e voltou como se tivesse visto alguém morrer. Com certeza é porque a sua expectativa não se confirmou – falou Mônica.

Amanda olhou para o café que esfumaçava de calor. Olhou para Débora e suspirou:

– Pois é... Vou ter um menino – falou, desanimada.

Débora se aproximou e pegou sua mão, oferecendo suporte emocional, enquanto Mônica logo disso:

– Acho isso uma grande oportunidade! – falou Mônica animada, seguida por um gole do doce e delicioso café.

Amanda ainda não tinha se habituado às investidas da amiga, as quais sempre pareciam ser ofensas irônicas, muito embora soubesse que Mônica não usasse de ironia nem de sarcasmo. Com o olhar fixo em Mônica, esperando por uma explicação para que pudesse entender o seu comentário, aguardou a moça beber aquele longo gole de café.

– Você condena todos os homens por causa de uma única experiência ruim que teve com um deles... – Amanda ouvia calada e pensava sobre o assunto, acompanhando o raciocínio da moça. – Tendo um menino, você vai ter a chance de criar um homem diferente, um que você ache ser bom, conforme o que considera ser bom. É excepcional! É como ter uma nova oportunidade na vida! – falou Mônica animada e pôs-se a continuar, com empolgação: – Já pensou que esse bebê poderá ser o homem da sua vida?

Amanda ficou estarrecida com a ideia. Mônica estava sugerindo que ela criasse o filho para depois casar-se com ele? Seus olhos se arregalaram e Mônica pôs-se a explicar novamente:

– Que foi? Acha que o homem da sua vida necessariamente tem que ser um marido? Não pode ser um filho carinhoso? – Mônica rebatia o argumento que Amanda fizera com a expressão facial.

Amanda nunca pensara naquilo. Ela sempre imaginara como todos ao seu redor falavam: um homem lindo e perfeito apareceria em sua vida, casar-se-ia com ela, teriam filhos e vive-

ABORTAR?

riam felizes para sempre. Nunca cogitou que poderia ser feliz de outra forma além dessa, motivo pelo qual vivia uma aflição com a gravidez sem marido, sem o "felizes para sempre".

Amanda ficou pensativa com essa ideia revolucionária a ponto de ficar muda. Mônica e Débora resolveram deixá-la com seus pensamentos e voltaram às suas salas rapidamente. Ao fim do expediente, trocaram olhares apenas, pois Amanda ainda estava pensativa, porém já dava sinais de mais esperança.

Amanda pensou bem sobre as palavras de Mônica: "Por que tenho de me casar? Por que preciso de um marido? Por que o homem da minha vida não pode ser um filho que me ama?". Nenhuma dessas perguntinhas tinha uma resposta para defender as ideias tradicionais. Então, talvez fosse possível realmente se "apaixonar" pelo filho. Ela poderia moldar a sua personalidade e construir um relacionamento conforme idealizava, ou, pelo menos, melhor do que fora o último, com carinho verdadeiro.

Amanda pensou muito durante o fim de semana e, quanto mais pensava, mais esperançosa ficava. Pela primeira vez estava pensando no futuro. Ela queria se empenhar para construir um relacionamento bom e produtivo com seu filho, diferente dos que conhecia em sua família. Por que não poderia construir um similar com o que tinha com suas amigas, que eram os melhores que conhecia? Por que não investir nisso para desenvolver algo bom? Talvez fosse possível criar um relacionamento ainda melhor! Seria necessário apenas aprender a desenvolver isso.

Na segunda-feira, Amanda chegou animada ao trabalho e logo foi falar com Mônica, para agradecer pelo conselho. Amanda estava renovada e muito animada. Ela teria a chance de ser feliz com alguém como sempre desejara, apenas seria diferente do que as pessoas que a rodeavam pregavam. Isso não importava mais. O importante era que Amanda via a possibilidade de ser amada, algo que buscava a duras penas e sem sucesso até então.

Mônica a abraçou com alegria e entusiasmo. Viu que Amanda realmente estava animada, como nunca antes estivera. Amanda, então, colocou a mão na barriga, um sorriso se abriu

Flávia Moraes Schweizer

em seu rosto e uma lágrima de felicidade escorreu e disse com muito carinho para o bebê:

– Não se preocupe. Mamãe vai cuidar de você.

Esta foi a primeira vez que ela estava feliz. Já com cinco meses de gestação, Amanda estava entendendo um sentido maior do que saciar suas carências imediatas na vida.

Nesse momento, um colega de trabalho passou e a provocou com brincadeira:

– Já está chorando à toa? – falou, num tom descontraído.

Marcos era casado e tinha filhos. Ele sabia como era uma gravidez, de forma geral.

– Pois é – falou Amanda. – Descobri que terei um menino.

– Sério? – falou Marcos, dirigindo-se à Amanda. – Que legal! Eu e minha esposa queríamos menino, mas só vieram meninas.

Que curioso: Amanda queria menina e teria um menino. Já com o colega de trabalho tinha acontecido o oposto. Será que teria uma resposta para isso? Amanda procurou por alguma resposta, mas não encontrou. Por fim, decidiu se conformar e voltar com a sua mente para o local de trabalho, onde falou para Marcos:

– Como vocês reagiram ao saber que eram meninas?

– Ah, no início ficamos meio desestimulados. Mas depois que nasceram é alegria para todo canto em casa! Hoje eu tenho duas princesas e uma rainha em casa! Sou apaixonado pelas três. Elas são as mulheres da minha vida! – ele falou com alegria e olhos brilhando.

Após uns segundos, apreciando a felicidade alheia, Amanda falou:

– Ele começou a se mexer. Quer sentir?

– Claro! – Marcos pôs a sua mão na barriga de Amanda e sentiu o pequeno bebê, ainda em estágio de feto, mexer-se. Ele ficou animado e se lembrou de como haviam sido as gestações de sua esposa.

ABORTAR?

– Olha, todos dizem que dá trabalho... Realmente, é uma trabalheira sem fim! Muito cansaço e exaustão. Mas vou contar-lhe a parte mais importante de todas: é maravilhoso! É incrível! – enquanto Marcos falava, seus olhos brilhavam de alegria, convencendo Amanda de que coisas boas estavam por vir. – Vou trazê-las aqui na festa de Natal do escritório para que você as conheça!

Amanda estava muito feliz. Embora soubesse do trabalho árduo que se iniciaria e que isso lhe desse muito medo, estava animada por saber que haveria recompensas e que a vida não lhe seria tão amarga como tinha imaginado.

A semana transcorreu bem. Amanda já tinha uma data para a mudança, que aconteceria em semanas.

No fim de semana, em casa, Amanda já começava a planejar o que comprar para a casa nova, a fim de que tudo acontecesse o mais rápido possível. Com tecnologias de compras pela internet, Amanda foi fazendo encomendas direcionadas já para o seu novo lar. Tudo seria diferente: nova casa, com suas regras, com as pessoas que gostava, sem vizinho intrometido... Tudo estava se encaixando na vida.

Será que ela estaria assim se permanecesse com Ricardo? Foi a primeira vez que pensara em Ricardo sem rancor. Ela estava tão feliz e conseguindo fazer tudo "sozinha", o que aumentava a sua própria confiança e autoestima, fazendo com que a imagem de Ricardo em sua mente não produzisse nenhum sentimento ruim.

Sofia, então, entrou no quarto. Ela não aguentava mais esperar pela grande bronca que Jonatan daria em Amanda e decidiu forçá-la a dizer.

– Que barrigão, hein, querida? – falou em tom pejorativo e de ironia.

Amanda, tentando manter a calma e usando as ferramentas psicológicas que tinha aprendido com o terapeuta e com as amigas, respondeu:

– Pois é... – E virou-se novamente para o computador.

Sofia se irritou. Percebera que a filha tinha mantido o controle e a calma, mostrando que sua provocação não tinha surtido efeito.

– E para quando é? – falou, alegando ingenuidade.

– Não te interessa – falou Amanda secamente.

Sofia nunca tinha visto a filha daquela forma. Era a primeira vez que confrontava a mãe seriamente, a ponto de ignorá-la!

– Como assim, não me interessa? – perguntou Sofia já alterada, ficando agressiva. – Claro que me interessa! E com certeza interessa ao seu pai também e ele nem sabe! Não vai contar?

– Não. Não tenho motivo – falou secamente de novo.

Sofia perdeu o controle, saiu do quarto e buscou Jonatan à força, puxando-o pelo braço. Ambos entraram no quarto e Sofia foi logo falando:

– Olhe! Olhe, Jonatan! Nossa filha está grávida e nem para nos contar! – falou, soltando tudo o que tinha segurado até o momento, desejando com todas as suas forças ver o pai atacar a filha verbalmente. Seus olhos brilhavam pelo momento que estava para acontecer, quando Jonatan reparou na barriga de Amanda e ficou sério.

– Filha... O que houve? – falou preocupado e com carinho, sentando-se ao lado da filha.

– É, pai, estou grávida – falou séria e serena.

Jonatan olhou para Sofia, que não conteve um sorrizinho malicioso, o qual teimava em aparecer em sua boca, mostrando toda a sua satisfação com a decepção do pai. Jonatan não tinha mais como ignorar tudo aquilo. De repente, ele pensou em todo esse período dentro de casa e na sua negligência de se afastar emocionalmente de sua filha.

Ficou quieto por uns minutos, pensando em tudo. Sua filha tinha mudado de comportamento, assim como a sua esposa. Ele sentia que tinha algo estranho, mas tinha preferido acreditar que era apenas sua imaginação e alimentou a ilusão de que mãe e filha tinham feito as pazes repentinamente, mesmo que mantivessem a distância, algo que era estranho.

ABORTAR?

Sua filha estava grávida e Jonatan nem sabia que o namoro tinha terminado. Ela estava passando por tudo aquilo sozinha e nem contara para a família, a coisa que Jonatan considerava importante e a base da vida.

– Querida... – falou, triste. – Por que não contou?

– Um dia vocês descobririam de qualquer forma. Só achei que não precisava ficar ouvindo a bronca de vocês... – respondeu Amanda, enquanto mexia no computador, não dando atenção à conversa.

– Não precisava? – Sofia explodiu em fúria. – Claro que precisa! Você engravidou! Vai trazer um bebê para casa e acha que isso não nos diz respeito?

– Calma, Sofia – disse Jonatan, em tom firme e sério, deixando-a surpresa.

– Não vou trazer nenhum bebê para cá. Pode ficar tranquila, mãe.

– Você vai dar o seu próprio filho? – falou Sofia em tom ameaçador e condenando Amanda, exatamente como ela previa.

– Sofia, fique quieta! – falou Jonatan, elevando e engrossando o tom de voz, enquanto se levantava e ficava frente a frente com Sofia. Sofia entendeu o recado dele e não se atreveu a confrontá-lo.

Ela nunca tinha visto o marido agir daquela forma, fora de seu domínio, mostrando total autonomia. Ela estava perdendo tudo: Jonatan não estava reagindo como ela supunha e demonstrava estar do lado da filha.

– Filha, o que você quis dizer com "não vai trazer nenhum bebê"? – perguntou preocupado e carinhoso.

– Vou me mudar em duas semanas. Não precisam se preocupar com nada. Não terão choro de bebê por perto, nem nenhum problema. Por isso não contei a vocês. Vocês não serão afetados – falou com uma paz e tranquilidade que chegou a assustar o pai.

Jonatan deixou que uma lágrima de tristeza escapasse de seus olhos. Ele não cuidara de sua filha e agora ela estava fazendo tudo sozinha. Ela nem contara sobre um evento tão marcante em sua vida, como a gravidez, por medo da reação deles, e buscou fugir da casa para fugir do problema familiar. Jonatan se sentiu péssimo. Um péssimo pai, que não dera o suporte que a filha precisava. Ela estava sofrendo tudo em silêncio por medo deles, quando Jonatan, na verdade, desejava que ela sentisse poder recorrer a ele. Constatar que a filha não pedira a sua ajuda foi a prova final de sua completa negligência quanto à sua filha, pessoa tão querida por ele.

Jonatan sentiu que perdera a filha e o neto, do qual não sabia da existência até então. Perder duas pessoas tão importantes assim, "repentinamente", causou-lhe uma dor e uma amargura que o fizeram iniciar uma reflexão sobre si mesmo.

A ficha caiu. Nenhum problema em casa tinha se resolvido por ele se fechar em seu mundo. Sofia continuava asquerosa e cada vez mais irritadiça. O conflito entre mãe e filha só piorava, mesmo que não houvesse brigas diretas. E Pablo? O rapaz vivia mais fora de casa do que dentro, exatamente como Jonatan, tentando escapar daquele bolo de confusão que era aquele lar. Onde ele estava? O que fazia? Jonatan percebera que não sabia nada sobre o filho, que estava ausente de casa, como de costume.

Jonatan se sentiu culpado por não ter dado à filha o que ela precisava e sentia que também não oferecia a Pablo o que o rapaz necessitava: amor paterno. Ele não conversava, não perguntava, não se intrometia, não fazia nada. Ele deixava que tudo acontecesse e torcia para que, de alguma forma, tudo ficasse bem. Entretanto nada estava bem. Depois de anos vivendo assim, ele constatou que sua tática falhara.

Com tantos pensamentos desenfreados e embaralhados, Jonatan foi para a cozinha beber um copo d'água e respirar. Sofia o seguiu, querendo provocá-lo para que ficasse contra a filha:

– Querido, olhe só o que essa garota aprontou agora! Está grávida e nem nos conta! O que os vizinhos irão pensar? – falou, num tom manipulativo, como se fosse a vítima se defendendo, alegando uma acusação a outrem.

ABORTAR?

– Cala a porra da boca, Sofia! – gritou Jonatan, deixando-a estarrecida. – Nossa filha está com problema e a única coisa que você pensa é sobre o que os vizinhos vão pensar de você? Em algum momento você pensou no que a Amanda está passando? Em algum momento você pensou em outra pessoa além de você mesma na sua vida?! – Jonatan gritou, mostrando toda a sua indignação com o egoísmo da esposa.

Jonatan terminou a sua água e foi para o quarto. Antes de entrar, falou para a esposa:

– Não se atreva a entrar se não for para oferecer ajuda! – falou, num tom firme e alto.

Amanda tinha ouvido algum grito na cozinha, mas não sabia o que era. Estava com a porta do quarto fechada e concentrada em suas compras. Jonatan entrou no quarto e sentou-se ao lado dela, e ela perguntou:

– Tudo bem, papai?

Quando fora a última vez que Jonatan tinha perguntado isso aos filhos? Nem ele sabia. Foi mais uma constatação de sua total falta de atenção para com os seus amados, fazendo-o se sentir uma tremenda culpa.

– Querida... – falou com a voz embargada pela culpa. – O que aconteceu?

– Como assim, pai? Fiquei grávida, ué. Você quer saber como foi? – perguntou meio sem jeito, mas tentando entender o que o pai desejava saber.

– O que aconteceu? Você não estava com um rapaz?

– Estava... Há cinco meses – falou, estranhando a falta de ciência do pai acerca do assunto.

Jonatan sequer tinha notado que a filha não saía mais, nem falava sobre o namorado, fazendo-o se sentir péssimo como pai. Como um pai vai proteger seus filhos se não sabe o que acontece nas vidas deles?

– Ele é o pai da criança? – perguntou, com voz baixa.

– Sim.

– Já contou a ele?

Amanda estava estranhando o pai. Ele sempre ficava na dele e, de repente, estava demonstrando se importar. Era esquisito.

– Claro – ela falou, com tom de obviedade.

– E o que ele falou?

– Ele me deu um fora e sumiu.

– Você o procurou?

– Pai, está tudo bem com você? – Amanda perguntou, preocupada. Aquele não era o comportamento comum de Jonatan, o que levou Amanda a levantar suspeitas sobre o pai.

– Sim – alegou o pai, tentando manter o controle sobre si mesmo e algum domínio sobre a situação. – Estou preocupado com você, minha filha!

Amanda não entendeu de onde surgira tanta preocupação de uma hora para outra. Estranhou tudo aquilo, fechou o notebook e deu atenção ao pai.

– Assim que contei, ele me acusou e sumiu. Foi isso.

– Como esse cretino teve coragem de fazer isso?! Ninguém faz filho sozinho por aí! – gritou o pai totalmente revoltado, para a surpresa de Amanda.

Ela jamais teria imaginado que o pai reagiria assim. Imaginou que ele a criticaria até os fins dos tempos, como a sua mãe, já que ele costumava obedecê-la.

– Vamos entrar com um processo! Ele, pelo menos, tem de pagar uma pensão! Já não vai ter o trabalho de criar o filho que fez!

– Já procurei um advogado – falou Amanda triste.

Jonatan a olhou surpreso. A filha estava realmente fazendo tudo!

– E?

– E... – falou envergonhada.

– E...? – insistiu o pai.

– E... que eu não tenho mais informações sobre ele. Então o advogado não conseguiu encontrá-lo para entrar com o processo.

ABORTAR?

Jonatan ficou sem entender e questionou, sentando-se ao lado da filha:

– Como assim, querida? – mostrava carinho e solidariedade.

Amanda estava com medo. Suas mãos já suavam e tremiam, seu coração batia forte e não estava conseguindo se segurar. Jonatan notou e a abraçou, dizendo:

– Filha, pode contar para o papai. Estou aqui para você!

Amanda subitamente desabou em choro, desabafando meses de segredos e agonias:

– Fui uma tola, pai! – falava gritando, com lágrimas abundantes. – Eu me apaixonei e entreguei meu coração. Não pensei em nada na hora, apenas curtia aquela sensação maravilhosa de alguém me dar atenção. – Neste momento, Jonatan começou a chorar também.

A sua amada filhinha tinha buscado fora de casa o que não tinha: amor. Ela procurou na pessoa errada o que Jonatan poderia ter dado a ela. Poderia tê-la defendido da mãe, em vez de se omitir, poderia ter oferecido conversas sérias e descontraídas, poderia ter mostrado a sua preocupação, poderia ter dado muitos abraços para que ela não se sentisse solitária, poderia ter perguntado mais sobre o namorado... Poderia ter feito tanto para que o desespero por afeto não consumisse Amanda e ajudado no desenvolvimento emocional de sua filha.

Aquela gravidez não era um problema da filha, era o reflexo de toda uma família desestruturada e sem amor, em que cada um só pensava em si e ninguém planejava futuro algum.

Sua querida filha enfrentava consequências muito difíceis por falta de apoio ou carinho. Talvez, se Jonatan tivesse demonstrado o seu amor em relação à filha, Amanda não tivesse ficado com Ricardo, ou tivesse tido mais consciência enquanto estava com ele. Com certeza, tudo seria melhor se Jonatan tivesse se comportado como pai, protegendo e educando seus filhos. E Pablo? Como estaria o rapaz, que era um desconhecido dentro de casa? Com o que trabalhava? Onde trabalhava? Aonde ia? Tinha amigos? Ele namorava? Jonatan não conhecia seus próprios filhos e isso esmagava o seu coração e assombrava a sua consciência. Ele sabia que era responsável pelos filhos e não tinha cumprido com o seu papel como pai por anos a fio. O mínimo que poderia fazer era ajudar com a situação presente e ele se esforçaria ao máximo para tal, tentando recuperar o tempo perdido.

Enquanto abraçava a filha, tentava acalmá-la:

– Calma, vai dar tudo certo! Vamos fazer isso funcionar, está bom? – falou, olhando nos olhos de Amanda, com lágrimas escorrendo pelo rosto.

Amanda sentiu-se amada dentro de casa depois de muitos e muitos anos. A última lembrança boa com o pai era de quando ela era criança, e já tinha quase 30 anos agora.

– Eu não me dei conta, pai. Não sabia nada sobre ele, apenas o nome e o telefone. Quando contei da gravidez, ele parou de me atender. Eu não sabia o nome todo dele, nem onde morava, nem nada... Nem sei se o nome dele era Ricardo mesmo – falou Amanda, chorando.

–Tudo bem. Talvez Deus tenha tirado um peso de sua vida para que você possa voar mais alto! – falou o pai, tentando animá-la.

Amanda o olhou com carinho e sentiu a honestidade do pai. Num abraço apertado, Amanda falou:

– Ah, papai como sinto sua falta!

Aquelas palavras foram as mais cruéis que Jonatan tinha ouvido em toda a sua vida. A filha sentia falta do pai. Ele, que estava todos os dias em casa, não estava na vida da sua querida filha. Será que Pablo também sentia? Seu coração foi dilacerado nesse momento, com a frase pronunciada por Amanda.

Jonatan, com certeza, não esperaria as coisas se acertarem sozinhas. Ele acabara de constatar que isso não funcionava. Ele tomaria decisões mais firmes e não abandonaria aqueles a quem amava.

Jonatan perguntou tudo para a filha, sobre os últimos meses, sobre o trabalho e a casa nova. Eles passaram horas no quarto, conversando.

ABORTAR?

Sofia estava aflita do lado de fora. Como proceder? O marido tinha se virado contra ela e, agora, a única pessoa realmente fiel a ela estava com a filha. Ela sentia que perdia espaço e poder dentro de casa, fazendo-a se sentir sufocada, o que lhe desencadeou uma crise de falta de ar. Ela tentou se acalmar e recuperou a saúde.

Jonatan ficou animado com as novidades da filha e via a sua linda garotinha se transformar em mulher. Não por estar grávida, mas por ser independente. Meses antes ela buscava aprovação de todos e agora estava fazendo a própria vida! Seria mãe, tinha uma casa, um bom emprego, cuidava da saúde com o pré-natal e acompanhamento psicológico. Sua filhinha estava se saindo muito bem na vida e nem precisou do pai para isso.

Jonatan queria fazer parte da vida de Amanda. Ele queria ser uma pessoa especial em sua vida, mas percebia que não tinha feito diferença até então. Decidiu reconquistar a filha e construir um relacionamento melhor com ela. Ele, com certeza, desejava ajudar a filha, cuidar dela e do seu neto que estava a caminho.

Imaginar o neto o fez lembrar-se de quando seus filhos nasceram. Foram os momentos mais emocionantes de sua vida e agora ele teria mais uma oportunidade. Ele não a desperdiçaria.

Animado com tudo e parabenizando Amanda por ser tão madura a ponto de "resolver" tudo sozinha, pediu para ver o apartamento, para saber mais sobre a sua menininha.

Ao sair do quarto, viu que Sofia o aguardava, sentada no sofá da sala, com olhos fixos na porta, buscando manter o controle e a calma. Assim que o viu, aparentou passar mal, alegando falta de ar, num ato desesperado para que o marido ficasse ao seu lado e deixasse Amanda. Jonatan conhecia a sua esposa muito bem. Ele sempre caía em seus truques, mesmo sabendo que eram falsos. Ele acreditava que ela pedia atenção dessa forma e que, entrando no teatro, ela se sentiria amada. Seu inconsciente sabia disso tudo, o que o levou a não ficar preocupado com a esposa. De alguma maneira, ele sabia que Sofia blefava e já não estava mais disposto a entrar no jogo. Então, rapidamente ele falou:

– Calma, querida! Vou chamar uma ambulância.

Sofia empalideceu e pareceu cuspir fogo pelos olhos. Normalmente, Jonatan ficava ao seu lado, fazendo carinho, e esquecia todo o resto, exatamente como ela queria. Mas, dessa vez, ele pediria ajuda. Rapidamente, ela se levantou, esbravejando:

– Ambulância? Você está doido? Acha que vou para o hospital? Nenhuma ambulância virá coisa nenhuma! Imagina os vizinhos me vendo numa ambulância!

– Nossa! Você melhorou! Já está em pé! – falou com ironia, mostrando o seu conhecimento de todo o comportamento da esposa, e continuou: – Que bom! Vou sair com Amanda. Não sei que horas voltarei.

E se retirou com a filha.

Sofia não sabia o que fazer. Ela sentia que perdia tudo na vida e um desespero começou a surgir dentro dela. Amanda: esse era o problema. Mais uma vez, Amanda "roubava" Jonatan de Sofia e isso era pura injustiça! Amanda podia sair de casa, casar, sumir do mapa! Mas escolheu roubar de Sofia a coisa mais importante de sua vida: a atenção de Jonatan.

Sofia não deixaria barato. Apesar de tudo ser novidade, apostou em acreditar que fosse uma empolgação momentânea sobre ser avô que assolava Jonatan. Isso passaria e Jonatan voltaria para ela. O que Sofia poderia fazer era acelerar esse processo, para que ele voltasse mais rápido para a sua influência.

Sofia permaneceu em casa o dia todo, pensando e arquitetando um plano para recuperar Jonatan, tomando toda a sua atenção durante o dia enquanto Jonatan e Amanda foram almoçar juntos e passaram um dia agradável. Jonatan estava emocionado por ver sua filha com um barrigão, por onde sentiu seu neto se mexer, para a sua contemplação máxima na vida.

Ele perguntou sobre Pablo, mas Amanda não sabia a respeito do irmão. Foi aí que ela também começou a pensar no irmão. Ela o amava, mas eram distantes. Cada um vivia no seu mundo, fugindo dos problemas com a mãe. Será que ele também tinha problemas e os escondia? Um calafrio arrepiou toda a espinha de Amanda e uma preocupação repentina a fez se

ABORTAR?

sentir mal ao pensar no irmão. Ela precisou se sentar para recuperar o fôlego e Jonatan perguntou o que acontecera.

– Pensei em Pablo e me senti mal. Como se fosse um pressentimento de que ele não está bem. – Um silêncio preocupante se fez entre os dois e Amanda prosseguiu: – Não deve ser nada. Deve ser a minha imaginação – falou, buscando aliviar a preocupação.

Jonatan tinha agido assim por anos demais e sabia que nada era à toa.

– Vamos procurar o seu irmão – falou o pai firmemente.

Jonatan e Amanda ligaram para ele, mas Pablo não atendeu. O telefone tocava sem parar, sinalizando algo de errado: ou Pablo não atendia de propósito, ou não estava com o telefone perto. Jonatan se deu conta de que não conhecia amigos do filho e não tinha para quem ligar para achar Pablo. Sabia que ele tinha um emprego, mas não trabalhava aos fins de semana. Pensaram em possíveis locais onde Pablo poderia ser encontrado, mas não sabiam dos gostos do rapaz.

Amanda amava o irmão e era recíproco, porém não tinham intimidade. Não conversavam, não sabiam um do outro. Apenas trocavam carinhosos olhares raramente, dando algum suporte emocional silencioso para sobreviverem ao ambiente da casa.

Amanda e Jonatan vasculharam os locais possíveis, mas em vão. Voltaram para casa e rezaram, acalmando as suas mentes e aguardando a volta de Pablo.

Sofia recebeu Jonatan com empolgação e amistosa, mas Jonatan recusou o seu abraço.

– Você sabe onde Pablo está? – perguntou diretamente, demonstrando a sua preocupação.

– Não – falou Sofia.

– Não se preocupa com o seu filho? – ele perguntou, com ironia.

– Ele sempre sai e sempre volta. É a rotina dele. Por falar nisso, é NOSSO filho, querido. Não o fiz sozinha.

Aquelas palavras tinham razão. O filho era responsabilidade de ambos, não apenas de Sofia, como Jonatan tentara alegar. E, de fato, era a rotina do rapaz.

Jonatan e Amanda ficaram juntos, tentando se tranquilizar, arrumando o enxoval do bebê. Sofia ficou na dela, excluída e resmungando.

À noite, Pablo chegou em casa e Jonatan foi falar com ele. O filho estranhou o pai, já que o pai se mantinha sempre no mundo dele, assim como Amanda havia estranhado. Jonatan o levou para o quarto, onde falaram sobre a gravidez de Amanda. Pablo ficou visivelmente transtornado. Ele fechou a cara e se calou. Amanda sentiu o ar de reprovação do irmão, a única pessoa que pensou que a ajudaria.

– O que foi filho? Por está com essa cara?

– Nada – falou secamente, denunciando a sua grande insatisfação e indignação quanto àquela situação.

– Fale, filho. O que foi?

– Pai... – tentou falar com calma. – Não tenho o que dizer. O corpo é dela e ela escolhe o que fazer com ele. Não tenho o que palpitar a respeito.

Amanda estranhou aquele argumento. Era exatamente como os homens que fugiam da sua parcela de responsabilidade agiam.

– Claro que não, filho! Ela está com outro ser humano dentro dela! Não é apenas um corpo dela, é outro corpo, outro ser! – contra-argumentou o pai com carinho e calma.

– O que você quer que eu diga, pai? – perguntou, sem paciência.

– Quero sua sinceridade e estou pedindo que ajude a sua irmã.

– Ajudar? Ela que engravida e eu que tenho de fazer algo? – Pablo começou a explodir. – É só tirar que se resolve tudo! – Pablo falou com revolta.

Jonatan e Amanda ouviam aquilo tão estarrecidos que não tinham reação. E Pablo continuou:

ABORTAR?

– As mulheres fazem isso o tempo todo. É tão comum que até existe comércio disso. É só ir ao médico, como uma consulta, e pronto. Mas você escolheu acabar com a sua vida por causa disso que está aí! A decisão foi sua, então, quem tem de se virar é você!

Jonatan não acreditava no que ouvia. Ele pensara ter criado bem os filhos, prezando por suas integridades físicas e desenvolvimento pessoal, e seu filho não tinha percebido isso e não lhe era grato. Ele tentou contra-argumentar:

– E se sua mãe tivesse abortado você?

– Eu não estaria aqui, simples. Seria até bom! Não teria de aguentar tudo isso! – falava com tom raivoso, revelando a sua profunda depressão na vida.

Amanda chorava, o que fazia Pablo ficar ainda mais irritado.

– Está vendo? Chora à toa! – reclamou da irmã.

– Filho... – falou Jonatan, tentando manter a calma. – Vá para o seu banho e vamos descansar, está bem?

Pablo seguiu o conselho, enquanto Amanda e Jonatan ficaram sentados na cama, pensando a respeito.

– Pai... – disse a filha acanhada. – Ele parecia o Ricardo falando... – Momento em que mais lágrimas saíram dos olhos de Amanda.

Jonatan absorveu essa informação. Ele estava analisando tudo o que se passava: as palavras ditas, gestos feitos, expressões faciais, tom de voz... Tudo mostrava que Pablo não estava bem.

Sofia ouvira a voz grossa e forte de Pablo e se satisfez. Achara alguém contra Amanda. Agora era só convencer Jonatan a ficar contra ela também.

Jonatan ficou pensando sobre tudo aquilo. Ele estava mais preocupado com Pablo agora e não dormiu naquela noite.

O dia raiou com Jonatan no sofá da sala, regado a pensamentos infinitos e aflições intensas. Pablo acordou e foi para a cozinha, passando pelo pai sem lhe dirigir uma palavra. Tomou um café rápido e foi para o quarto, pegar uma roupa para sair. Jonatan apenas observava o filho, que, após se vestir, falou:

Flávia Moraes Schweizer

– Vou sair, pai. Tchau.

– Negativo – falou Jonatan firmemente. – Hoje você vai ficar em casa.

– Você está brincando, não é? – falou Pablo em tom de descontraído.

– Não. – Manteve-se sério. – Você não sairá hoje. Pode desmarcar tudo o que tem hoje.

– Pai, você está bem?

– Sim. Desmarque seus compromissos.

– Mas eu tenho trabalho, pai – tentou alegar o comum compromisso de trabalho, que muitas pessoas acham justo deixar tudo para honrá-lo.

– Então peça demissão – falou Jonatan com uma seriedade nunca vista antes.

– Demissão? – perguntou Pablo, com deboche.

– Sim. O que está acontecendo aqui é mais importante do que qualquer emprego que possa existir. Sou seu pai e se você não conseguir outro emprego depois, eu vou lhe bancar. Peça demissão! – E olhou sério e encarando Pablo.

As pernas de Pablo estremeceram. Ele nunca vira o pai falar tão sério na vida. Rapidamente, ligou para alguém, cancelando um encontro amoroso, aparentemente. Jonatan sabia que a desculpa de trabalho era falsa, visto que se iniciava um dia de domingo. E a ligação que Pablo fizera confirmara tal desconfiança, reforçando a sua ideia sobre a necessidade de se reconectar com o filho.

Pablo sentou-se em frente ao pai, aguardando o sermão.

Jonatan sabia que o filho aguardava reclamações vindas dele e, por causa disso, qualquer queixa ou exigência seria repelida, contestada ou ignorada. Portanto, buscando entrar no coração do filho, usou outra tática.

– Com o que trabalha, filho? – falou calmo, com o corpo relaxado no sofá, mas com olhar encarando o filho, forçando-o a responder.

ABORTAR?

– Que tipo de pergunta é essa?

– Quero saber sobre você, filho. Com o que trabalha?

– Com programas de computador – respondeu Pablo, seco.

– Onde trabalha?

Pablo começou a ficar desconfortável, mas decidiu responder. Era uma pergunta simples e saciar um pouco a curiosidade do pai poderia encurtar aquela conversa sem objetivo aparente e que lhe causava uma sensação desagradável. Resolveu dar um de seus cartões de visita, com informações da empresa e contato pessoal para serviços. Assim, mostraria que ele não estava mentindo sobre o seu emprego.

Jonatan olhou e se inquietou: era no prédio ao lado de onde Amanda trabalhava. Como trabalhavam tão perto e eram tão distantes um do outro? Jonatan se controlou, respirou e manteve a calma.

– Gosta do que faz?

– É legal – respondeu, sem ânimo. Era a primeira vez que Pablo sentia que alguém se interessava por ele, buscando saber se ele estava satisfeito na vida. Era uma sensação nova e ele não sabia como lidar com isso. Rapidamente, ficou desconfiado do pai, com medo de que ele fosse lhe exigir algo ou algum comportamento.

– Você parece desmotivado com o serviço. Do que não gosta? – falou com sinceridade no olhar, o que fez Pablo se sentir mais confortável e seguro com o pai. Jonatan sabia que não se conquistava ninguém com exigências ou cobranças, mas com afeto e acolhimento dos sentimentos alheios. Ele não queria só conquistar o filho, queria saber o que se passava com ele para ajudar no que fosse possível.

Pablo ficou inquieto. Nunca tinham perguntado para ele algo do tipo. Ele não tinha uma resposta pronta.

– Pode pensar, filho... – Esperou uns minutos e falou: – Façamos o seguinte: fale do que você gosta!

Pablo começou a pensar sobre seu emprego, sobre o que fazia.

Flávia Moraes Schweizer

– Chove mulheres! – falou rapidamente e se gabando.

Jonatan entendeu isso como um grande alerta. Talvez ele estivesse buscando em mulheres algum tipo de carinho ou amor, que não sentia ter em casa, exatamente como Amanda fizera.

– Que legal – tentou ser simpático. – Isso é bom?

– Claro! – respondeu imediatamente.

– Por quê? Se importa de me explicar? Sabe como eu sou... Só namorei a sua mãe... – Ele fez tal alegação para estimular o filho a desenvolver o assunto.

Pablo não sabia explicar. Ele pensava em uma maneira de argumentar, mas não achava. Então falou:

– Ora, pai. Mulher é mulher! Qual homem não gosta?

– Verdade, filho. Mas... Pode me explicar por que você precisa de tantas? – Jonatan falava manso, mostrando total ausência de rixa ou tentativa de domínio.

Pablo o olhou com tristeza. Nunca tinha pensado nisso, apenas vivia a felicidade, como todos supunham sê-la: ter uma vida regada a sexo com várias mulheres diferentes. As palavras do pai ecoaram em sua mente, forçando-a pensar.

Jonatan percebeu que o filho ficara triste e desconfortável, motivo pelo qual se levantou e sentou-se ao seu lado. Ele pegou a mão gelada de Pablo e deu-lhe um beijo. Pablo ficou inerte, pensando. Muitas emoções gritavam ao mesmo tempo e ele não sabia o que sentia. Eram tantos pensamentos misturados que a mente ficou vazia. Jonatan ficou ao seu lado, calado, deixando o filho pensar, e mostrando que permaneceria ao seu lado por quanto tempo precisasse. Assim, passaram uns minutos, uma hora, duas horas...

Amanda acordou e os viu sentados. Com o olhar, o pai pediu que se retirasse e Amanda saiu de casa. Resolveu passar o dia vendo lojas, pesquisando preços, roupas e mobílias para o bebê.

Sofia os viu e ficou em seu quarto, reclamando em pensamento. Agora até o seu filho tinha atenção de Jonatan.

Depois de duas horas e meia, Pablo falou mecanicamente, com a voz embargada:

ABORTAR?

– Pai... Você é feliz?

– Não – respondeu rapidamente e sério. Pablo o olhou com uma cara indecifrável. Era uma mistura de medo, preocupação, falta de compreensão.

– E por quê? – questionou ao pai.

Com lágrimas nos olhos, Jonatan se esforçou para pronunciar a verdade que lhe matava a alma:

– Perdi meus dois filhos embaixo do meu próprio teto. Não conheço as pessoas que mais amo e estou com medo de tê-las perdido para sempre.

Jonatan falou isso com total honestidade e com lágrimas escorrendo pelo rosto.

Pablo ficou sem reação. Sempre vira seu pai quieto e pensava que ele estava bem. Constatou, nesse momento, que o sentimento do pai era recíproco: ele sentia falta do pai, mas nunca tinha percebido que era isso. Ele buscava prazeres na vida, tentando se encontrar e se sentir feliz, mas não achava o que faltava.

Pablo estava se sentindo muito desconfortável, como se estivesse enfrentando um monstro poderoso. O homem sempre tem que ter vários relacionamentos amorosos para mostrar que é bom e dominador, ter segurança em si mesmo, ser confiante, saber o que quer, ter planos, proteger, saber resolver tudo e guiar a mulher. Deve fazer muito sexo com o máximo de mulheres possíveis para depois "se amarrar" com uma só pelo resto da vida. Ele seguia o *script* da vida para ser um homem de sucesso e, então, feliz, o objetivo de todas as pessoas na vida.

Seu monstruoso medo era mostrar a sua insegurança e como estava perdido e insatisfeito, agindo contra as regras sociais implícitas.

Pablo abraçou o pai com toda a sua força, deixando as lágrimas saírem, descarregando o grande peso que ele tanto guardava dentro de si e escondia das pessoas. Jonatan retribuiu o abraço e sentiu a emoção do filho, tão pesada quanto

Flávia Moraes Schweizer

à gravidade do sol e tão grudenta quanto piche. Por mais de 30 minutos, ambos ficaram renovando as energias emocionais sem que uma única palavra fosse dita.

Mais renovados e aliviados, soltaram-se. O clima da sala já melhorara com isso.

O abraço é uma ferramenta muito poderosa para curar emoções, reatando a confiança em nós mesmos.

Após um suspiro, Pablo perguntou ao pai sobre Amanda.

– Não estou aqui para falar dela, filho. Estou aqui para você. Quero saber de você.

Pablo sentiu-se amado. Ele não era uma pessoa qualquer e sem importância. Contudo estava preocupado com a irmã e insistiu. Jonatan respondeu:

– Vamos falar um pouco sobre você, depois falaremos dela, pode ser?

Pareceu justo.

Pablo começou a falar, mas estava desconfortável. A mãe estava no quarto e a sua presença o incomodava. Jonatan percebeu e logo falou:

– Vamos sair para comer alguma coisa. Só tomamos café até agora e precisamos nos alimentar para termos energia e criatividade para solucionar tudo isso.

Pablo olhou o pai, que já estava em pé, admirando-o. Ele parecia até uma mulher falando. Os homens que Pablo conhecia sempre queriam dar uma de macho e bruto, como que se aguentassem qualquer coisa. Jonatan falava com sabedoria, algo muito desmerecido na sociedade em que Pablo estava inserido.

Emoções e sentimentos não têm sexo. Todos somos capazes de senti-los. Também não têm idade. A qualquer momento da vida somos capazes de desenvolvê-los e percebê-los. Homens mulheres, crianças, idosos... Todos são possíveis reféns de ciúme, raiva, satisfação, inveja, alegria, rancor, tristeza, felicidade...

As emoções, que são as reações intensas e imediatas, baseadas numa interpretação já preconcebida sobre alguma situação, podem chegar a qualquer um. Os sentimentos, os quais

ABORTAR?

são sensações em relação a algo ou alguém, são construídos naqueles que os alimentam com pensamentos, mesmo que estes sejam inconscientes.

Então, basta que a pessoa, independente do corpo que tenha ou de quanto tempo este possua, aceite a emoção ou o sentimento e os alimente constantemente, para que eles cresçam. Somos todos passíveis de sentir as mesmas coisas.

O CAOS DE PABLO

Pablo e Jonatan foram a um restaurante maravilhoso, onde Pablo se sentiu bem. Com um bom ambiente e boas comidas, pai e filho passaram o dia inteiro conversando. Pablo não falava muito sobre seus sentimentos e Jonatan percebeu que ele se esquivava desse tema por vergonha.

Pablo perguntou sobre Amanda novamente e Jonatan julgou ser um bom momento para falar. Enquanto o pai contava sobre a filha, Pablo se fechava e seu semblante mostrava uma grande culpa. Jonatan era perspicaz e entendia que o filho se via como o rapaz que era o pai do bebê que Amanda gerava e que acreditava ser errado agir dessa forma. Havia culpa em seus olhos e ele temia a reação do pai. Jonatan, objetivando o bem-estar do filho, decidiu esquecer a ideia de reprimi-lo e optou por oferecer apoio para o que ele tinha necessidade.

— Filho, conte-me, o que está acontecendo. Percebo em seus olhos algo que o atormenta. Estou aqui para ajudá-lo.

Pablo estava morrendo de medo. Com certeza receberia uma grande bronca do pai. Ele já suportava várias pessoas que o detestavam, incluindo a si próprio. Mas vinda uma reclamação do pai, seria difícil demais de lidar. Ficou quieto e, com muito esforço, disse, apesar do medo:

— É que eu fiz algumas coisas erradas... — falou com o olhar baixo.

— Não tem problema filho. Vamos dar um jeito!

— Algumas coisas não são possíveis de dar um jeito... — falou com a voz quase sumindo, tamanha vergonha.

Jonatan tinha entendido: Pablo tinha tido vários relacionamentos com mulheres, com gravidezes e abortos no meio. Ele não estava ali para julgar, mas para ajudar como fosse possível.

— Se algo não pode ser revertido, então faremos o melhor que for possível!

— Talvez não seja suficiente... — falou, com peso na consciência.

— Pode não ser, filho. Mas é muito importante que façamos o nosso melhor. Não faz sentido exigir que façamos algo que não conseguimos, não é verdade? — falou bondosamente o pai.

Pablo acabara de achar um amigo. Alguém que tinha buscado a sua vida inteira, em que pudesse confiar, que o amasse e que o ajudasse em vez de desmoralizá-lo.

— Pode contar filho. Qual é o problema? — falou Jonatan com carinho e segurando a mão do filho.

Pablo receou. Tinha extrema vergonha, mas Jonatan permaneceu firme com sua mão e seus olhos carinhosos.

— Bom... — começou a falar sem jeito... — Tem uma moça.

— Que bom, meu filho! — falou o pai animado, tentando motivar o filho e acreditando que Pablo estivesse apaixonado, mas sem coragem para assumir o relacionamento.

— Ela está grávida...

Jonatan ouvia atentamente. Por um momento suspirou, fato que foi interpretado como negativo por parte de Pablo. Jonatan manteve-se quieto, tentando pensar. A família estava crescendo rápido e sem planejamento, o que causava medo e espanto. Ele resolveu pensar na criança e na moça, questionando:

— Você gosta dela?

— Ah... ela é legal – falou sem graça.

— Serei mais direto: você quer ficar com ela?

Pablo não respondeu e Jonatan entendeu que isso era um não. Jonatan percebia algo estranho no filho, havia muito mais nessa história.

— Filho, conte-me. Não é isso o que te aflige. Conte-me tudo! Não vou te recriminar. Vou ajudar a buscar ajuda e soluções, porém preciso saber o que se passa.

ABORTAR?

Sentindo-se amparado, em vez de julgado, Pablo começou a puxar o grande fio, cheio de nós e mais nós, em cima de outros nós, que guardava em seu peito:

— O nome dela é Paula. Saímos algumas vezes e ela engravidou. — Nessa hora, Jonatan teve o impulso de criticar, alegando a necessidade de camisinha, mas conteve-se. Viu que o filho estava em apuros e críticas não resolveriam nada e o fariam recuar. — Fiquei assustado. Não quero casar com ela! Então, parei de vê-la.

Sim, era outro Ricardo no mundo. Aquele rapaz que Jonatan tinha crucificado por ter engravidado a sua filha agora era o mesmo que ele queria ajudar. A vida nos prega peças para que possamos aprender a não ficar julgando os outros sem que conheçamos suas histórias.

— Então vamos achá-la. Vamos falar com ela e buscar uma solução que agrade o máximo possível os envolvidos — falou Jonatan.

De onde tinha saído aquele senhor com tanta sabedoria e amor? Por que ele não tinha aparecido antes? Teria evitado muitas confusões... Pelo menos ele apareceu. Antes tarde do que nunca!

Pablo se sentiu mais aliviado por ter apoio, mas seus olhos continuavam cabisbaixos.

— O que foi filho? Pode contar, vamos resolver isso também.

— Esse é mais complicado — alegou.

— Não tem problema. Vamos fazer o melhor que podemos — disse o pai, confiante.

— Tem outra moça... — O pai suspirou, pensando que havia mais bebês a caminho.

— O que há com essa moça?

— Bem... Nada — falou Pablo com tristeza.

— Então, qual é o problema?

— Exatamente esse! Não há nada! — falou Pablo enérgico. — Eu queria que tivesse... — disse, cabisbaixo.

O pai ficou reparando no filho. Sua tristeza tinha motivo: Pablo se apaixonara, mas tinha feito algo ruim e carregava um culpa muito pesada, além de não estar com a tal moça, que enchia seu peito de satisfação, motivação e positividade quando ao seu lado.

— Está apaixonado por ela?

— Não! — falou rapidamente, elevando a voz, tentando mostrar controle sobre si.

— Filho... Se apaixonar não é ruim nem é crime. É bom! Nos faz bem, nos faz sentir vivos, nos anima e nos motiva!

Era tudo o que ele sentia quando estava com a sua doce musa.

— É... Mas já aconteceu há um tempo... — tentou desconversar.

— Não importa quando aconteceu. Permanece com você até hoje, então não é passado, e sim, presente. Ela é importante para você. Vamos falar sobre ela!

— Já faz anos... — falou Pablo desmotivado.

— Mas talvez vocês possam fazer com que os próximos sejam diferentes. Quem sabe não ficam juntos?

— Ela nunca vai me perdoar! — falou sem pensar, demonstrando a grande culpa que carregava.

— Filho, preciso saber o que aconteceu para que eu entenda. Conte-me!

— Pai, ela é a garota mais incrível que existe! Linda, esperta, espirituosa, perfeita!

— Então, o que houve de errado?

— Bem... Ela engravidou.

Mais crianças! Quantas seriam no total? Jonatan se esforçou para não se queixar e manter-se focado no filho.

— E então?

— Pai, não tinha como eu cuidar dela ou da criança! Eu estava com 25 anos, Amanda e mamãe aos berros em casa, você com o seu inseparável telefone... Eu tinha acabado de conseguir um emprego, ela tinha acabado a faculdade, mas não tinha um emprego ainda. Não tinha como cuidar deles! — falava tentando se defender de uma acusação, que vinha de sua própria consciência, e acreditava que o pai fosse agir como tal.

ABORTAR?

— Então... Você deixou a mulher que amava para se virar sozinha com o seu filho?

— Claro que não, "né" pai! Nós... — ficou envergonhado — fizemos um aborto.

O coração de Jonatan quase parou com tamanha revelação. Não só sobre o aborto, mas saber que se ele não tivesse ignorado os filhos, possivelmente poderia brincar com seu neto naquele momento. Não tinha como voltar no tempo e desfazer isso, como Pablo tinha alegado. Ele tentou manter a calma para pensar e absorver todas as informações que estava recebendo e falou:

— E depois, filho?

— Tentamos ficar juntos, mas não conseguimos. Sempre que olhávamos um para o outro, uma raiva nos dominava, misturada com culpa, ressentimento e acusações. Ela via em mim o homem que mandara matar o filho dela, enquanto eu via a mulher da minha vida infeliz por minha causa. Eu não conseguia olhá-la, sabendo que era o motivo de seu padecimento. Então nos afastamos.

Jonatan processava tudo o que ouvia. Não era prudente sair falando asneiras. O melhor era pensar com calma.

— Desde então eu comecei a sair com amigos e pegar mulher atrás de mulher...

— Nunca mais falou com ela?

— Não – falou secamente. — Mas eu a vejo! — continuou, com os olhos brilhando, de quem ainda está apaixonado.

— Como assim?

— Ela trabalha no prédio do trabalho da Amanda. O melhor momento do dia é quando eu a vejo entrar e sair do trabalho – falou com ar de apaixonado. – Foi por isso que escolhi e procurei o meu trabalho. Para poder ficar perto dela de alguma forma.

O filho ainda estava apaixonado, mesmo depois de cinco anos. O trauma do aborto não fora superado por ele e ele tentava fugir de si mesmo, vivendo uma vida sem objetivo, além de prazeres momentâneos, para anestesiar a dor do erro e o peso da consciência.

Apesar de risonho, nenhum sorriso era de satisfação ou felicidade; eram apenas alegrias momentâneas. O filho estava se acabando por uma culpa que não conseguia administrar.

— Já pediu desculpas a ela? — falou Jonatan.

— Desculpas?

— Claro! Consegue imaginar como ela deve ter se sentido com tudo isso?

Pablo não tinha pensado nisso. Seu medo para assumir uma paternidade era muito grande e o seu orgulho o fazia acreditar que tinha razão e não devia nada a ninguém. Ele ficou pensativo e Jonatan falou:

— Ela sabe que você está por perto? Que você fica a contemplando?

— Não. Tenho todo o cuidado para que ela não me veja. Sei que tem raiva de mim e que se me vir se sentirá mal. Não quero isso. Quero-a bem. Quero poder ver o lindo sorriso dela.

Jonatan notou que seu filho não estava apaixonado como se fosse uma paixão rotineira na vida. Ele desejava que a moça fosse feliz, mesmo que isso significasse seu afastamento da vida dela. O filho amava a jovem, de quem falava com os olhos brilhando.

Quando se aprecia a felicidade alheia mais do que as próprias necessidades imediatas ou egoístas, como o desejo de controlar alguém, é sinal de que não é paixão, é amor, aquele que dura eternamente.

Pablo não conseguiria viver uma vida sem imaginar-se com sua amada. Com certeza ele poderia fazer diversas escolhas, mas sempre pensaria em como teria sido se estivesse com quem amava. Sempre pensaria nela e desejaria a sua felicidade, alegria e sucesso.

Jonatan sabia que seria muito importante que o filho falasse com a amada, então falou:

— Vamos falar com ela. Vou com você e você vai pedir desculpas por todo o mal que causou.

— Mas pai... — tentou alegar, mostrando o seu medo de entrar em contato com ela.

ABORTAR?

Pablo tinha receio de ouvir as verdades das quais se esquivava. Ouvir a pessoa que amava falar as suas piores características, que ele próprio tentava negar por não as aceitar e por julgar serem muito negativas, seria o maior confronto na vida de Pablo. Ele não queria fazer a moça sofrer ao vê-lo, mas ouvir a sua raiva julgando-o seria mais doloroso do que tinha capacidade de suportar, motivo pelo qual tomava cuidado para que ela não o visse.

— Sem "mas". Você sabe que tem de fazer isso. Não farei por você, o erro é seu e não meu. Mas sou seu pai e irei com você. Darei a mão a você para que consiga fazê-lo!

Pablo se sentiu abençoado por ter Jonatan como pai. "Nem uma mãe faria isso", pensou. Ele não se sentiu humilhado ou exposto pelo pai. Sentiu-se acolhido, num amor que vai além dos erros.

Com o coração mais leve por desabafar e mais revigorado por saber que poderia contar com o pai, Pablo passou o dia na companhia agradável e amorosa do pai. Agora ele sabia que não importasse quais dificuldades aparecessem na vida, ele teria coragem para enfrentá-las e deixar de ser refém de seus medos.

No fim da tarde chamaram Amanda para que se encontrasse com eles, e os três foram conversar.

— Querida, seu irmão também está com problemas. Assim como vamos ajudar você, queremos a sua ajuda.

— Claro, pai! Pode contar comigo.

— Ok. Eu preciso que você ouça sem criticar, tudo bem? — pediu o pai.

— Tudo bem — falou Amanda, com certo receio.

Então, Pablo começou a falar sobre a gravidez. No início, Amanda ficou com muita raiva da conduta de Pablo, pois era a mesma da de Ricardo, o que lhe causava repulsa. Ficou calada a princípio, com o olhar de ódio, mas não se aguentou e começou a criticá-lo e xingamentos vieram logo após.

— Filha, precisamos de você! – lembrou o pai.

— Pai, estou tentando, é sério. Mas olha que absurdo!

— Filha, lembre-se que você também foi descuidada e tem responsabilidade sobre a gravidez...

Amanda virou os olhos em protesto.

— Acha realmente que eu não sei o que você passou? Acredita mesmo que não sei o quanto lutou para manter-se firme para seguir com a gestação? — disse o pai carinhoso.

Amanda não sabia disso. Ela não falara sobre seus pensamentos quando soube da gestação. Pensou que o pai nem tivesse cogitado isso.

— Quando temos medo de algo fazemos de tudo para evitar esse algo. No caso do seu irmão, era fácil abandonar. No seu, as sequelas seriam mais profundas, motivos pelo qual você provavelmente pensou bastante e decidiu por manter o bebê. Acredito que se você estivesse no lugar do seu irmão faria o mesmo que ele e o seu namorado — falou o pai com carinho.

Amanda olhou arregalada para o pai. Não tinha pensado nisso ou dessa forma. Realmente, o pai tinha razão. Ela apenas não tinha como deixar o bebê para lá, pois estava em seu ventre, mas a ideia de se desfazer do filho era exatamente a mesma que a de um homem que foge e abandona o seu filho nas mãos da mãe. No fundo, Amanda, Ricardo e Pablo pensavam apenas em si mesmos e como se esquivar do que não queriam.

— Desculpe, irmão. Ainda tenho muita raiva de Ricardo por me deixar sozinha. Então, quando lhe ouço, parece que estou vivendo o abandono de novo. Não sei lidar com isso — falou chorando. Pablo a abraçou e viu como uma mulher se sentia nessa situação: com medo, rejeitada, desconsiderada, excluída.

— Dessa vez será diferente, filha — falou, olhando-a. Ela retribuiu o olhar e continuou: — Ele não vai abandoná-la. Vamos procurá-la e cuidar da melhor forma que podemos dela e do bebê. Será seu sobrinho!

Pablo se sentia melhor. Estava confiante de que conseguiria fazer as coisas mais acertadas com a ajuda do pai e da irmã.

— Venham — falou Jonatan com os braços abertos. Ele abraçou os filhos e uma boa energia cativou os corações dos três.

ABORTAR?

Voltaram para casa e nem falaram com Sofia, a qual se dirigiu a Jonatan:

— Querido, tudo bem?

Jonatan a olhou friamente:

— Se está tudo bem? — falou com ironia.

— Sim... — Sofia disse sem graça e sentindo-se ameaçada.

— Olhe para os nossos filhos e me diga! — falou alto e se retirou.

Sofia ficou pasma com a reação do marido. Ela percebeu que os filhos não estavam bem, já que a fisionomia deles era claramente de preocupação e medo. No entanto, Sofia ainda não conseguia sentir empatia por ninguém.

Amanda e Pablo tinham problemas similares, mas eram pessoas diferentes. O pai tentava auxiliar como conseguia, agindo com uma calmaria e razão que os conduzia e os motivava a buscar soluções possíveis. Os problemas de um não eram do outro, contudo, por não terem capacidade de lidarem com tudo sozinhos, eles se ajudavam.

A semana transcorreu como o de costume. No fim de semana, Pablo e Jonatan foram se encontrar com Paula, para dar o auxílio que pudessem. Ela estava muito ressentida com Pablo, mas não tinha como cuidar do filho, o que a induziu a aceitar a ajuda ofertada, mesmo a contragosto de seu orgulho.

Paula era uma jovem com 20 anos. Seus recursos financeiros eram escassos, não estudara muito por falta de vontade e não tinha emprego. Morava com a mãe numa casa de um quarto, num bairro pobre. Ela era imediatista e impulsiva. Não se importava com o futuro e vivia de forma inconsequente.

Aos descobrir a gravidez, ficou feliz por saber que alguém a bancaria, seria dinheiro fácil. Quando Pablo sumiu, ela foi procurar alguém que assumisse a criança, mas não achou. Como já estava com pouco mais de um mês de gravidez, achou que não conseguiria mais arrumar alguém que pudesse enganar, alegando ser o pai, pretendendo, ainda, dinheiro fácil. Sem dinheiro para abortar, ela manteria a gravidez até nascer. Então ela pensaria em algo.

Paula não queria a criança. Já pensava em deixá-la no próprio hospital ao nascer e seguir sua vida normalmente. Porém, Pablo ligou e marcou um encontro, momento em que pensou que conseguiria uma pensão vitalícia.

Jonatan viu malícia em seu olhar e avisou ao filho para prestar atenção. Pablo já sabia que ela não tinha planos de cuidar da criança nem se importava com a mesma, motivo pelo qual comunicou que entraria com um processo judicial para que tudo ocorresse conforme as leis.

Isso fez Paula ficar com raiva, pois seu plano de arrancar dinheiro não conseguiria ir adiante como ela desejava. Ela não conseguiria usar de manipulações e ameaças para que Pablo lhe desse mais dinheiro quando desejasse.

Pablo custearia o pré-natal e Jonatan o aconselhou a pedir guarda compartilhada, fato que Pablo logo falou a Paula. Como ela via o filho como fonte de renda, ser compartilhado não seria uma boa opção. Sem previsão de que seus planos fossem funcionar, Paula pensou em ameaçá-lo, alegando que daria o filho e que ele não o veria mais. Porém analisou melhor e verificou que não valeria a pena. Talvez Pablo fosse dar queixa e ela não tinha nada além de sexo para oferecer, enquanto que Pablo tinha até um advogado.

Para assegurar que tudo desse certo, Pablo e Jonatan foram à casa da moça, a fim de falar com a mãe dela. Concordaram que qualquer coisa que Paula precisasse, a mãe ligaria para Pablo, que se prontificou em dar toda assistência que podia. A mãe de Paula ligaria para ele quando o bebê estivesse nascendo, para que ele acompanhasse o parto e desse assistência imediata ao filho.

Pablo estava apavorado com a ideia de ter um filho, mas com Jonatan e Amanda ao seu lado, sentia que tinha, pelo menos, força emocional e psicológica para encarar a situação e tentar fazer o que pudesse, em vez de fugir.

MUDANÇA

Finalmente, chegara o dia em que Amanda receberia as chaves. Feliz com a sua nova moradia, onde tudo seria diferente para melhor, Amanda agora tinha uma nova residência. Alegre, contou a novidade para Débora e Mônica ao chegar ao trabalho. A empolgação tomou conta do ambiente e outros colegas perguntaram o motivo de tanta alegria. Ao saberem da notícia, parabenizaram Amanda.

Muitos olhares de admiração apareceram, incluindo os de Advaldo. Com satisfação, ele via uma ótima funcionária crescer.

Amanda não apenas ganhava empatia dos colegas e do chefe. Ela ganhava confiança, que se refletia em tudo na sua vida, incluindo no que lhe competia na empresa. Amanda até dava boas sugestões para Advaldo sobre a empresa, sobre custos e pequenas alterações que tinham grande impacto no orçamento final. Advaldo apreciava muito a funcionária Amanda. Sem dúvida, ela era uma das que mais rendiam sob sua supervisão.

A festa de fim de ano na empresa estava marcada para a sexta-feira seguinte. Como Amanda já estava instalada em seu novo apartamento, Débora e Mônica tiveram a ideia de falar com os colegas de trabalho e organizaram um chá de bebê de presente para Amanda.

Assim, na sexta, Amanda teve uma surpresa ao chegar ao escritório e ver tudo arrumado para ela e seu bebê. Cartazes e decorações estavam organizados para ela. A árvore de Natal da sala, que enfeitava o ambiente, estava rodeada de presentes, dos menores aos gigantescos.

Amanda ficou emocionada e com carinho foi recebida pelos colegas, que haviam chegado antes dela, propositalmente.

Flávia Moraes Schweizer

O dia foi agradabilíssimo. Amanda conheceu a família de Marcos, como ele prometera, e viu a interação entre eles, aumentando a semente de esperança de um futuro feliz. Ela também ganhou de tudo: fraldas, roupas, sapatinhos, berço, acessórios, mamadeiras, leite, cômoda e até dinheiro diretamente, num lindo envelope, com a soma de todos que haviam contribuído.

Amanda começou a sua jornada de gravidez apavorada e sozinha. Agora, ela já tinha resolvido tudo o que acreditava ser problema, incluindo relacionamentos com o pai e irmão. Ela nunca teria imaginado que uma gravidez poderia trazer tantas boas novidades positivas.

Mas, na verdade, a gravidez não trouxera nada em si. Fora apenas a motivação para que Amanda mudasse de comportamento e resolvesse o que lhe angustiava. A cada item resolvido, mais leve, confiante e tranquila ela se sentia, o que repercutia em seu estado emocional, o qual, por sua vez, influenciava a forma dela de agir perante as situações e pessoas.

No final da festa, Amanda tinha tantos presentes que não sabia como levá-los para casa. Dois colegas que possuíam carro se prontificaram a levá-los em seus veículos para o apartamento de Amanda e rapidamente tudo estava lá. Débora e Mônica também foram ao apartamento, com a intenção de conhecer e ajudar a organizar o que fosse possível. Enquanto arrumavam, Amanda se tocou sobre um assunto: como Mônica sabia tanto sobre aborto? E aquele grupo restrito e desconhecido de mulheres que faziam a reunião? Ficou encasquetada com isso na cabeça, mas achou que não era o momento apropriado para perguntar.

Depois de horas e com satisfação por tudo estar indo muito bem na vida, Amanda estava orgulhosa de si mesmo. Ela viu a sua nova casa organizada e ficou encantada com o resultado. Débora foi embora, mas Mônica ficou mais um pouco. Mônica sentou no sofá, que tinha chegado naquela semana, com satisfação em seu semblante. Amanda se aproximou e perguntou:

— Como você sabia daquele grupo?

ABORTAR?

Mônica olhou para a amiga com admiração. Era a primeira vez que Amanda pensava sobre outra pessoa além de si. Ela sempre pedia e aceitava ajuda, mas não questionava nada, não perguntava como os outros sabiam de tais informações, sequer perguntavam sobre suas vidas. Ela simplesmente supunha que todos tinham vidas perfeitas, com ausência de qualquer tipo de complicações ou conflitos.

No entanto, uma tristeza guardada a sete chaves dentro de Mônica se manifestou fortemente, a ponto de Amanda perceber. Ela sentou-se ao lado de Mônica em silêncio, dando o tempo que a amiga necessitava para reunir coragem para falar. Depois de uns minutos, Mônica começou a falar, enquanto seus olhos se enxiam de lágrimas.

– Um tempo atrás eu engravidei... e abortei – nesse momento, lágrimas escorreram pelas suas bochechas ardentes e vermelhas, e ela demonstrava segurar seus sentimentos.

Amanda segurou sua mão e perguntou com carinho:

– O que aconteceu?

– Eu era nova, e ele também. Não achamos saída. Eu queria ter o bebê, mas ele me obrigou...

– Obrigou? – questionou Amanda, sem entender.

– Sim. Ele me ameaçou. Disse que não tinha condição de assumir uma criança. Por isso, se eu quisesse ficar com ele, teria de abortar. Apavorada com a ideia de cuidar de um filho sozinha e apaixonada por ele, eu tirei... – Mônica falava expressando seu profundo arrependimento. – Acreditava que o amava. Eu não tinha confiança em mim, em ficar sozinha...

Amanda não sabia o que dizer. Ficou em silêncio, segurando a mão da amiga.

– Tentamos ficar juntos. Estávamos apaixonados demais, mas não deu. Foi demais para nós. Então cada um seguiu a sua vida – após breve silêncio, ela continuou. – Eu tentei esquecer, mas não consegui. Ficamos juntos por um tempo, mas foi muito difícil. Tentávamos esquecer o acontecido, porém não era possível. Nós dois estávamos incomodados com a nossa

Flávia Moraes Schweizer

escolha, como se parte de nós, uma parte que não conhecíamos e que não sabíamos da existência até que abortássemos, apareceu com intensidade, causando-nos sentimentos e emoções inconvenientes e destruidoras. Não falávamos a respeito, pois sempre surgia uma briga. Então, para evitar discussões, não conversávamos. O ressentimento foi crescendo, os olhares de culpa e acusações começaram a fazer parte do nosso relacionamento o tempo todo, deteriorando-o rapidamente. Em pouco tempo não conseguíamos tocar o outro e, depois, nem olhar um para o outro. Sucumbimos a esses sentimentos, que não conseguíamos fugir nem enfrentar. Olhar para o outro era lembrar-se do que tínhamos feito, nos fazendo sentir um mal-estar terrível por aflorar tais emoções que tentávamos a todo custo encobrir, acreditando que se fizéssemos isso, ficaríamos bem. Portanto, queríamos nos afastar, para evitar essa sensação negativa. Eu fiquei muito mal. Busquei ajuda psicológica e achei esse grupo, do qual participo até hoje. Ainda não consigo me lembrar disso tudo sem ficar arrasada. Ainda estou tentando me recuperar, me perdoar e aceitar o que não posso mudar. É muito difícil, por isso não queria que você passasse por isso. – Respirou fundo e prosseguiu. – São coisas que só pensamos que podemos passar quando de fato passamos por aquilo. Ninguém pensa sobre a culpa e arrependimento que podem surgir depois. Muitas pessoas não sentem, mas a maioria sim. Se eu apenas contasse a minha história você falaria: "Comigo não será assim, pois não tenho escolha". Sei disso. Eu pensei isso! Todas as mulheres do grupo também pensaram. Por isso que eu a levei para ouvir outras tantas mulheres com histórias parecidas, para que você visse que esse é o comum, o normal de quem aborta. É raridade alguém esquecer, ignorar ou não levar nenhum sentimento negativo em relação a essa escolha. A maioria se arrepende em pouco tempo, outras levam meses e, outras, anos. Mas chega um dia na vida que você começa a se questionar sobre as escolhas e a vida que fez, momento em que esse arrependimento chega inevitavelmente para aquelas que fugiram de si mesmas por muitos anos. Eu queria convencer você em vez de dizer o que é "certo" ou "errado". Queria que você visse o futuro que pas-

ABORTAR?

saria se escolhesse fazer o aborto. Felizmente, você está com o seu menino aí, crescendo e com saúde. Eu penso no meu sempre que fico sozinha... – Mônica falava triste. – Como teria sido? Eu estaria brincando com ele agora... Provavelmente, eu não teria o emprego de agora, mas isso não importa. Com certeza, eu estaria viva e com meu filho. A vida seria difícil, com poucos bens materiais, mas, pelo menos, meu coração estaria inteiro e eu não me sentiria esse trapo humano, esse vazio tão grande. Quando não pensamos num futuro distante e mantemos um pensamento muito imediatista, normalmente fazemos escolhas que afetarão negativamente um futuro mais distante... Escolher abortar é uma dessas atitudes imediatas: é não pensar nas consequências em longo prazo, é focar-se apenas no agora. Mas o futuro chega...

Amanda não sabia o que falar. Agora ela entendia o motivo de Mônica ser tão direta a ponto de parecer ser grossa, mas, ao mesmo tempo, mostrar carinho, tentando ajudar. Ela guardava uma revolta dentro de si e acabava por cuspi-la nos outros através de suas ásperas palavras. Amanda percebeu que Mônica agia conforme gostaria que alguém tivesse agido com ela, prestando assistência e dando motivação.

Amanda abraçou a amiga, que chorava em silêncio. Depois de um minuto, disse:

– Você pode até ter errado no passado, mas olhe só: você aprendeu, me ajudou e está ajudando ainda! Você ajudou a salvar a vida de um bebezinho, que está aqui – e pôs a mão da amiga sobre sua barriga, que se mexia conforme o bebê se revirava, explorando o seu pequenino corpo.

Mônica abriu um sorriso, em meio às lágrimas. Realmente, era verdade: ela tinha salvado uma vida. Ela suspirou e sentiu um pequeno alívio em seu coração, algo que tanto buscara durante os anos.

– Qual o nome que ele terá? – perguntou Mônica, um pouco mais animada.

– Não sei. Nem pensei nisso, na verdade. – Depois de uns segundos, falou: – Qual você escolheria se fosse seu filho?

Flávia Moraes Schweizer

Os olhos de Mônica, que estavam focados na barriga de Amanda, levantaram-se e olharam diretamente para os olhos dela, brilhando com alegria.

– Se fosse menina, seria Cláudia. Se fosse menino, seria Renato.

– São lindos! Então olhe, você está fazendo carinho no pequeno Renato!

Mônica chorou de alegria com essa homenagem. Ela se sentiu querida e agraciada. O peso da culpa se dissolveu em grande parte e parecia que sua vida estava tendo um recomeço positivo. Agora ela se sentia mais em paz consigo mesma. Essa constatação, de saber que salvou alguém, e a homenagem, foram os presentes mais saborosos de sua vida. Mônica foi para casa tranquila, como não se sentia havia tempos. Seu sono foi calmo e agradável e até Carlos, que morava com a noiva, percebeu que ela estava diferente, para muito melhor, como que se flutuasse.

Amanda já estava morando em sua nova residência, que tinha um ar harmônico e confiante, que renovava as suas energias.

No dia seguinte, Jonatan e Pablo foram visitá-la. Sofia não quis ir e ficou resmungando que o marido não estava em casa. Eles passaram a um dia agradável com Amanda, enquanto ajudavam a organizar o apartamento, fazendo comida, limpando e arrumando. Todos estavam contentes com tantas novidades boas.

Pablo usava daquela experiência para aprender que nem tudo estava perdido, como tinha alegado. Talvez fosse trabalhoso se preparar para ter um filho, mas parecia não ser um bicho de sete cabeças com acreditava ser. Sua irmã estava mandando muito bem: já tinha um lugar melhor, o enxoval estava pronto e Jonatan estava com ela. Seu coração teve as esperanças renovadas e o medo de ser pai foi diminuindo.

O Natal foi no apartamento de Amanda, momento em que Sofia conheceu onde a filha estava morando. Ela entrou com cara fechada, contrariada por suas expectativas de ver a filha pior que ela na vida não terem sido realizadas. Ao ver o belo apartamento, uma inveja gigantesca tomou conta de

ABORTAR?

Sofia, que olhava tudo com ar de reprovação, mas não achava nada para criticar.

Como era possível, sua filha, mais nova que ela, com uma gravidez indesejada e sem marido, estar melhor na vida do que a mãe? Era muito injusto isso! Amanda tinha um bom emprego, gostava do que fazia, ganhava bem e agora morava melhor que os pais, além de ter a atenção e o carinho de Jonatan. Sofia sentiu-se traída e injustiçada. Passou a festa toda com a cara amarrada, mas não reclamou verbalmente.

Jonatan já tinha dado um ultimato a ela quando soubera da gravidez da filha: se não fosse para ajudar, então que não atrapalhasse. A postura de Jonatan após saber sobre a filha foi tão abruptamente alterada e firme que Sofia não conseguia mais convencê-lo a nada. Ela se sentia traída por ele, por não "estar ao seu lado".

Jonatan por outro lado, não tinha escolhido ninguém em detrimento de outro. Ele estava dando assistência tanto a Amanda quanto a Pablo. Ele apenas parou de ignorar os fatos que aconteciam com seus filhos e pôs-se a ajudá-los.

Sofia tentou se vitimizar algumas vezes, na tentativa de conquistar a atenção do marido, mas Jonatan não caiu mais em sua atuação. Ele via que Sofia não tinha do que reclamar, não tinha problemas a resolver além dos que ela mesma criava. Jonatan parou de dar corda às chantagens disfarçadas que Sofia fazia e passou a falar abertamente. Ele, certamente, ajudá-la-ia se ela quisesse, mas não era isso o que ela desejava. Como ele não via que Sofia precisasse de algo mais concreto, não gastava tanto tempo com ela.

Jonatan tinha percebido que, quando ignorava as brigas entre mãe e filha, Sofia ganhava. Quando Amanda argumentava e Sofia sentia-se perdida, colocava Jonatan no meio para que ele ficasse contra a filha, como se fosse um aliado da mãe contra a filha. Era assim que ele reagia, pois acreditava que fazia a briga acabar mais rápido e não queria enfrentar Sofia.

Tudo mudou quando percebeu a necessidade de seus filhos e o rumo que estavam tomando. Sua vontade de cuidar dos seus filhos era muito maior do que o medo de enfrentar a esposa e conviver com brigas em casa, motivo pelo qual passou a confrontá-la.

VOLTANDO AO PASSADO

Jonatan acompanhava os filhos, mantendo-se informado de tudo.

O comportamento da jovem Paula alertava um sinal dentro de Jonatan. Algo lhe dizia que a moça não ficaria com o filho, mesmo que ela não alegasse isso.

Esse tipo de sensação que as pessoas têm sobre as outras e que não sabem de onde surgem, o que significam e que muitas vezes sequer conseguem identificar, tem um motivo. Muitas pessoas sentem um mal-estar inespecífico, uma desconfiança ou uma antipatia por alguém sem motivo aparente, mas isso nada mais é do que o inconsciente processando as informações que recebe. No caso, era o cérebro de Jonatan interpretando os sinais que Paula enviava.

O seu inconsciente processava tudo, mas a parte consciente não. Essa pequena parte recebia o resultado do processamento, que era a desconfiança que Jonatan sentia. O inconsciente dele absorvia e analisava o comportamento de Paula. A forma de agir, palavras usadas, tom de voz, forma de olhar, a velocidade da respiração, expressão no rosto... Tudo isso era uma coletânea de dados que Paula dava.

Em vez de Jonatan fazer como estava habituado e que muitas pessoas faziam, de escolher ignorar tais incômodos incompreendidos, ele resolveu prestar mais atenção para tentar saber o que provocava tal reação nele e descobrir o que significava.

Paula, por sua vez, conseguia controlar uma parte mínima de seu comportamento, assim como a predominância das pessoas, tendo-o quase todo dito por seu inconsciente, o qual revelava os seus pensamentos mais profundos e sentimentos, motivo pelo qual não se dava conta de quantas coisas falava sem

Flávia Moraes Schweizer

que uma palavra fosse pronunciada. Ela também sentia algo na presença de Jonatan, mas não sabia identificar o quê. Ela ficava inquieta e com medo, como se ele fosse uma ameaça. Na verdade, o inconsciente dela interpretava as reações de Jonatan dessa forma, já que Jonatan transparecia a sua desconfiança em relação à moça. Assim, ela tentava esconder algo, mas o inconsciente dele percebia o que era e reagia com a linguagem corporal. Isso tudo, essas sensações "sem motivo", nada mais eram do que ambos "conversando" inconscientemente.

Paula não tinha gostado da ideia de que Pablo quisesse participar da criação do filho. Sua intenção era viver com a pensão que ele pagasse, coisa que seria muito reduzida se ele participasse ativamente dos cuidados para com o filho. Descontente com a falha de seu plano, resolveu armar contra Pablo, acreditando que ele era o motivo do seu insucesso. Assim, ela levaria a gravidez até o fim, mas deixaria o bebê no hospital e não avisaria Pablo. Dessa forma, ele perderia a criança de vista e não conseguiria rastreá-la. Para Paula, isso soava como uma vingança contra ele, por acabar com os planos dela. Ela imaginava que ele ficaria arrasado com tal acontecimento, já que estava prezando pelo filho.

Parte de Jonatan percebeu isso, motivo pelo qual tratou de falar com a mãe dela quanto a essa desconfiança em relação à moça e deixar claro a preocupação dele e do pai da criança que estava para nascer, em saber o paradeiro de Paula.

Após uma conversa séria expondo tudo isso, a mãe da moça deu a sua palavra que falaria de Paula, para assegurar o bem-estar do bebê e a assistência paterna.

A mãe de Paula não compartilhava da mesma visão de sua filha. Ela era uma mulher simples e não era orgulhosa ou ambiciosa como a filha. Ela compreendeu o que Jonatan falava e entendeu a sua preocupação. Realmente, Paula dava alguns sinais de que não se importava com o bebê e seu comportamento mostrava que estava para fazer algo contra Pablo.

A mãe de Paula queria o melhor para a criança, embora não se importasse a ponto de querer cuidar dela. Ela era desa-

ABORTAR?

pegada em relação ao futuro neto, mas queria que ele crescesse bem. Ela sabia que a filha era meio "desnaturada", pensando somente nela mesma e apenas no presente, como se o futuro não fosse chegar. Ela tinha um relacionamento turbulento com a filha devido ao choque entre as personalidades e as brigas eram constantes. Cansada do trabalho constante e do jeito da filha, ela preferia ignorar seus problemas, incluindo o bebê em formação.

Ela sentiu que Jonatan e Pablo se importavam com a criança e, portanto, cuidariam dela. Assim, ela rapidamente aceitou e considerou apropriada a ajuda deles, já que Pablo também era responsável pelo bebê.

Como se Paula tivesse uns 5 anos, a mãe vivia tentando corrigir os problemas que a filha criava, incluindo a gravidez. Ela não queria um bebê em sua casa, via a criança como inocente na história e Jonatan como um responsável, que teria capacidade de resolver o problema. Foi quase que um trato entre pais que estavam tentando resolver a brigas dos filhos, como se estes estivessem disputando um brinquedo na hora do recreio.

Jonatan resolveu falar com o filho sobre sua desconfiança, para deixá-lo de sobreaviso.

— Filho, acredito que devemos ficar de olho em Paula. Algo me diz que ela não ficará com a criança, então acho que devemos preparar a casa para receber meu neto.

Pablo ficou assustadíssimo. Como uma mãe não vai ficar com o seu próprio filho? Haveria a chance de ele ser pai solteiro? Isso nem existia!

Pablo ficou fora de si por dias, pensando no assunto. A ideia de pagar uma pensão já não era agradável, contudo, criar um filho era ainda pior. Como cuidar de uma criança? De um bebê recém-nascido? Ele não sabia nada! Não sabia como segurar, como fazer mamadeira ou trocar fraldas. "São coisas que mães sabem", pensou, acreditando que as mães, de alguma forma, sabiam como cuidar de um bebê antes de tê-lo.

Como passou a semana muito calado, Jonatan se prontificou a iniciar uma conversa:

— O que está havendo, filho?

— Estou pensando sobre o que você falou... Sobre cuidar de um bebê e sozinho... Não tenho como fazer isso, pai! — falou, atônito.

— Com essa experiência você pode imaginar o que se passou com sua irmã... ou com a sua ex-namorada... — disse o pai, estimulando que Pablo pensasse sobre a outra pessoa responsável por gerar uma vida.

— Mas pai, é diferente! Elas são mulheres! — argumentou Pablo. — Elas nasceram para isso, então sabem o que deve fazer!

— Acredita mesmo nisso?

Pablo estava para confirmar rapidamente sem sequer pensar a respeito, quando olhou para o pai, que estava sério. Então resolveu analisar a ideia.

Se as mulheres não sabem como cuidar de um bebê, como aprendem?

— Pai... Elas aprendem a cuidar de um bebê?

— Claro! Você realmente acredita que alguém nasce sabendo as coisas?

— Pensei que soubessem... Sempre ficam encarregadas de fazer isso...

— Não acha que pode haver outro motivo para que elas fiquem incumbidas dessa tarefa? — perguntou Jonatan, forçando o filho a pensar.

— Que outro motivo seria?

— Você deixaria um bebê, que não tem capacidade de cuidar de si mesmo, largado num canto para morrer?

— Credo, pai! Claro que não! — falou Pablo horrorizado.

— Então o que faria?

— Eu cuidaria da melhor forma que eu pudesse, ora!

— Então, é exatamente isso o que elas fazem. Na falta de alguém melhor para cuidar da criança, fazem o melhor que podem, cada uma dentro de sua capacidade.

ABORTAR?

Pablo ficou pensativo. Acabara de descobrir que ninguém nascia sabendo ser mãe, mas que aprendia no dia a dia, cuidando do filho.

— Pensei que fosse o tal do instinto materno, do qual tanto se houve...

— O instinto materno é similar ao paterno: é comoção por outro, é a compaixão por alguém, é a preocupação com outra pessoa além de si. É uma semente de amor. Com o tempo, com o cuidado e carinho, essa semente brota e cresce. Ao longo da vida vira amor, crescendo sempre.

Pablo ficou encantado com tamanha sabedoria do pai.

— Como sabe disso, pai?

— Homens e mulheres não são tão diferentes assim, meu filho. Foi o que senti quando vocês nasceram. Eu queria cuidar de vocês, senti uma emoção incrível ao vê-los no mundo, ao poder segurar vocês. Vocês chegaram como dois dependentes maravilhosos na minha vida e eu quis cuidar de vocês. Não existe milagre e não se ama alguém repentinamente. Amor é construção diária e o tempo todo. Hoje amo mais vocês do que quando nasceram... Sei que me afastei nos últimos anos. Eu me arrependo disso e se eu tivesse reparado que a minha ausência emocional era sentida por vocês, com certeza eu teria mudado antes. Mas não percebi. Foi só agora que me dei conta e farei de tudo para reconquistar vocês!

Quanta sabedoria guardada dentro de uma pessoa tão simples e quieta!

Pablo sentia o carinho do pai e suas palavras foram revelações muito profundas.

— Filho, lembre-se uma coisa: você não está sozinho! Tem a mim e a sua irmã – falou, animando o rapaz. – Pense só: vai ser legal! Você vai ser pai e sua irmã, mãe. Vão poder criar os filhos juntos, se ajudando!

Dentro dessa perspectiva, não parecia um fardo tão pesado.

Pablo ficou pensando muito sobre as palavras do pai sobre a previsão do futuro e sobre como tantas mulheres passavam por aquilo rotineiramente. Como conseguiam? Como tinham tanta coragem, força e bondade para poderem cuidar de alguém sem terem apoio?

Pablo passou a olhar as mulheres com outros olhos, admirando-as.

Depois de alguns dias se questionando tanto sobre esse assunto, pensou na ex-namorada. Como será que ela tinha se sentido? Ele jamais se importara com isso, apesar de amá-la. Seu medo era paralisante e não conseguia pensar em outra coisa quando soubera da gravidez. Então ele ignorou todos e tudo, focando somente em tentar se livrar do que lhe causava tanto pânico. Será que era isso que levava as mulheres a abortarem? Pânico?

Ele começou a pensar sobre isso com mais delicadeza e a explorar mais o assunto, o que lhe causava um grande mal-estar e muitas lágrimas por tristeza, porém, algo mudava em seu coração, criando mais empatia em relação às pessoas. Esse legado seria a sua maior riqueza e herança para a vida, plantando em si mesmo sentimentos mais carinhosos, leves e prazerosos.

Pablo mudava rapidamente a sua personalidade, com tantos desafios, os quais eram motivadores, para atualizar a sua forma de pensar e perceber o mundo.

No final do mês de janeiro e vendo o filho mais tranquilo em relação a tudo o que ocorria, Jonatan voltou-se para Pablo:

— Filho, é hora de falar com a moça de quem gosta. Depois que o bebê nascer, você terá pouco tempo e será pior deixar pendente.

Pablo sabia que o que o pai tinha razão, mas seu coração batia forte e acelerado quando pensava na doce amada, a qual permanecia em sua mente rotineiramente. Ele ficou em silêncio, abaixou a cabeça e aceitou:

— Vamos. O que preciso fazer? — falou, cabisbaixo.

ABORTAR?

O pai ficou orgulhoso do filho. Apesar do medo, ele enfrentaria e resolveria tudo para seguir com o coração um pouco mais leve.

Pablo imaginava a reação da mulher por quem era apaixonado. Apesar de imaginar tanta negatividade e xingamentos que estavam por vir, ele não estava realmente preparado. Será que alguém um dia ficaria? Além disso, ele tinha um sopro de esperança dentro de si, que o convencia de que ela voltaria com ele e que poderiam superar juntos, seguindo felizes. Isso Jonatan previa por ver o olhar apaixonado do filho. Quem está apaixonado quer ficar com a sua paixão, alimentando sempre um sopro de esperança.

Enfim, Jonatan e Pablo marcaram um dia e foram aguardar a saída da tal moça após o serviço. Pablo estava muito ansioso, com as mãos tremendo e suando enlouquecidamente. Seu coração batia tão rápido que parecia que sairia pela boca. Seu estômago estava embrulhado e uma sensação de que estava para desmaiar o acompanhava:

— Pai, não estou bem – alegou, tentando convencer o pai de irem embora e deixarem para outro dia.

— Filho, eu sei que você não está se sentindo bem, porém, quanto mais adiarmos, mais difícil será para você e mais mal-estar sentirá. Vamos enfrentar isso juntos. Estou aqui com você!

Sentindo-se sem opção, Pablo contava os minutos para completar 18 horas e 10 minutos, momento em que ela saía do prédio. Quando o relógio mostrava 18h09, Pablo sentiu ser o pior momento de toda a sua vida. Nada se comparava àquela espera infinita que fazia o seu corpo ganhar vontade própria. Com esperança de vê-la, momento mais agradável do dia, misturando com a ansiedade de falar com ela, tão temido por ele, o relógio marcou 18h10.

Jonatan segurou a mão de seu filho:

— Vamos conseguir! Eu sei que você é capaz e estarei aqui para ajudar!

Flávia Moraes Schweizer

Pablo respirou fundo e aguardou. Os minutos foram se passando e justamente naquele dia ela estava atrasada. Pablo começou a pensar que talvez ela não tivesse ido trabalhar naquele dia, pensamento que o levava a reconsiderar a opção de falar com ela outro dia. Entretanto, também o fazia ficar preocupado se ela não estava bem, o que angustiava seu peito.

Jonatan segurou firme a mão do filho, mantendo o foco.

— Calma, filho. Talvez ela tenha ido ao banheiro, ou esteja esperando o elevador. Às vezes, isso acontece. Vai dar certo! — Tentou acalmar aquele que se desmantelava em aflição e preocupação.

Quando o relógio marcou 18h20, a doce moça apareceu acompanhada de duas outras. Para a surpresa de Jonatan, uma das moças era a sua filha Amanda. Com pontos de interrogação na mente, manteve o seu propósito:

— Vamos, filho – falou, com calma.

Pablo respirou fundo, mas suas pernas não saíram do lugar. Jonatan puxou Pablo pela mão e foram em direção às moças. Suando mais do que nunca, Pablo parou diante das mulheres, mantendo-se calado. Sua mente tinha várias coisas a dizer, mas sua boca não se mexia.

— Pablo, o que faz aqui? – falou Mônica, com tom agressivo.

— Oi, querida – falou gentilmente o pai. – O meu filho precisa lhe falar algumas coisas. É muito importante para ele. Por favor, ouça-o.

Amanda e Débora não estavam entendendo nada.

— Vocês se conhecem? — questionou Amanda para o irmão e a amiga.

— Sim – falou Mônica enraivecida por conta do seu sentimento de repulsa por Pablo.

Ela não queria mais vê-lo e lutava para não pensar nele, mesmo que sua mente teimasse em fazê-lo constantemente, algo que não compartilhava com ninguém.

Débora sentiu que o assunto seria pesado e que era particular, motivo pelo qual convidou Amanda para tomar

ABORTAR?

um lanche numa cafeteria. Amanda queria ficar e saber tudo, mas entendeu o olhar de Débora. Com certeza, ela saberia posteriormente sobre o assunto em questão e que, naquele momento, apenas colocaria mais lenha na fogueira com tantas perguntas e inquietação.

Elas foram e Amanda não conseguia pensar em outra coisa além do irmão e a amiga conversando. O que teriam para falar? Por que o pai estava junto? Por que Mônica o recebera com tanta raiva? Débora tentava acalmar a amiga com conversas e assuntos diversos, mas era em vão. Deixou o silêncio se manifestar e assim permaneceram durante todo o tempo que ficaram no estabelecimento.

Enquanto isso, Pablo gaguejava e suava como nunca em sua vida, tentando direcionar as palavras para a sua princesa rancorosa.

— Mônica... Quero lhe dizer algumas coisas... — começou a falar, apertando fortemente a mão do pai.

— Não temos o que conversar, Pablo — falou Mônica, secamente.

— Querida, sinto por isso – disse Jonatan. – Sei que meu filho errou e ele precisa muito da sua bondade em ouvi-lo. É realmente muito importante para ele – falou, manso.

Mônica suspirou e tentou manter a calma. A presença de Pablo a fazia relembrar tudo de novo o que ela tanto buscava esquecer. Todos os sentimentos que tinham sido contidos na época em que haviam estado juntos surgiram com uma ferocidade atroz, como que derrubando tudo pelo caminho. Ela queria ser uma pessoa tranquila, guardá-los e agir de forma calma com as pessoas, e isso a fazia acreditar que estava superando. Entretanto, quando ficava sozinha, apenas com sua mente, as lembranças voltavam como uma imensa bolha de ar que sobe das profundezas do oceano e cria uma agitação por todos os lados na superfície.

Apesar de tanto sentimento negativo guardado, havia uma atração muito forte por Pablo, o único homem por quem tinha se apaixonado. Como explicar essa repulsa e atração pela mesma pessoa ao mesmo tempo? Ela não sabia, apenas sentia. Ela queria ir embora, mas seu coração batia forte, com algum tipo de esperança intensa.

Parada, ela olhou para o rapaz e aguardou que falasse. Jonatan olhou para o filho, dando-lhe motivação, soltou sua mão e se afastou, para que tivessem privacidade. Jonatan ficou a uns metros de distância, para não interferir, porém ficou visível para mostrar o seu companheirismo e apoio ao filho. Assim, Pablo começou:

— Mônica... Ainda penso em você constantemente...

— Devia ter pensado nisso antes! — alegou ela, com raiva.

— Por favor, deixe-me falar – disse, cabisbaixo e com lágrimas nos olhos.

— Ok. Fale – Mônica disse secamente.

— Quando estávamos juntos a minha vida estava completa. Quando você me contou da gravidez, eu pirei. Não sabia o que fazer, estava apavorado! Achei que a única opção que tínhamos era fazer o que fizemos. Depois disso, ficou difícil olhar para você...

— Ficou difícil para você? E eu? Como acha que eu me sentia quando olhava para o assassino do meu filho?

Pablo desabou: chorou tanto que não tinha forças para ficar em pé e se ajoelhou. O bolo de palavras que tanto tinha guardado fora solto e tudo saía de sua boca sem nenhum tipo de controle:

— Eu sinto muito! — gritava o rapaz. — Eu não sabia o que fazer! — Ele chorou muito, até não ter mais lágrimas para sair.

Pablo se levantou e falou muito, aliviando a pressão emocional que tinha por ter se recriminado por tanto tempo. Ele alegava que tinha ficado com medo, que não sabia o que deveria ter feito. Contou como fora para ele o tempo que ficaram juntos e depois de se separarem, mas, principalmente, ele se defendia, alegando que não sabia o que deveria ter feito, embora aceitasse a culpa pela decisão deles.

ABORTAR?

Mônica estava séria e rígida. Ela já tinha sofrido tanto e ainda sofria, culpando Pablo por tudo, a ponto de achar que ele não sentisse nada, alimentando o seu pensamento intrínseco de vítima. Seu coração acreditou nas dores do moço, mas sua amargura a levou ser impiedosa. Enfim, ele respirou, recuperou as forças e se levantou:

— A pior parte de tudo era vê-la. Ver que a mulher que tanto amo sofria e que eu era a causa de tanto padecimento...

No coração de Mônica aflorou um amor inimaginável, tão forte que conseguiu vencer a barreira da amargura e transparecer em seu olhar e em sua face, pois já não tinha mais o semblante tão fechado. Pablo continuou, enquanto olhava para baixo, sem coragem de confrontá-la.

— Eu queria demais fazê-la feliz, mas não sabia como. Achei que se não falássemos sobre o assunto, as coisas se resolveriam com o tempo. Mas aqui estou eu: depois de cinco anos de silêncio, tudo está exatamente igual! A diferença é que tudo ficou latente, adormecido, durante esse tempo, mas nada foi resolvido. Penso em você até hoje e tenho sonhos em que nós três estamos juntos... — Nesse momento, ele chorou mais uma vez.

Mônica estava comovida. Não era nada disso o que supunha acontecer com ele. Ela pensou que ele estivesse bem com tudo e estivesse curtindo a vida masculina, com relacionamentos breves e fúteis, posicionando-se como vítima de toda a situação.

— Eu não conseguia mais ver a sua infelicidade – continuou, após respirar e se acalmar. — Sempre que a via infeliz, eu sentia uma faca entrando no meu peito, uma dor que só piorava cada vez que a via. Uma dor que não curava e que gangrenava. Uma dor de saber que eu era o responsável por tudo de ruim que estava acontecendo. Eu não consegui sobreviver assim e via que você também não suportava me olhar. Foi por isso que falei para nos separarmos. Achei que, sem mim, talvez você tivesse uma chance de ser feliz de alguma forma.

Mônica estava com a garganta embargada. Jamais tinha imaginado que ele sofria e sentia que ela fora recusada por ele quando ele terminara o relacionamento com ela.

Flávia Moraes Schweizer

— Era muita coisa para suportar. Tentei ter outros relacionamentos, me focar no trabalho, sair com amigos... Tudo parecia ir bem, mas quando voltava para casa, o vazio voltava, me lembrando de tudo e algo muito errado tomava conta de mim. Eu não sabia o que era. Vivi assim pelos últimos anos, até meu pai me ajudar. — Um breve silêncio se fez.

Mônica não tinha palavras a dizer, pois tudo ia contra o que pensava. Ela o culpava por tudo e acreditava que ele não se importava com nada daquilo, alimentando a sua visão de vítima, da qual não estava disposta a abrir mão. Enquanto seu orgulho alimentava esse ponto de vista, seu coração ia à direção contrária, conduzindo-a a perdoá-lo e voltar a tê-lo em sua vida. Seu coração sabia que ótimos momentos poderiam existir, mas dependia dela escolher qual ponto de vista seria o seu guia.

Mônica se apegou ao ódio por Pablo, cultivando-o por cinco anos. Esse sentimento estava enraizado dentro dela e aliviava a sua consciência de saber que também fora responsável pela perda do filho. Por tais motivos, ela escolheu ignorar seu coração e ser dura com o rapaz. Então ele continuou:

— Na verdade, eu vim até aqui para pedir perdão por ter sido tão imaturo e pelo meu erro, pelo qual pago até hoje. Se eu pudesse pegar a sua infelicidade para mim para que você pudesse ficar bem, eu já a teria pegado! — O coração de Mônica batia forte, mostrando a ela a sua piedade, bondade e empatia. — Se eu pudesse voltar no tempo, com certeza faria tudo diferente. Eu me esforçaria para fazer as coisas certas e nosso filho estaria aqui. Sinto muito!

Mônica não falou nada. Ela estava inerte, paralisada. Duas lágrimas escorreram, uma de cada olho. Sua garganta estava travada completamente. Ela tinha imaginado milhões de vezes vê-lo de novo e que cuspiria todo o seu rancor sobre ele. Com certeza, ele rebateria as acusações com outras e brigariam, novamente. Ela não tinha pensado sobre a possibilidade de acontecer o que estava ocorrendo: ele pedir desculpas e reconhecer a sua parcela de responsabilidade. Como odiar alguém assim?

ABORTAR?

A sua base era o ressentimento, que não era recíproco. Sentimento alimenta o próprio sentimento, seja em nós ou em outros. Pablo não tinha alimentado o seu ódio, agindo com agressividade ou acusações, coisas que Mônica estava pronta e disposta a receber e responder com mais agressividade e acusações. Ele apareceu com arrependimento, sinceridade e sofrimento. Mônica se viu em Pablo. Ambos viviam sentimentos similares, mas cada um na sua, sem contato.

Como ela permaneceu calada e sem reação, Pablo deu-lhe um beijo na bochecha, tentando demonstrar seu afeto e arrependimento, e se distanciou, indo em direção ao pai.

Nada tinha saído conforme havia imaginado. Por semanas, Pablo ensaiara um discurso para aquele momento, mas a presença da moça tinha um poder enorme sobre ele, fazendo-o experimentar sensações novas que o dominaram. A sensação do amor e da culpa sentida por Pablo era muito grande e ele não se controlava. Apenas falava tudo o que sentia, sem qualquer restrição ou filtro nas palavras, mostrando a veracidade de cada expressão usada.

Essa honestidade mexeu com Mônica, impossibilitando-a de ignorar o que via e voltar a se prender na visão em que Pablo era o vilão.

Ao sentir aquele beijo, algo aconteceu em Mônica que ela não sabia explicar. Seu coração bateu tão forte que todo o seu corpo foi irrigado com o calor do amor que corria em seu sangue. Depois de três segundos, seu corpo gritou:

— Pablo!

Ele parou, olhou para ela e ela estava correndo em sua direção. Num abraço forte, eles se entrelaçaram e choraram juntos, como se tivessem se procurado por décadas. Jonatan olhou aquele momento sublime de amor e se retirou, mandando uma mensagem para o filho, dizendo que ia para casa. Ligou para sua filha, encontraram-se onde ela estava e foram para casa. Amanda estava aflita e Jonatan não falava nada, com uma expressão de paz em seu rosto, deixando Amanda confusa. Depois de uns instantes, ela não se conteve:

Flávia Moraes Schweizer

— Pai, o que aconteceu?

— Tudo ao seu tempo querida – falou, amorosamente.

Amanda não gostou da resposta, pois ansiava saber, mas confiou na tranquilidade do pai. Ela estava com a cabeça tão focada em Mônica e Pablo, que nem se dera conta de que tinha entrado no carro com o pai, apesar de seu apartamento ser por ali. Jonatan segurou a sua mão, acalmando-a. Eles foram para a casa de Jonatan esperar por Pablo, para garantirem que ele estava bem.

Enquanto isso, Mônica e Pablo se beijaram ardentemente. Sem nenhuma palavra a mais, seguiram para um motel, desesperados para curtir a presença um do outro. Entre beijos, abraços e carícias, fizeram amor, algo de que nunca mais tinham desfrutado desde o seu afastamento.

Eles tinham sexo em suas vidas, mas não com a plenitude que tinham quando eram eles dois. Um sentimento muito profundo os ligava e fazia o sexo ser completamente diferente a ponto de se saciarem completamente e se fundirem ao universo.

Sexo por sexo é motivado pelo tesão corporal, de origem fisiológica. Quando se aprecia a outra pessoa e não apenas o seu corpo, há outras conexões, como a mental e a emocional. Numa espécie de efeito sinérgico, elas se misturam e se potencializam, fazendo o sexo com a pessoa que se ama muito mais prazeroso e satisfatório, saciando mais áreas, de maneira mais intensa e com efeitos mais duradouros.

Pelos momentos seguintes, tudo estava encaixado na vida: não havia ressentimento ou briga, apenas uma ligação muito forte que os levava a desejarem ficar juntos sempre.

O telefone de Mônica tocou, chamando-a para a realidade. Era Carlos, preocupado com o atraso da noiva. Mônica se deu conta do que fizera: como tinha sido capaz de trair Carlos, que era um homem tão maravilhoso, que a tratava tão bem? Uma culpa imensa atingiu seu peito, fazendo-a ficar desesperada, sem ar e chorar.

ABORTAR?

Pablo viu a sua doce Mônica e rapidamente foi abraçá-la, enquanto perguntava o que tinha acontecido:

— Não toca em mim! — gritou Mônica.

Pablo não entendia nada. Tinham acabado de matar as saudades e agora ela estava sendo tão agressiva.

— O que houve? — falou, preocupado.

Mônica não respondeu. Ela se vestiu e foi embora sem dizer nada. Pablo não entendeu: eles estavam bem e, de repente, ela tinha ido embora.

Fazer amor com Mônica tinha sido interpretado por Pablo como fazer as pazes e voltar com o relacionamento entre ambos, porém, a nova atitude de Mônica demonstrara que não era isso o que estava acontecendo. Ele ficou triste com isso. Pensou que Mônica estivesse ainda muito ressentida com ele e definitivamente ele não queria fazê-la infeliz. Então optou por não tentar fazer contato e manter aquele momento divino guardado em sua mente, como o seu último momento de felicidade.

Pablo não sabia que Mônica tinha um relacionamento romântico e conjugal. Acreditava que ela estivesse descompromissada e livre para ficar com ele. Portanto, o comportamento dela, de se afastar novamente, mostrava que ela não queria uma reaproximação, apesar de o coração dizer exatamente o contrário.

Mônica se sentia a pior pessoa do mundo. Algo dentro dela a controlou e a levou até os braços de Pablo. Eles tinham vivido momentos incríveis, porém a culpa da traição de seu noivo era pesada demais. Quando Pablo tentou abraçá-la para confortá-la, ela o culpou por tê-la feito trair Carlos, motivo pelo qual reagiu com tanta fúria com Pablo.

Como Mônica não se controlou em relação a Pablo, responsabilizou-o por "seduzi-la", culpando-o por seu comportamento, que julgava ser errado.

Nervosa, foi para casa. Sua vontade era de não voltar, mas não tinha para onde ir e sabia que deveria cuidar de seu relacionamento com Carlos, já que tinha apoio, carinho e estabilidade, coisas que ela tanto prezava.

Pablo chegou em casa num misto de alegria e tristeza. Feliz por ter tido mais um instante com Mônica e triste por saber que esse momento não se repetiria.

Amanda logo se dirigiu ao irmão, querendo saber sobre o que tinham falado e o que tinha acontecido, mas Jonatan segurou a mão dela, deixando que Pablo passasse sossegado pela casa, até chegar ao quarto.

— Filha, deixe seu irmão sozinho. Ele tem muito que pensar.

— Mas eu quero ajudar – alegou a moça.

— Eu sei. Mas não é hora para isso. Quando ele estiver pronto dará sinais de que podemos nos aproximar.

Amanda não entendeu o que o pai queria dizer, mas aceitou. Não encheria a cabeça do irmão com perguntas.

Sofia, enquanto isso, olhava tudo de longe. Via que os três estavam se dando bem e a deixando de fora, o que a magoava demais. Resmungava em sua mente, já que Jonatan tinha lhe dado o aviso para não incomodar ninguém.

Desejando se aproximar do marido, ela sentou-se no sofá em frente à Amanda e Jonatan. Olhar para a barriga de Amanda fazia a inveja e a raiva crescerem fortemente. Com muito custo segurou as palavras negativas dentro de si.

Jonatan, percebendo o esforço da esposa, levantou-se e sentou-se ao seu lado, segurando a sua mão, o que fez Sofia olhá-lo com surpresa e carinho. Esse olhar foi retribuído por Jonatan e Sofia relaxou, curtindo aquele momento em que um calor relaxava todo o seu corpo, enquanto os três assistiam à televisão.

Depois de um tempo, Jonatan se levantou e disse, olhando para a filha:

— Querida, vamos? Vou levá-la para casa.

— Tudo bem, pai.

— Você vem também? – falou, olhando para Sofia.

ABORTAR?

Sofia achou estranho. Ela não queria ficar perto da filha, porém seria um momento em que poderia ficar com o marido. Contrariada por ter de ceder para ficar com ele, agindo contra o que estava habituada, Sofia respondeu:

— Vou sim.

Jonatan abriu um leve sorriso para Sofia, a mulher que tanto amava, e Sofia se sentiu querida por uma fração de segundos. Talvez não estivesse tudo perdido, pensou ela, inconsciente.

Sofia manteve-se em silêncio o caminho todo, assim como Amanda. Jonatan estava feliz pelas duas darem uma trégua e, pela primeira vez, não havia um clima de hostilidade, apenas estresse por estarem as duas se sentindo contrariadas e tensionadas.

Ao chegar ao apartamento de Amanda, ela logo falou:

— Dê notícias, pai.

— Não se preocupe, querida. Saberá tudo quando ele estiver pronto para contar. Não apresse.

Eles se despediram e Jonatan voltou para o carro, onde deu um beijo na testa de Sofia. Ela ficou surpresa e maravilhada. Sentiu que tinha atenção de Jonatan. Ela se esforçara para conseguir um assunto neutro ou positivo, algo totalmente fora do seu padrão de vida, para forçar uma conversa com o marido. Com tranquilidade e alegria, ele participou da conversa e chegaram bem em casa. Aquela foi uma noite tranquila para eles, mas, para Mônica, estava apenas começando.

MÔNICA E CARLOS

Mônica chegou em casa e foi direto para o quarto, fugindo de Carlos. Ele estava preocupado com a noiva e ela vai para o quarto sem explicação? Ela não era assim. Ela chegava falante e alegre, mas estava fugindo dele. Com certeza, algo muito sério tinha acontecido.

Ele foi para o quarto atrás dela, perguntando o que tinha acontecido. A boca de Mônica alegava que nada tinha ocorrido, mas seu corpo relutava para segurar o segredo, deixando claro que ela mentia.

— O que aconteceu? — perguntou Carlos, firme e preocupado.

— Já disse que nada — falou raivosa e fugindo do enfrentamento com olhar.

— Claro que alguma coisa aconteceu! Você chegou três horas depois do comum, não mandou mensagem nem ligou! O que foi?

— Já disse que nada! — falou gritando.

— Então, você ficou três horas a mais no trabalho, conversando, foi isso?

— Foi! Qual é o problema?

Carlos sabia que era mentira. Toda a linguagem corporal de Mônica demonstrava isso e a prova foi ela aceitar a sugestão dele como desculpa. Ela queria esconder algo e não sabia como mentir. Sempre fora sincera e mentir não era o seu forte. Para evitar uma briga, que eles não estavam prontos para lidar, Carlos foi para a sala ver televisão. Depois de duas horas, tomou banho e se deitou.

Mônica já estava deitada, porém acordada, fingindo dormir para evitar Carlos. Sua mente borbulhava por entre lembranças

Flávia Moraes Schweizer

e ansiedade pelo noivo, enquanto sentia uma mistura enorme de emoções. Já eram 2 horas da manhã quando resolveu levantar para tomar um remédio para dor de cabeça, a qual estava explodindo. Seus olhos não fechavam para o sono e decidiu ficar na sala, sentada no sofá, no escuro.

Ela tentava relaxar, pensar em coisas boas e paisagens bonitas, porém sua mente cismava em voltar para Pablo e Carlos.

Carlos era perfeito: inteligente, próspero e amigo. Ela se sentia segura com ele. Ele não merecia ser traído ou sequer ser maltratado. Ele era a solução de seus problemas e um parceiro na vida. Contudo, a imagem de Pablo não saía de sua mente desde que o conhecera. Apesar de imaturo, assim como ela, ele tinha o poder de mexer com os seus sentimentos mais profundos. Ele conseguia levá-la ao paraíso, enchendo seu coração de nobreza, alegria e bondade, e à perdição, fazendo-a pensar em atrocidades para que ele pagasse pelo que tinha feito. Como uma só pessoa tinha esse poder de ativar os dois lados extremos de Mônica? Será que era isso que as pessoas queriam dizer com o amor e o ódio caminham lado a lado?

Mônica clamava por amor, por voltar a sentir aquela satisfação em estar com Pablo. No entanto, a vida com ele era uma mistura, alternando entre momentos de amor e brigas infernais, devido à imaturidade emocional de ambos. Ela não queria isso. Queria apenas a parte boa, apenas o amor, a paixão que os levava ao paraíso em segundos. Sem conseguir sobreviver às partes difíceis do relacionamento com Pablo, separaram-se. A fim de evitar viver essa tragédia novamente, procurou alguém mais sólido e estável. Não tinha amor como era com Pablo, entretanto, não havia aquelas brigas pesadas que tinha com o ex-namorado. Por que não podia ficar com o melhor de ambos? Não seria justo com Carlos. Ele era bom demais e merecia uma moça boa ao seu lado.

Mônica tinha amor por Carlos, algo que muitos entendem como amor fraternal. Ele era seu amigo e ela o admirava bastante. Já por Pablo, era uma paixão que a dominava.

ABORTAR?

Com medo de viver maus bocados com Pablo de novo, escolheu permanecer com Carlos. Era a opção mais sensata, pois lhe proporcionava maior segurança e estabilidade emocional, a qual é a fonte de estabilidade para as demais partes da vida. Decidiu esquecer o encontro com Pablo e apagá-lo de sua mente. Viveria uma vida feliz e tranquila com Carlos.

Apesar da escolha feita, era uma escolha impossível: como apagar da memória se não temos controle sobre o que lembramos e o que esquecemos?

Os dias se passaram muito lentamente para ela. Mônica não conseguia olhar para Carlos e fugia dele o tempo todo. No trabalho, não conseguia se concentrar. Amanda foi perguntar a ela o que tinha acontecido, mas Mônica fugiu.

Débora chegou perto dela, que já estava se distanciando para evitar contato, mas Débora foi ágil e a abraçou com muito carinho e por bastante tempo. Após 30 segundos de abraço, Mônica não resistiu. Débora pediu uma folga para o chefe, justificando que Mônica não estava bem, e ambas saíram do trabalho cedo e foram para a casa de Débora, onde Mônica desabafou tudo.

Mônica já esperava bronca ou contestação de Débora, o que, na verdade, era o seu próprio julgamento, e ficou aguardando-a falar. Débora se manteve calada, com seus olhos de carinho:

— Não vai reclamar nem criticar? — falou Mônica, cabisbaixa.

— Não preciso. Sua consciência já está fazendo. Está fazendo com tanta intensidade que você acha que eu vou lhe recriminar.

Mônica olhou para Débora, apreciando aquele momento de carinho e sabedoria profunda. Ela esperava que os outros fizessem com ela o que ela mesma faria com os outros. Mônica fugia das pessoas por medo de ser repreendida, quando, na verdade, estava tentando fugir de seus próprios pensamentos e julgamentos.

Débora a abraçou por um tempo, depois ficou sentada ao lado da amiga. Preparou um lanche, ofereceu e comeram, tudo em silêncio. Mônica apreciava aquela paz que Débora passava: sem recriminação, sem julgamentos, sem palavras ofensivas

Flávia Moraes Schweizer

ou negativas, sequer um olhar reprovador, mas com a sua presença marcante de amor incondicional. Mônica sabia que não importasse o que fizesse ou os erros que cometesse, Débora a acolheria sempre, tentando ajudar sempre.

Assim, sem mais nenhuma palavra mencionada, despediram-se e Mônica foi para casa. Chegou cedo e mais tranquila. Carlos ainda não havia chegado. Mônica ficou deitada na cama, olhando para o teto e pensando. Estava mais tranquila por saber que alguém a amava apesar de seus erros de caráter e se pôs a pensar sobre como solucionar tal conflito.

Carlos chegou e a viu deitada na cama. Deu-lhe um beijo na testa e foi para a sala. Esse comportamento foi muito importante para Mônica, que sentiu o afeto dele juntamente com seu respeito, já que ele dava o espaço e tempo de que ela precisava, sem forçá-la a falar ou esperando uma determinada atitude dela. Que homem fantástico ele era!

Quanto mais ela o via como boa pessoa, pior se sentia, pois se comparava com ele. Como ter coragem para contar o que fizera? E se ele não a quisesse mais? Como lidar com a situação de ver uma pessoa por quem tinha tanta estima sofrer por suas ações? Nesse momento, a imagem de Pablo veio à sua mente e ela se conectou: era exatamente isso que ele sentia quando estavam juntos, após a decisão de não terem o filho. Agora Mônica estava começando a entender o que se passara e ainda se passava com o homem por quem era apaixonada. Agora estavam conectados novamente, mas pela compreensão através da experiência, em vez de ser pelo rancor.

O medo de sofrer o que ainda sofria a conduzia a escolher ficar com Carlos. No entanto, uma atração que não conseguia controlar a levava sempre até Pablo, pelos pensamentos e sentimentos intensos. Mônica queria deixar de sentir tudo isso para poder ser realmente feliz ao lado de Carlos, mas não achava uma maneira de se livrar de tais sentimentos ou de dominar a sua mente para que não mais pensasse em Pablo.

Ela tinha ignorado e sufocado tais sensações emocionais por anos em vão, já que permanecia com Pablo em sua mente.

ABORTAR?

Será que viver assim a levaria a esquecê-lo, já que tentara por anos sem sucesso? Provavelmente não, porém era a única coisa que sabia fazer para tentar evitar senti-las.

Mônica permaneceu no quarto, pensando e calada. Sem falar nada naquele dia, jantou, tomou banho e foi para a cama dormir.

Carlos entendia que algo se passava com a noiva e que ela não se sentia pronta para falar o que era. Prezando pelo respeito e pela confiança, escolheu dar o tempo que ela precisasse para colocar os pensamentos no lugar, para, então, se comunicar.

Ele sabia que, às vezes, as pessoas passam por situações incômodas, com muitas informações ou novidades ao mesmo tempo, a ponto da pessoa ter de parar a sua vida para processá-las. O medo, por não saber como reagir, muitas vezes leva a pessoa a agir estranho, fugindo de todos e de tudo, buscando calma para poder pensar e refletir, comportamento essencial para buscar uma forma de sintetizar uma solução, a mais adequada possível.

Por vezes, o medo estimula a pessoa a tentar negar os acontecimentos, buscando uma fuga para evitar todo o processamento emocional e elaboração de pensamento, já que tudo isso é custoso, por exigir tempo e concentração. Além disso, é comum que a pessoa tenha de rever os seus conceitos até então existentes, tendo de elaborar outros novos e romper com crenças que a conduziam até o momento. Isso é algo que somente pessoas muitos confiantes ou totalmente desesperadas fazem, pois requer que nos libertemos de ideias que nos guiaram até aquele momento, ou seja, é necessário reformular a nossa essência, a nossa base, a nossa personalidade e forma de ver e perceber o mundo. Fazer tal mudança dá medo, insegurança e fere o orgulho, fatores pelo qual a maioria posterga ao máximo fazê-la.

Muitas vezes, as pessoas não conseguem processar tantos dados recebidos e sentidos ao mesmo tempo, criando uma confusão interna, que causa um mal-estar emocional tão grande que, por vezes, somatiza-se tudo, a ponto de desenvolver sintomas físicos. Na tentativa de fugir dessa sensação, busca por anestésicos emocionais, evitando todos e tudo que as fazem se lembrar da situação que vivem: suas emoções e pensamentos. Muitas escolhem agir como Pablo, buscando afeto de colo em colo. Outros fazem viagem atrás de viagem. Há quem goste de beber álcool para apreciar os bons efeitos dele, outros preferem fazer compras, enquanto há quem busque trabalhar mais para focar em outro assunto.

Carlos acreditava que havia confiança entre ambos o suficiente para que pudessem falar abertamente sobre tudo, sendo essa mais uma razão para deixar Mônica com seus pensamentos.

Duas semanas se passaram sem que Mônica falasse nada. Com sacrifício, ela o cumprimentava, porém sem olhá-lo. Ela já estava mais calma, porém sentia muita insegurança. Não sabia o que fazer nem o que aconteceria, e isso a deixava com medo.

Carlos percebeu que ela estava mais tranquila, porém ainda carregava muito peso dentro de si. Algo que tinha acontecido a deixava com extrema vergonha e a matava por dentro.

Nas duas semanas seguintes, Carlos tentou confortar Mônica, com conversas rotineiras e carinhos, mostrando o seu companheirismo. Contudo, sempre que era carinhoso, Mônica se afastava. Ela se sentia suja e não queria contaminá-lo com a sua podridão, como se julgava. Sempre que ele agia com carinho, ela se sentia humilhada, por se sentir rebaixada e não ser tão boa quanto ele.

Essa sensação era muito ruim para ela e, para evitá-la, passou a evitar Carlos, que estimulava essa reação negativa nela.

Carlos percebeu o afastamento dela, o que começou a preocupá-lo: se ela fugia do companheiro, devia ser algo grave. Assim, depois de mais de um mês após a chegada atrasada de Mônica em casa, num sábado, Carlos a chamou para conversar. O dia estava lindo e convidativo para um passeio, porém para eles seria um dia de trevas.

Sentado no sofá após tomar o café da manhã, Carlos aguardou a noiva se levantar e tomar o seu café da manhã também.

ABORTAR?

Chamou-a para se sentar no sofá, desligou a televisão, olhou para ela e perguntou:

— Há semanas você chegou em casa perturbada. Achei que você precisasse pensar e a deixei confortável para tal. Há pouco mais de duas semanas você têm me evitado. O que está acontecendo, Mônica?

Mônica ficou sem reação. Ela não tinha superado todo aquele turbilhão de emoções que a fazia pensar em milhares de coisas diferentes ao mesmo tempo. Ela tinha imaginado ficar bem para depois contar, pois assim passaria confiança ao noivo. No entanto, ele pedia uma explicação.

Como ela permaneceu calada, ele falou novamente, dessa vez, mais enérgico:

— Fala, Mônica! Não importa o que seja, vamos resolver!

Ouvi-lo dizer aquilo fazia o seu coração doer. Saber que está para matar, emocionalmente, alguém importante, é uma tortura numa escala maior do que a crueldade humana. Carlos começou a ficar irritado por não ter uma resposta. Ele era uma pessoa pacífica, de forma geral, mas impulsivo, tal como Mônica.

— Fala, droga! — gritou. – Fala de uma vez! — gritou, levantando-se e gesticulando muito.

— Eu dormi com outro! — ela falou em desespero e desabafando, já com lágrimas escorrendo pelo rosto.

Por uns três segundos houve silêncio:

— Como? — perguntou Carlos, querendo comprovar o que ouvira.

— Eu... eu... — Mônica tentava repetir, mas seu julgamento sobre si mesma era tão atroz que a fez acreditar ser errado e, portanto, devia ser reprimido. Assim, não conseguiu falar novamente.

— Você dormiu com outro? Foi isso? — Carlos falou lentamente, processando a informação, enquanto olhava fixamente para Mônica, com muita raiva.

Mônica olhou para Carlos, chorando. Sua reação já era a confirmação. Carlos não sabia o que pensar. Ele simplesmente saiu de casa sem dar uma palavra e Mônica chorava em agonia.

Carlos estava muito nervoso e abalado. Sua noiva não confiava nele para contar que estava apaixonada por outro. Que tipo de companheirismo era aquele, sem confiança? Ele estava profundamente irritado com a situação. Mônica o enganara? Estaria apaixonada por outro e não tinha contado? Isso respondia muito sobre o comportamento dela de não aceitar as carícias provenientes dele.

Carlos passou o dia sozinho pensando, pensando, pensando... Ele não queria acreditar naquilo e uma vontade súbita de ir embora apareceu. Talvez, refazer-se em outro lugar fosse o que ele precisasse para colocar as ideias no lugar. Ele não conseguia pensar sobre voltar para casa e ver Mônica em sua frente. Dormir na mesma cama que ela, nem pensar!

Carlos era uma pessoa que costumava ter uma reação exacerbada ao receber uma notícia que ia contra suas crenças, mas, posteriormente, analisava com calma e tomava uma atitude mais favorável e conveniente, visando a um futuro melhor. Todavia suas emoções nunca foram tão intensas como naquele momento. Ele chegou a ter medo de voltar para casa e bater em Mônica de tão alterado que estava. Por não desejar isso, Carlos foi para o aeroporto e comprou uma passagem aérea, de um voo que já estava para decolar. Ele mandou uma mensagem para Mônica: "Não me espere".

Ao receber essa mensagem, que já era da tarde, Mônica se sentiu ainda pior. Em sua mente, ser tão cruel com alguém bom era sinal de que ela era uma pessoa detestável a ponto de sentir repulsa de si mesma, mas sem a opção de fugir. Não era possível não se sentir, não lembrar, não ser a Mônica. O mundo dela estava implodindo e ela não fazia ideia do que fazer.

Depois de muito choro, a noite chegou e ela ligou para Débora, buscando um auxílio e conselhos, mas o telefone chamou até cair a ligação. Ela tentou mais algumas vezes, porém foi em vão. Mônica não queria falar com Amanda, por não desejar

ABORTAR?

contar sobre o irmão dela, mas o seu sofrimento era tão grande que ela aceitaria ajuda de onde viesse. Mônica foi direto ao apartamento de Amanda, tocando a campainha insistentemente, demonstrando sua agitação e ansiedade.

A porta se abriu e, para terminar de desmoronar o seu mundo, quem apareceu foi Pablo. Enfrentando Pablo com o olhar, perguntou secamente, lutando contra si mesma para não aparentar tanto tormento dentro de si:

— Amanda está?

— Não. Eu vim montar um móvel para ela – falou, tentando manter a calma enquanto percebia o estado crítico de Mônica.

— Sabe onde ela está?

— Não. Ela tinha falado que ia sair para resolver alguma coisa sobre o meu sobrinho. Como ela foi com o meu pai, sei que está tudo bem – Pablo falou, tentando conter a vontade de mostrar o seu amor por Mônica.

A forma como Pablo falou sobre o bebê de Amanda chamou atenção de Mônica. Ouvir "meu sobrinho" em vez de "o bebê dela" era algo mais íntimo e demonstrava algum afeto pela criança. Isso cativou seu coração no início, mas, em seguida, uma grande raiva se manifestou. Quando tinha ficado grávida, ele se referenciava ao bebê como alguma coisa, algo que machucava o seu coração, com 23 anos até então. Agora Pablo se referia ao feto como uma pessoa, um membro de sua família e Mônica se sentiu mais desvalorizada, uma vez que com ela havia mais distância na época.

Antes de se virar para ir embora, Pablo falou:

— Entre e beba uma água. Você não parece bem – e pegou a mão da moça e a conduziu ao interior do apartamento.

Apenas reagindo ao toque de Pablo, Mônica se deixou ser conduzida, enquanto pensava que ele tinha percebido que ela não estava equilibrada. Seus olhos deduravam a sua aflição, a qual era clara, mesmo que ela tentasse controlar seu corpo. Sentada e tomando água tentando se acalmar, Pablo pegou em sua mão com carinho, mantendo-se ao lado dela. Mônica

Flávia Moraes Schweizer

estranhou esse comportamento. Ele não era assim. Ele costumava ser apaixonante e agressivo, características que eram apreciadas por ela em alguns momentos, mas que geraram a maioria dos desentendimentos entre eles.

Após beber água, permaneceu calada, com Pablo ainda segurando sua mão. Ela recostou no sofá e aos poucos foi relaxando a postura. Suas mãos tremiam menos e Pablo apenas contemplava a sua pessoa. Embora não fosse o que ele desejasse, já que gostava de vê-la feliz, era mais uma chance de poder ficar com ela.

Depois de muitos minutos, Pablo perguntou:

— Quer mais água?

Mônica afirmou com a cabeça e ele trouxe mais um copo d'água. Ela bebeu com mais calma e ambos permaneceram em silêncio. Algo acontecia com ambos, apesar da situação de conflito. Eles se desejavam, embora Mônica não cedesse às mágoas e raivas cultivadas por tanto tempo e Pablo ainda ter intenso sentimento de culpa. Seus corações queriam se unir, mas a irritação que um estimulava no outro os afastava. Então permaneceram no meio termo: parados.

Mônica respirou fundo e uma serenidade surgiu, a ponto de criar coragem para falar. Sua aflição era tanta que ela sentia necessidade de falar tudo, de desabafar, não importava com quem. Então começou:

— Eu fiquei muito mal depois que nos separamos... Passei por maus bocados, mas um anjo apareceu na minha vida. Como mágica, ele pôs tudo no lugar. – Suspirou, enquanto Pablo fechava o rosto olhando para baixo, deprimido por ouvir que não dera a ela o que ela precisava e queria. – Ele é uma pessoa fantástica, incrível mesmo, o melhor amigo que uma pessoa pode ter! – Esta frase fez Pablo olhar novamente para Mônica, compreendendo que ela não estava apaixonada por outra pessoa. – Ele me ouve, é carinhoso, me apoia, vibra com as minhas conquistas... — Pablo ouvia tudo o que não era, o que não fazia, deixando-o novamente triste.

Mônica prosseguiu:

ABORTAR?

— Tudo estava ótimo. Vamos nos casar... — breve silêncio, enquanto Pablo a olhava com tristeza por ouvir que sua esperança de ter uma oportunidade com ela estava sumindo. — Quer dizer, não sei mais... — Novamente, uma esperança surgiu em Pablo.

Eram muitas emoções em frações de segundo. Pablo não conseguia processar tudo, porém queria dar suporte à Mônica, motivo pelo qual escolhera não criticá-la, apenas fazer tudo que pudesse para que ela fosse feliz. Respirou fundo, tomando coragem, e falou:

— O que aconteceu? — perguntou Pablo.

— Depois daquele dia fiquei confusa. Não sei o que me deu! — começou a falar rapidamente, demonstrando o seu descontentamento consigo mesma. — Não sei por que fui até você ou porque fizemos amor. Parecia que eu não me controlava, não sei! Quando Carlos ligou... — Pablo sentiu ciúme: agora o outro tinha nome! Não era mais uma fantasia, era realidade.

Ele sentia que competia com Carlos, como se fossem adversários competindo por um prêmio, que era Mônica. Com dificuldade, manteve-se firme em seu comportamento de apoiar Mônica. Ele estava traumatizado em fazê-la sofrer e faria tudo para evitar isso novamente. Mônica prosseguiu:

— Assim que eu vi a chamada dele, eu me dei conta de tudo o que tinha feito. Eu estava com outro, sendo que Carlos é uma pessoa incrível. Ele não merecia isso... — Pablo percebia o sentimento de culpa que Mônica expressava pelas palavras, ideias, voz e a sua postura reprimida. — Voltei correndo para casa e desde então minha vida está uma bagunça. Estou me afundando! Parece que estou me afogando! — falou, desabafando e chorando. Pablo rapidamente a abraçou, tentando confortá-la.

Se ela era feliz com o tal de Carlos, Pablo faria tudo que fosse possível para que eles se acertassem, mesmo que precisasse abrir mão do seu próprio coração para isso. Jamais a faria sofrer novamente e faria de tudo para que ela fosse feliz. Assim como ele tinha falado, se pudesse pegar a infe-

Flávia Moraes Schweizer

licidade dela para si para que ela fosse feliz, com certeza o faria. O silêncio se manteve e Mônica se acalmou nos braços daquele que mais a fazia se sentir querida, apesar de tudo. Então continuou:

— Não falamos sobre o acontecido até hoje. Eu não sabia como contar. Eu sou um lixo!

— De jeito nenhum! — retrucou Pablo. – Você é a mulher mais incrível que já conheci!

Mônica olhou para Pablo sem acreditar. Ele realmente ainda estava apaixonado por ela. Com medo de se envolver, ela resolveu se levantar para manter o afastamento e evitar errar novamente. Ela ia começar a se despedir, por ficar desconfortável com a situação, mas Pablo notou e puxou o assunto, tentando mantê-la mais um pouco em sua companhia:

— O que aconteceu hoje?

Pablo demonstrava interesse na situação de Mônica, não apenas em ficar com ela por algumas horas, algo que chamou atenção dela.

— Bom... — começou a falar acanhada. – Hoje ele me perguntou por que eu estava tão distante dele e calada. Não consegui segurar e falei que tinha dormido com outra pessoa... – Pablo a olhava, aguardando o final da história. – Ele surtou. Não acreditou, saiu de casa e mandou uma mensagem para eu não esperá-lo. Não sei o que está havendo com ele. Estou preocupada com ele...

— Não se preocupe, vai ficar tudo bem – falou Pablo, tentando acalmá-la.

Mônica o olhou sem acreditar: aquele não era mais o mesmo Pablo de cinco anos antes. Ele tinha mudado! Estava mais maduro, calmo, menos impulsivo e mais sereno. Seu olhar de admiração, misturado com desejo e saudade, deixou claro para Pablo que a atração que ele tinha por ela era recíproca. Sua vontade era de beijá-la insanamente, mas julgou ser mais prudente respeitar a decisão dela, de manterem-se afastados, como ela mostrara através de seu comportamento.

ABORTAR?

Mônica se sentiu constrangida com o olhar apaixonado de Pablo e de ter falado sobre a sua vida conjugal para ele. Sem jeito, alegou:

— Tenho que ir...

— Mentira! — argumentou Pablo rapidamente, num tom de descontração e com sorriso de brincadeira.

— Como? — falou Mônica mais relaxada, correspondendo com um sorriso também.

— Eu lhe conheço. Ficamos anos juntos. Sei que você não tem de ir para lugar nenhum. Você só está constrangida e quer fugir disso... — falou, olhando relaxado, mas olhando para Mônica, criando um clima harmônico e afetuoso.

Por algum motivo, Mônica se sentiu mais confortável. Pablo estava sendo amigável e respeitando-a, sem ser rude e sem tentar seduzi-la.

— Como você está, sabendo de tudo isso? — perguntou Mônica.

Pablo ficou inquieto. Não queria falar de si. Tinha medo de que Mônica se afastasse dele novamente ou que se sentisse pior, ao saber que ele não estava contente com o que ela dissera. Ficou em silêncio para evitar mentir e evitar falar a verdade, da qual era refém. Ele virou os olhos para o lado, evitando o contato direto com Mônica. Ela sentiu um clima desconfortável, que foi o resultado do julgamento de seu inconsciente, que fizera a leitura correta do que se passava com Pablo.

Seu inconsciente percebeu que Pablo não queria mentir dizendo que estava bem, mas não queria falar que estava desconfortável para que ela não se sentisse com mais carga emocional, ou seja, para que não se sentisse culpada pelo mal-estar sentimental dele. Ela notou, com isso, o esforço que Pablo estava fazendo para que não houvesse discussão nenhuma. Então Mônica falou:

— Obrigada por me ouvir. Você está mudado, está mais calmo e amigável. É bom poder tê-lo como amigo.

Flávia Moraes Schweizer

Pablo se sentiu nas nuvens com tamanho elogio. Seu coração batia apaixonado e calmo ao mesmo tempo por perceber que estava fazendo as coisas que julgava serem certas, sem machucar o coração de Mônica.

— Obrigado. Quero ser uma pessoa melhor — falou, contente e calmo. — Alguém que possa dar amor e carinho... — falou, já flertando levemente com Mônica.

Ela gostou. Sentiu-se querida e respeitada ao mesmo tempo, uma vez que Pablo tinha ficado na dele, sentado no sofá. Seu coração queria dizer tantas coisas, como a saudade que tinha, mas ela achou inapropriado e desrespeitoso com Carlos, apesar de ele não estar ali.

Pablo ficou olhando Mônica, apreciando-a, com seu olhar apaixonado e brilhante. Mônica retribuía o olhar, mostrando o que sentia sem dizer. Os dois corações se entendiam, mas não compreendiam o motivo da mente forçá-los a se afastarem, julgando continuamente que seguirem vidas independentes seria a opção melhor.

Depois de uns minutos, Mônica agradeceu a atenção e foi embora. Como já estava tarde, Pablo disse que a acompanharia até em casa. Mônica ficou com medo de passarem dos limites, pois sabia que não conseguia se controlar e isso afetaria ainda mais a sua autoestima.

— Não precisa. Vou de chamar um táxi.

— Vou com você. Faço questão – respondeu Pablo.

Mônica se sentiu sem opção e, com receio, foi com Pablo.

Pablo entendera o sofrimento dela: o coração amando dois, sentindo paixão por um e se esforçando para sentir o mesmo pelo outro, que era seu amigo. Sem querer magoar ninguém, ela não sabia o que fazer e tudo se misturava, levando-a a ter tantas dúvidas e inseguranças. Ele sabia que ela não recusaria qualquer investida dele, mas a faria ficar ainda pior depois. Portanto, a colocou no carro e entrou pelo outro lado.

Mônica estava ansiosa, com receio de ele querer beijá-la e ela corresponder, já que sabia que não conseguiria negar.

ABORTAR?

Suas mãos suavam e ela buscava algo para focar sua atenção visual. Pablo percebeu e segurou sua mão com calma, fazendo o coração dela bater forte e tomar todo o controle de seu corpo. Estava por um triz mais um momento de paixão a que Mônica não resistiria e a condenaria à penúria emocional.

Pablo, segurando a mão de Mônica, olhou-a com carinho e virou a cabeça, olhando pela janela. Assim foi a viagem até a casa de Mônica, fazendo-a se sentir cada vez mais calma.

Ao chegar, houve receio e ansiedade: ela estava em dúvida se o convidava ou não para entrar e Pablo rapidamente entendeu e falou:

— Tome um chá e descanse. Vai dar tudo certo – falou, com aparente tranquilidade.

Os olhos de Mônica brilhavam com tanto carinho e respeito que Pablo ofertava. Ele não estava se aproveitando de um momento de desequilíbrio emocional dela. Ele estava protegendo-a de criar mais conflitos internos e respeitando os limites dela.

Os olhos de Mônica já visavam à boca de Pablo, desejando senti-la em seus lábios. O coração de Pablo acelerava e desejava o mesmo, mas seu medo de machucá-la novamente gritava mais alto e o conduziu a abrir a porta de entrada do prédio para ela, dispersando o clima de atração que se intensificava.

Mônica ficou encantada com a cordialidade do rapaz e disse:

— Muito obrigada, de verdade. Boa noite, Pablo – falou com carinho.

Ouvir seu nome ser pronunciado pela voz de Mônica o fez viajar nas estrelas e sentiu-se feliz por ter feito algo certo com ela, sendo seu amigo.

Mônica entrou e Pablo surtou. Livre de plateia, ele socou a parede diversas vezes e de seus olhos escorrem lágrimas de revolta consigo mesmo. Ele estava enfurecido por "deixar escapar" a mulher que tanto desejava. Embora a quisesse bem e tivesse agido pensando no bem-estar dela, parte dele queria ficar com ela, sentir seu beijo, seu toque e seu corpo. Esse conflito de desejos fazia o seu sangue ferver.

Flávia Moraes Schweizer

Embora ele tenha agido com tranquilidade, esse choque de vontades estava aumentando a cada minuto em que estava com Mônica e ele agia sem tentar interagir de forma romântica com ela, enquanto a desejava. Ele manteve um comportamento tranquilo por acreditar que ela precisasse de alguém calmo para ouvi-la. Assim que ela se foi de sua vista, seu coração brigou com sua mente, explodindo a sua inconformidade em forma de fúria.

Bateu até se cansar. Seu sentimento era tão intenso que ele sequer sentia a dor no punho ou nos dedos. Após expor tudo o que sentia em forma de violência, chorou, aliviando o restante de suas emoções. Pablo sentou-se na calçada, tentando segurar o choro, em vão. Depois de mais de 15 minutos, pediu um carro.

Como era tarde, havia pouco movimento na rua e, quando o barulho do carro se fez presente, Mônica ouviu. Seu apartamento era virado para a frente do prédio, então ela viu a chegada do carro. Mônica viu Pablo entrando e indo embora. Saber que ele tinha ficado ali embaixo por tanto tempo fez a mente de Mônica ficar a 1 000. Por que ele tinha esperado tanto? Ele tinha esperança de vê-la novamente? Ele queria tê-la chamado de novo e não o fez? Com certeza, ele sentia algo por ela que era forte, mas não tanto para deixá-lo agir sem pensar.

Mônica ficou sentada no sofá, tomando um chá, como fora recomendado. A televisão estava ligada, mas Mônica estava mentalmente ausente. Só pensava em Pablo, na sua forma de agir e de ter ficado tanto tempo na frente do prédio. Ah, como ela queria ficar com ele sem se sentir culpada!

Mônica ficou mais tranquila com tudo aquilo. Aproximar-se daquele que nunca tinha saído de sua mente era ótimo! A forma como ele cuidara dela e estava sendo carinhoso e a respeitando estava ganhando o seu coração mais uma vez.

No passado, eles haviam tido um romance turbulento, com muitas brigas e paixões. Se estas eram boas, aquelas eram muito desgastantes. Mônica estava cansada das brigas, mas a paixão sempre a convencera de permanecer com ele. Ambos eram intensos, tanto no amor quanto na ira.

ABORTAR?

Após o aborto, a paixão havia perdido sua potência e sentimentos mais destrutivos haviam ganhado força. Quando cada um foi para o seu lado, Mônica estava decidida a não viver mais aquilo de novo, motivo pelo qual tinha aceitado se casar com Carlos, uma pessoa mais tranquila que ela, de forma geral.

A vida com ele era mais estável, sem brigas intensas, apenas divergência de ideias. Por serem impulsivos, acabavam brigando um pouco, com elevação de voz e cada um ficando na sua por uns minutos. Mas rapidamente eles voltavam a se falar e a discutir o assunto em questão com mais sabedoria e de forma menos instintiva. Por isso que, no geral, era um bom relacionamento: eles se construíam juntos.

Ainda que fosse mais tranquila a vida com Carlos, esta carecia de emoções boas e fortes, como a paixão. Mônica sentia falta disso, o que a deixava deprimida, mesmo que ninguém percebesse isso, incluindo ela própria. Sempre que a tristeza batia, ela buscava focar nas coisas boas da vida, tentando se convencer de que não estava triste ou que não tinha motivo para ficar daquele jeito. Esse comportamento a fazia fugir dessa emoção em vez de buscar entender a causa dela, para, então, com o conhecimento e criatividade, procurar uma forma de desfazê-la. Sendo assim, a tristeza permanecia guardada, em vez de se desfazer.

Mônica estava habituada a viver com emoções intensas e uma vida mais pacata era incômoda. Julgava ser melhor por não sentir as emoções negativas intensamente, porém sentia falta das prazerosas, o que lhe causava a tal tristeza, como que se tivesse em abstinência de um vício.

Como Pablo a tratara tão bem, uma calmaria estava ao seu redor, permitindo que dormisse às 4 horas da manhã, no sofá, após tanto pensar.

Pablo foi para casa. Estava muito irritado com ele mesmo por não estar com Mônica naquele momento, mas outra parte de si estava satisfeita por tê-la respeitado. Jonatan o viu chegar alterado, enraivecido, razão pela qual julgou ser melhor falar com o filho no dia seguinte, após ele descansar.

Flávia Moraes Schweizer

Amanda tinha ido para casa nesse espaço de tempo em que o irmão deixara o apartamento dela e acompanhara Mônica. Viu o seu móvel montado e ficou alegre com isso. Contudo, sentia algo estranho. O ambienta da sala estava meio triste, esquisito. Ela foi tomar um banho e se recolheu no quarto.

O dia nasceu e Amanda abriu logo as portas e janelas para o ar circular no lar. Em pouco tempo a energia da sala estava renovada e ela já se sentia bem no cômodo. Ela, agora, apreciava mais a gravidez, e seu pequeno Renato crescia com saúde.

Pablo acordou deprimido e Jonatan logo foi falar com ele. Pablo relatou o acontecido, julgando ser seu fim. Alegava não querer prejudicar Mônica e que queria ficar com ela, e cada um desses desejos eram opostos, em sua visão.

Jonatan o compreendeu e deu o seu apoio.

— Você fez muito bem, filho — falou com carinho e orgulho. — Você escolheu o amor em vez da paixão. Agora é difícil e conturbado, mas no futuro sentirá orgulho e satisfação por ter agido assim. Irá lhe render mais paz com você mesmo.

Pablo não entendeu o que o pai quis dizer, contudo, acreditou nele. Era uma forma de ter esperança de se sentir melhor num tempo que ainda estava por vir. Era como plantar uma felicidade que apenas seria colhida dali há tempos. Era preciso esperar o resultado, o que causava ansiedade e insatisfação momentânea.

Pablo passou o dia quieto, sem cabeça para outros assuntos. Sua cabeça não estava em Mônica, estava em branco. Como que se precisasse não pensar em nada para processar as suas emoções. Pablo estava mecanizado, deixando seu inconsciente analisar e lidar com tudo o que se passava dentro dele.

Mônica acordou com dores no corpo, pois tinha dormido torta no sofá, mas acordou muito feliz, como há tempos não se sentia. Estava muito satisfeita por ter apreciado Pablo, pelo carinho que recebera e não sentia culpa, já que não tinha agido de forma inapropriada. O dia não podia estar melhor!

Durante a semana, Pablo descobriu onde Carlos estava.

204

ABORTAR?

Pablo estava decidido a fazer Mônica feliz, não importasse o que ele sofreria para isso. Percebeu que Carlos era importante para ela e achou que ela se sentiria melhor se soubesse de algo sobre ele. Pablo era ótimo em informática e sabia mexer em tudo, a ponto de achar alguém ou algo. Mandou uma mensagem para Mônica, avisando o paradeiro de Carlos, caso ela quisesse fazer contato com ele.

Ela ficou surpresa: jamais tinha imaginado algo assim. Pablo ajudá-la a ficar com Carlos? O que será que tinha acontecido com Pablo? Ela ficou tão surpresa e sem compreender que nem respondeu agradecendo.

Ela ficou o dia todo com aquilo na cabeça, sem conseguir se concentrar direito em seus afazeres. Quando estava próximo ao fim do expediente, rapidamente se aprontou e foi para a rua. Ela não sabia onde Pablo trabalhava, mas tinha esperança de que o visse na rua, como no dia em que se encontraram. Ela ficou atenta e andando, tentando dispersar a ansiedade e achá-lo.

Pablo ainda a olhava sair todos os dias, mantendo a distância para não prejudicá-la e saciando a sua enorme vontade de poder apreciá-la. Ao sair, foi andando como de costume, para esperá-la. Foi, então, que a viu na calçada, aflita. Ela o viu e seus olhares se cruzaram. Respirando fundo, para mais um dos maiores desafios que encarava na vida, Pablo foi até ela e ela o aguardou.

— Oi – ele disse.

— Oi – Mônica respondeu.

Mais uma vez ficaram apenas se olhando, quando Pablo resolveu falar:

— Vai ficar por aqui? Não vai para casa? – Pablo falou tentando descontrair o clima.

Mônica saiu da hipnose de olhá-lo:

— Vou... mas... eu preciso lhe perguntar.

— Então pergunte – falou, com medo e fechando os olhos, como se estivesse se preparando para apanhar. Mônica abaixou o olhar e perguntou:

— Como descobriu sobre Carlos?

Foi inesperado para Pablo. Ele respondeu com tranquilidade:

— Eu mexo com computador...

— Você nem sabe o nome todo dele, como descobriu?

Pablo ficou quieto. Mônica entendera que ele tinha passado muito tempo buscando todas as informações.

— Obrigada – ela disse, aliviando o peito de Pablo, até que continuou. – Por que fez isso?

Pablo a olhou seriamente. Sua vontade era se declarar e pedir para que ela o deixasse e ficasse com ele, porém um amor brotava, desejando a felicidade dela, o que o motivava a fazer o que fosse possível para tal. Falar que tinha feito aquilo por amor era muito doído para Pablo. Ele tentou começar:

— Você disse que estava preocupada com ele, que ele tinha sumido... — Mas não conseguiu dizer tudo, para que ficasse claro.

Mônica entendeu o recado: Pablo fizera por amor. Ela o abraçou, agradecendo-o. Tudo se misturou em Pablo: senti-la era fantástico, porém ela fazia isso em gratidão para ficar com outro, o que partia seu coração.

Mônica foi embora desejando ficar. Pablo a olhou até que sumisse e uma lágrima escorreu. Ele sentia perder a coisa mais valiosa de sua vida, mais uma vez. Ele avistou Amanda e, sabendo que o encheria de perguntas, ele foi para casa antes que a moça o avistasse.

Mônica tinha chegado em casa e podia contatar Carlos. Por minutos, encarou o telefone, indecisa sobre ligar ou não. Carlos estava em outro estado do país, muito longe. Mônica se questionou se valeria a pena fazer contato ou não. Se ele tinha ido a um lugar tão distante, com certeza significava que não queria contato, que desejava distância. Achou mais prudente respeitá-lo e não ligar. Pelo menos já sabia onde ele estava, o que amenizou um pouco a sua preocupação. Resolveu aguardar o contato dele, que certamente ocorreria quando ele estivesse mais calmo, momento em que haveria possibilidade de uma conversa mais madura e proveitosa.

ABORTAR?

A semana transcorreu, cada um com sua rotina.

Quanto mais tempo Carlos permanecia ausente, mais os pensamentos de Mônica se focavam em Pablo. Começou a imaginar como seria a vida com Pablo, que estava tão mudado, com boas esperanças. Por outro lado, esse desejo a fazia se sentir péssima em relação a Carlos. Ele fizera tanto por ela que, dentro do ponto de vista de Mônica, fazia-a se sentir devendo algo a ele. Ela se sentia presa a ele, como se fosse a maneira de agradecer por ter sido bom com ela. Como fazer?

Pablo estava deprimido, porém estava voltando para a realidade. Parou com as saídas rotineiras e tantos relacionamentos vazios emocionalmente. O sexo com o objetivo de aliviar a tensão já não era suficiente e ele nem sentia mais vontade. Sentir o carinho da irmã e do pai preenchera parte do que ele buscava em cada noitada, garota atrás de garota.

Amanda seguia firme. Agora era momento de ansiedade para conhecer o rostinho do seu bebê, pelo qual já conseguia nutrir algum afeto.

Jonatan estava mais preocupado com o filho. Ele já estava mais consciente de si, embora estivesse deprimido. Sofia estava mais calma, aceitando o carinho de Jonatan e respeitando as suas decisões acerca dos filhos.

Sofia começou a olhar diferente para Jonatan. Ela tinha certa admiração por ele, porém isso ia contra a sua habitual maneira de interagir com as pessoas, que era através de persuasão. Isso a deixava insegura, por não saber o que o outro faria ou se atenderia aos seus desejos. Com medo de perder Jonatan, do qual achava que tinha posse até a "rebelião" dele acontecer e ficar a favor dos filhos, Sofia ficava mais quieta na tentativa de assegurar o marido sob seus efeitos, ainda que tivesse mais liberdade. Separar-se dele não seria uma opção: ele era dela e ela não aceitaria que saísse de seu domínio.

Ela acreditava que ele fosse um bobo, que aceitasse tudo sem reclamar e de fácil manipulação, motivo pelo qual optara por se casar com ele, na crença de que ele faria tudo por ela. Ela não gostava das negativas que ele dava e reclamar da vida para outros homens de sua faixa etária, como fazia no passado para conseguir atenção, já não era uma opção.

Quando nova, Sofia se fazia de vítima e seduzia homens com a sua sensualidade. Enquanto as palavras alegavam uma vida injusta, o corpo estimulava o desejo sexual, fazendo com que aqueles que a conhecessem caíssem aos seus pés, cegos para o que, de fato, ela fazia. Os homens se sentiam poderosos por ajudá-la de alguma forma ou de usar isso para atraí-la, enquanto os seus corpos a desejavam intensamente, fazendo-os dançarem conforme a música que Sofia tocava. Agora ela já estava com o corpo mais velho, longe do que fora um dia. As gravidezes haviam tido um impacto significativo, assim como o tempo dentro de casa, sobrevivendo aos dias com crianças choronas.

Sofia não sabia cativar corações, apenas corpos e desejos sexuais.

Jonatan sabia disso. Ele sabia dos casos que ela tivera enquanto já estavam juntos, mas sentia amor por ela, por mais que pareça não ter lógica. Ele queria dar-lhe afeto, carinho. Não apenas carinho corporal, como beijos e abraços. Ele oferecia carinho para o coração dela.

O amor dele por ela não diminuíra, apenas adormecera durante os anos que ela agira com extremo orgulho, afastando tudo e todos dela, através de suas imposições agressivas. Ele acreditava que conseguiria ajudá-la a se transformar numa pessoa melhor com o tempo, com amor.

Contudo um dia notou que a forma com que desejava agradá-la não tinha efeito esperado e ela permanecia impetuosa. Constatar a realidade dos filhos o fez acordar sobre a sua maneira de agir, comprovando a sua ineficácia. Ele amava Sofia, porém abrir mão de seus filhos para agradá-la já era absurdo. Nesse momento, em que decidira fazer diferente, Sofia se surpreendeu.

Jonatan permanecia tentando amolecer o coração dela, contudo, não deixaria seus filhos à mercê dela. Ele buscava um equilíbrio, uma maneira de conciliar o seu carinho por todos.

ABORTAR?

Mônica evitava falar sobre Pablo com Amanda. Com Débora chegou a comentar um pouco, mas não se aprofundou. A forma como ela a tratara lhe deu segurança, gerando mais paz.

Depois de mais uma semana sem notícia de Carlos, Mônica ligou para Pablo, marcando um encontro. Ela se sentia sozinha, apaixonada, e queria tirar as ideias da cabeça. Como ele tinha lhe dado atenção, buscou-o novamente.

Pablo a atendeu prontamente. Sabia que seria difícil ouvi--la falar sobre o noivo, porém, era melhor do que o total afastamento de sua vida. Assim, encontraram-se num sábado, no apartamento dela. Ele chegou às 10 da manhã, para passar o dia.

Mônica atendeu a campainha um pouco ansiosa e constrangida. Tinha medo do que poderia acontecer, mas não resistia mais. Seu pensamento lógico sugeria esperar Carlos e ficar com ele, mas algo muito forte a levava para Pablo. Atendeu Pablo com um sorriso forçado e sem olhá-lo diretamente, o que deu sinal para Pablo saber que ela estava sem jeito e desconfortável, nada do que ele queria.

Ele agradeceu pelo convite e entrou. Tentou começar uma conversa tranquila, focando unicamente nela:

— Como você está? — começou a conversa.

— Estou bem – alegou Mônica. Pablo olhou para ela, encarando-a com uma expressão tranquila.

— Sério que você me chamou aqui por que está tudo bem? E a sua cara? E seu tom de voz, que denunciam que você não está bem? — confrontou com descontração para aliviar o clima da conversa.

— Okey, não está tudo bem – falou Mônica, sentando-se e relaxando a postura, deixando transparecer os seus sentimentos e pensamentos pelo corpo. – Carlos ainda não ligou... — falou, triste.

— Você ligou para ele? — questionou Pablo, a contragosto de seus sentimentos primitivos.

— Não. Eu ia, mas achei que fosse melhor esperar a ligação dele, ou a volta dele... Ele ainda não deve estar com cabeça para falar a respeito e eu não quero forçá-lo. Se eu o fizer, com certeza piorará tudo – falou, mostrando o seu estado deprimido.

Pablo apenas a olhou. Não tinha nada de bom a comentar. Segurou palavras pesadas, que quase saíam com força de sua boca, convidando-a novamente para a sua vida. Ele imaginava que se ela quisesse ficar com ele, bastava falar e se separar de Carlos. Se ela o esperava, era porque certamente tinha escolhido permanecer com ele.

– Não sei como lhe agradecer... – Mônica começou a falar com o rosto voltado para baixo, mostrando o seu constrangimento. – Você vem aqui, me ouve... Não sei como está sendo para você.

Pablo entendeu o que ela tinha inferido: ela sabia que ele ainda era apaixonado por ela, que queria ficar com ela, como fora na noite que haviam ficado juntos, e ele estava aguentando ouvi-la falar sobre outro. Buscou forças para falar a verdade, mas com cuidado para não sobrecarregá-la com mais exigências de respostas.

– Estou preocupado com você – falou, olhando-a.

Mônica olhou para Pablo e eles ficaram se olhando por uns segundos. Mônica, além de ainda ser apaixonada por ele, sentia-se sozinha, combinação ideal para ceder à resistência que a impedia de ficar com ele. Assim, ela foi até ele e o beijou. Pablo retribuiu com forte paixão, perdendo a luta contra o raciocínio, que falava para ir devagar no relacionamento que tinha com Mônica.

O beijo ficou cada vez mais ardente, levando a abraços, mãos, toques, amassos, e só perceberam o que haviam feito após o sexo apaixonante. Mônica ficou novamente pensativa, cobrando-se por não ser o que achava ser correto ser. Pablo estava nas nuvens: mais uma vez pôde aproveitar de mais um momento incrível com Mônica.

Ele nem se importava que ela estivesse com outro. Bastava-lhe ter um pouco da atenção e do carinho dela. Ele estava satisfeito, apenas apreciando o instante, que parecia dar sentido à sua vida.

ABORTAR?

Pablo conhecia Mônica e viu que ela precisava conversar:

— O que foi?

Mônica estava envergonhada e resistiu à pergunta. Como Pablo ficou aguardando com paciência e sem olhar crítico e, sim, com carinho, ela foi se acalmando e resolveu falar.

— Não sei o que está havendo comigo – falou, com sentimento de culpa e tom de condenação própria.

— Está tudo bem – falou Pablo, com carinho. – Pode falar.

— Eu não sei o que eu faço... — E começou a chorar.

Pablo a abraçou, respirando fundo para manter a calma. Certamente, ela falaria do tal do Carlos, irritante assunto para ele.

— Eu achava que a minha vida estava bem, mas então você apareceu. Tudo ficou embaralhado! Eu não sei por que fui com você àquele motel. Só me dei conta depois, com o telefone tocando... Eu estava bem, estável e você bagunçou tudo! Eu estava feliz... Ou pelo menos achava isso, até ficar com você novamente e perceber que eu não era.

Pablo ouvia com alegria e tristeza. Ele não queria que Mônica se sentisse assim, porém, o que ela falava alimentava esperança em seu coração de ficar com ela.

Ela continuou:

— Quero muito ficar com você, porém tenho medo do futuro incerto. Da última vez foi terrível e não quero que aconteça de novo...

— Não vai acontecer! — Pablo reagiu imediatamente, olhando nos olhos de Mônica, dando segurança a ela.

Ela ficou sem reação. Agora só dependia dela escolher com quem ficar: com quem desejava, ou com quem se sentia em dívida? Ela não conseguia escolher. Imaginou que Carlos pudesse se apaixonar por alguém ou ter um caso qualquer, para ter desculpas para si própria para ficar com Pablo e amenizar a sua culpa, ao vê-lo não ser tão perfeito como julgava ser. Ela não queria escolher, queria que alguém fizesse isso por ela.

Mônica sabia como seria a sua vida com Carlos: tranquila, mas insatisfatória para o coração. Com Pablo seria o contrário, pois não tinha nenhum tipo de segurança. A qualquer momento eles brigariam e tudo acabaria, além de ter o rancor entre eles. Qual escolher: a certeza de uma vida sem satisfação para o coração ou a vida sem garantia de estabilidade, mas com mais felicidade?

O que movia Mônica era o medo, medo de sentir coisas negativas e intensas novamente com Pablo. Entretanto as lembranças dos maravilhosos momentos, que pareciam ser pedaços do céu, faziam falta e a levava a imaginar toda uma vida perfeita.

Pablo aguardava em silêncio e daria a ela todo o tempo que precisasse para escolher.

Eles ficaram juntos até que adormeceram.

Mônica acordou com um barulho vindo da porta, acordando lentamente. Olhou para Pablo e sua boca sorriu. Como era bom poder ficar com ele, ainda mais agora, quando ele estava bem mais amadurecido. Virou a cabeça para a porta do quarto e Carlos estava parado, olhando-os.

Mônica foi tomada por desespero de perder o bom relacionamento com Carlos e correu em sua direção. Ele foi para a sala, irritado, tentando se controlar. Mônica estava parada na frente dele, esperando que ele falasse algo ou reagisse.

O ciúme, sentimento que o fazia acreditar ser dono de Mônica, fazia-o ver Pablo como alguém queria tomar algo dele. Contudo, ele tinha ciência de que Mônica não era um objeto, mas uma pessoa, e, portanto, tinha seus deveres, como escolher o que fazer de sua vida.

Carlos respirou fundo, tentando dominar-se e não ceder ao ciúme:

— E, então, escolheu com quem vai ficar? — falou sério, sem conseguir olhar para ela.

Carlos estava frustrado, emoção que estava se tornando raiva e revolta por Mônica não ser o que ele acreditava e desejava que fosse.

ABORTAR?

— Pablo e eu... — Mônica começou a falar.

Ela sentia que era acusada, o que vinha dela mesma, e buscava uma forma de se justificar, para se defender.

— Não quero saber o nome dele! — falou Carlos, sério, e elevando a voz, fazendo Pablo acordar.

Ele se levantou e colocou a roupa, já que tinha gente em casa, e foi para a sala, enquanto Mônica tentava falar:

— Ele não é um qualquer. Nós namoramos e... — foi interrompida de novo por Carlos.

— Não perguntei a história de vocês! Perguntei se você já escolheu! — falou, levantando-se do sofá.

Mônica ficou paralisada. Ela estava com medo da reação de Carlos, medo de magoá-lo ainda mais, culpada por magoá-lo, com medo do futuro, que estava incerto, e medo por não saber o que fazer.

Pablo entrou na sala um pouco ansioso, pois, pelo que tinha ouvido, já imaginava que fosse Carlos. Ao vê-lo, um ciúme violento surgiu do "nada" e a vontade de socar Carlos foi contida a muito custo. Ele viu Carlos como um rival e isso lhe causava repugnância, que era recíproca por parte de Carlos.

Mônica não tinha contado nada sobre Pablo para o noivo, visto que queria esquecer o que tinha acontecido no passado. Carlos não fazia ideia do que estava acontecendo e não sabia da conexão que havia entre os dois. Para ele, Mônica era uma boa pessoa e, de repente, dormira com um estranho, um comportamento nada aceitável para ele. Ao viajar, Carlos pensou que sabia pouco sobre a história e estava disposto a ouvi-la para tentar entender Mônica, contudo, vê-la com outro em sua cama fora demais.

Carlos fitou Pablo e depois Mônica, falando para ela:

— É tudo seu. — E se dirigiu à porta.

— Como assim? — ela questionou.

— Tudo: casa, móveis, tudo o que você quiser. Não quero nada disso, pode ficar com tudo.

O apartamento era de Carlos, porém a sua tristeza, de se deparar com uma realidade que ele não suportava saber, era tão grande, que abriu mão de todos os bens materiais que tinha para não precisar mais ver, ouvir ou saber de Mônica. Tudo para evitá-la, para fugir dessas emoções que o assolavam e despertavam o pior dele.

Mônica ficou chocada com a reação dele. Ela sabia que ele era impulsivo e agir com tanta calma, aparentemente, era sinal de que ele não estava bem.

— Mando um advogado entrar em contado com você para resolvermos tudo. – E foi embora.

Mônica experimentava a mistura de emoções controversas: estava triste por ver Carlos infeliz e alegre por se sentir livre e "poder" ficar com Pablo sem se sentir presa a outro.

Pablo não queria perder a luta de conquistá-la novamente e a abraçou em silêncio, dando apoio para que ela se sentisse amparada. Depois de uns minutos, ele a soltou e foi pegar suas coisas para ir embora, quando Mônica foi para cima dele com um beijo agressivo. Pablo retribuiu e Mônica começou a se despir e a tirar as roupas dele também, com rapidez.

Pablo estranhou o comportamento dela, com tanta agressividade e agilidade, já que ela não era assim. O seu inconsciente entendeu que ela queria algo de bom para esquecer a dor do conflito que vivia, bem como se sentir amada, apreciada e desejada por outro para elevar a sua autoestima, a qual estava em frangalhos por se sentir culpada pelo sofrimento de Carlos. Pablo a segurou pelo rosto, olhou em seus olhos e disse:

— Acho que você precisa ficar sozinha hoje. Ligue-me quando quiser. Você sabe onde me achar. – Pegou suas coisas e foi embora.

Pablo não entendeu o próprio comportamento, tamanha inconsciência. Ele estava absorvendo as informações do relacionamento que tinha com o pai, baseado em honestidade, respeito e auxílio, sem críticas ou exigências. Mesmo que não se desse conta, o seu inconsciente absorvia muitas informações

ABORTAR?

do comportamento do pai, levando-o a se superar e agir com mais maturidade e amor.

Mônica sentia que tinha perdido os dois, que fora abandonada e rejeitada por ambos. Chorou muito, até dormir por exaustão.

Pablo chegou em casa com um semblante pensativo e Jonatan julgou ser melhor deixá-lo sozinho até o dia seguinte.

No outro dia, Jonatan falou com Pablo e ele contou-lhe tudo:

— Parabéns, filho. Agiu com respeito e tentou ajudar Mônica. Estou orgulhoso de você – falou, com carinho.

Esse elogio aliviou as emoções que Pablo carregava. Apesar de saber que tinha agido corretamente, evitando o máximo possível o desenvolvimento de mais conflitos, sentia-se inquieto por acreditar que poderia ter sido a chance de ficar com Mônica novamente.

Mônica acordou com um lindo dia em sua janela. Convidou Débora para ir a sua casa, a qual prontamente foi. Mônica contou-lhe tudo e Débora falou:

— E então, acha que vai se arrepender de fazer o quê?

Mônica não entendeu e Débora refez a pergunta:

— Quando você estiver velha, acha que se arrependerá do quê? De não ter ficado com Pablo ou com Carlos?

Mônica pensou. Carlos era o tipo de pessoa que valeria a pena a vida toda, mas a paixão por Pablo era grande demais para ser controlada.

— Se eu ficar com Carlos terei uma vida tranquila...

— Sem felicidade – completou Débora.

Mônica a olhou, percebendo a verdade.

— É... Então resta Pablo.

— Resta? Você não precisa ficar com ninguém e você sabe disso.

Mônica ficou pensativa por uns minutos e, finalmente, chegou a uma conclusão:

— Vou tentar com Pablo. Ela não sai da minha cabeça desde que nos conhecemos e se eu ficar com outra pessoa Pablo persistirá em minha mente. De quê adianta ficar com uma pessoa querendo ficar com outra?

Débora a viu com carinho. Sua amiga tinha conseguido tomar uma decisão.

— Ainda bem, Mônica, pois Carlos não é mais uma opção.

— Como assim? — perguntou Mônica sem entender.

— Você disse que ele saiu e que você poderia ficar com tudo. Isso significa que ele não quer ter contato com você... nem para brigar por bens materiais.

Mônica entendera a profundidade de mágoa que Carlos tinha. Se ele não queria mais vê-la, a pior coisa que ela poderia fazer era entrar em contato com ele. Certamente, deixá-lo esfriar a cabeça para talvez, no futuro, conversarem, era a melhor opção no momento.

Durante a semana, Mônica ficou na sua, sem falar nada, mas a cada dia que passava, uma alegria e uma liberdade cresciam dentro de seu peito. Ela falaria com Pablo, de que queria ficar com ele no fim de semana e estava confiante de que tudo daria certo agora.

Amanda já estava no período final de gravidez. Com tudo pronto, a ansiedade começava a crescer a cada dia. Estava preocupada com Mônica, que fugia de sua presença. Sabia que não queria falar a respeito de seu irmão. No início ficou louca para saber o que era, mas a ansiedade acerca dela e do irmão foi diminuindo e ela foi focando no trabalho e no bebê, que já estava quase pronto para chegar.

MÔNICA E PABLO

Mônica chamou Pablo para ir a sua casa novamente no fim de semana. Com alegria e um sorriso lindo o recebeu, que já deduraram o que contaria a ele. Assim que ela fechou a porta, Pablo a beijou loucamente, cheio de saudade e tesão, sendo retribuído. Sem palavras, foram para o quarto, onde fizeram amor apaixonadamente.

Pablo se sentia realizado na vida e Mônica se sentia leve. Entretanto, Pablo sabia que teria de contar a ela sobre a gravidez que estava em curso e que seu filho nasceria em poucos meses. Ele estava com muito medo da reação de Mônica ao saber disso, mas tinha conversado com o seu pai e eles concluíram que era necessário contar para poder ter alguma possibilidade de um futuro melhor.

À tarde, Pablo sentou-se no sofá ao lado dela:

– Você precisa saber de uma coisa se formos ficar juntos mesmo – falou, cabisbaixo.

– Está tudo bem... – ela disse, tranquila.

– Não, você precisa saber... – E Mônica o interrompeu.

– Eu sei que você ficou com várias mulheres nesse tempo em que ficamos separados. Está tudo bem. O importante é que estamos juntos novamente! – falou, empolgada, para a tristeza de Pablo.

Quase sem coragem para falar, ele se forçou, confiando que manter escondido um filho seria algo rapidamente descoberto, ainda mais que Jonatan o tinha alertado sobre o possível abandono da criança por parte da mãe.

– Eu vou ter um filho – falou, rapidamente.

Mônica ficou parada, sem acreditar no que ouvira, e Pablo, ansioso, esperando que ela permanecesse com ele, apesar disso.

– O quê? – perguntou Mônica num calmo estado de descrença.

– Uma mulher está grávida... E é meu.

Lágrimas começaram a escorrer pelo rosto de Mônica, fazendo o coração de Pablo se apertar como nunca. Mais uma vez, ele a fazia sofrer.

– Por que não disse antes? – perguntou Mônica, já cabisbaixa.

– Eu não sabia se você ficaria comigo. – Breve silêncio. – Também não tive oportunidade. Eu estava tentando ajudá-la...

– Não acredito que você fez isso comigo! – Mônica se levantou, esbravejando.

Mônica se sentia traída. No passado, ele a tinha "obrigado" a abortar e estavam juntos e, agora, ele teria um filho com uma qualquer de uma noite. Era pior do que quando ela estava com Carlos e Pablo!

– Desculpe não lhe contar antes. Não tive chance!

– Você me obrigou a tirar o meu filho e agora você vai ter um filho com outra, querendo ficar comigo? – falou, acusando-o e chorando.

Pablo recebia toda aquela explosão de emoções. Algumas lágrimas começaram a descer pelas suas bochechas ao ver Mônica arrasada. Achou que devia contar a história para que ela entendesse:

– Eu não ia ficar com ela... Meu pai me convenceu de que abandonar um filho não é correto e que sou responsável por ele. Por isso vou ajudar a cuidar dele.

Depois de poucos segundos, Mônica perguntou, mostrando o seu ciúme, que era a sua insegurança.

– Vai ficar com ela?

– Não. Vou cuidar do meu filho – falou sério.

– Vai pagar pensão? – Mônica perguntou, exigindo uma resposta positiva pelo seu tom de voz agressivo.

ABORTAR?

Pablo ficou em silêncio e Mônica entendeu isso como uma negativa.

– Você vai ter contato com ele? – Mônica perguntou, implorando por uma negativa, enquanto lágrimas saíam de seus olhos, buscando loucamente não acreditar em tal possibilidade.

Mônica sentia ciúme do filho de Pablo, pois não teria a atenção do amado só para si.

– Meu pai acha que a mãe não vai ficar com ele. Então...

– Você quem cuidará dele? – perguntou Mônica surpresa, espantada e dilacerada emocionalmente.

Pablo desviou o olhar e ficou mudo, dando uma afirmativa gestual.

Mônica não conseguia lidar com as emoções que tinha e mandou que ele fosse embora:

– Saia da minha casa – falou triste e com raiva.

Pablo apenas obedeceu. Argumentar qualquer coisa naquele momento seria deixá-la mais irritada e triste, coisa que ele não desejava. Triste por não ser compreendido, foi para casa.

Mônica estava frustrada. Ela imaginava uma vida perfeita, sem nenhum problema, vivendo o amor que sempre sonhara. Ela desejava não apenas ficar com Pablo, que mexia profundamente com seus sentimentos, atiçando desejo, bondade e paciência. Carlos tentava incentivar tais pontos em Mônica através de palavras e raciocínio. Muitas vezes, Mônica concordava com ele, acreditando que fossem boas tais características, porém não as sentia. Contudo, Pablo, mesmo com toda a sua impulsividade e imaturidade, conseguia fazer isso. Carlos e Mônica tinham uma conexão de mentes lógicas, mas Mônica tinha uma conexão invisível com Pablo, em que um mexia profundamente com o outro através de sentimentos e emoções.

Eles tinham a capacidade de incentivar o melhor ou o pior do outro, dependendo de como se comunicavam para compreender o outro. Esta foi a maior falha deles: não se comunicarem para entenderem o que o outro pensava, como interpretava os acontecimentos ou sentia, gerando uma distância grande, que só crescia a cada palavra reprimida.

Mônica não queria passar por isso de novo. Contudo, em vez de alterar a maneira de ser, ou seja, comunicar-se com mais eficiência, preferiu mudar de relacionamento, como que trocar o companheiro fosse a solução dos problemas e impedisse o surgimento de outros.

É mais fácil mudar de companheiro do que mudar de personalidade e esta visão é oriunda da ideia de que alguém irá nos completar, como se o outro fosse responsável por nos fazer felizes, em vez de nós mesmos. Por conta disso, muitas pessoas agem dessa forma, vivendo diversos relacionamentos, um atrás do outro, buscando sempre o prazer do início da relação, das novidades e empolgação. Quando estes prazeres deixam de existir, os desprazeres ficam mais evidentes e muitos não os suportam, optando por procurar outra pessoa que lhes sirva.

Nas vezes em que brigava com Carlos, era exatamente por falta de conversa: cada um falava uma coisa, querendo dizer outra, e o outro entendia de forma diferente, gerando discussões que progrediam para brigas. Isso acontecia sempre no início de um assunto. Após se acalmarem, eles tentavam falar mais serenos e tentando entender o outro, sem tanta cobrança de compreensão instantânea.

Carlos tentava ouvir e compreender, contudo, algumas características de Mônica o irritavam, fazendo-o perder a calma, como o tom agressivo que ela exibia e a mente fechada dela para ouvir as suas sugestões e ideias. Ele se retirava, acalmava-se e voltava para tentar conversar com mais tranquilidade, tendo melhores resultados, já que Mônica também já tinha refletido um pouco mais a respeito do que tinha falado e mudado o seu comportamento.

Assim, o relacionamento era mais estável, sem tantos baixos ou estresses severos.

Mônica vivia a experiência de sentir-se deixada por Carlos e traída por Pablo, deixando-a na miséria emocional total. Ela

ABORTAR?

tinha muita expectativa sobre Pablo e já tinha idealizado uma vida com ele, a qual não foi correspondia com as informações que ele tinha partilhado. Assim, sentia a frustração e culpava Pablo por não realizar os sonhos que ela tinha pensado, já que era mais fácil sentir raiva de alguém do que lidar com a tristeza e a culpa por ter agido imprudentemente.

Mônica teve uma acesso de raiva, quebrando diversos objetos em casa, desejando se desfazer de tantos sentimentos desconfortáveis com os quais não sabia lidar. Após o cansaço bater, chorou à exaustão, sentada no chão e encostada na parede. Sem forças nem para se levantar, dormiu rapidamente.

Pablo chegou em casa com o coração destruído. Jonatan rapidamente foi falar com o filho, que lhe contou o ocorrido.

– Filho, sei que foi difícil, mas foi o melhor. Agora ela sabe tudo a seu respeito e se quiser ficar com você terão a chance de construírem um relacionamento bom e melhor do que o que tiveram.

Pablo ouviu calado e calado se manteve. Jonatan saiu do quarto e deixou o filho quieto para pensar.

Sofia apenas viu as expressões nos rostos deles e não se intrometeu. Acostumada a criticar somente, não deu palpite para não receber uma recriminação de Jonatan. Contudo, depois de um tempo, perguntou a Jonatan o que se passava e ele falou que o filho estava passando por uma situação difícil, precisando de apoio. Ele contou que o filho fizera algo importantíssimo e muito difícil, sem contar o que era, pois Sofia não entenderia e rapidamente criticaria.

Sofia, desejando reconquistar a atenção de Jonatan, resolveu fazer um lanche para o filho, na tentativa de agradá-lo.

Ela levou a refeição até o filho, que olhou sem apetite e estranhou o comportamento da mãe. Ele a olhou desconfiado e Sofia sentiu uma pressão emocional que nunca tinha imaginado existir: era a exigência de ser o que não era. Ela sentiu que Pablo a olhou imaginando que ela estivesse desejando algo em troca e ela se sentiu mal com isso. Sofia pensou em perguntar o que tinha acontecido e começou a fazê-lo com o olhar, porém, os olhos de Pablo foram mais fortes, vencendo a guerra por dominância sobre ela.

Sofia nunca tinha vivenciado algo assim. Era ela quem sempre se impunha sobre os outros. Ela foi para o quarto, onde Jonatan estava, e reclamou sobre o filho.

– Ele está com a cabeça cheia, querida. Ele precisa de tempo para pensar e apoio.

Sofia se esforçava ao máximo para seguir as orientações do marido na expectativa de conquistá-lo novamente, mas estava sendo bem difícil aceitar ordens do que mandar e manter a boca fechada para críticas.

Mônica acordou de madrugada, com dores nas costas e no pescoço por ter ficado muito tempo numa posição ruim. Ela tomou um banho para dispersar a energia negativa e foi para a cama, onde dormiu rapidamente, já que ainda sentia muita fadiga.

Mônica passou o dia seguinte deprimida e calada em casa, assim como Pablo. Dois corações que desejavam a companhia um do outro, mas não perdoavam a existência da imperfeição alheia. Pablo também estava frustrado por Mônica não entender que o filho que ele esperava era fruto de um relacionamento anterior, quando eles não estavam juntos, mesmo que ele entendesse o ponto de vista dela. Quem estava errado? Isso não importava.

Estar "certo" ou "errado" é puramente orgulho querendo impor o seu ponto de vista e desacreditar os demais. Sentir-se certo não fazia ninguém feliz, apenas dava um momento de prazer por se impor, engrandecendo-se momentaneamente e se isolando posteriormente, já que as pessoas não gostam de ficar na companhia de quem as humilha ou as inferioriza.

Mônica não quis mais falar com Pablo e ambos tentaram focar no trabalho nos dias posteriores, mantendo conversas necessárias com familiares e colegas de trabalho, somente. Dessa forma, digerindo todo o conteúdo emocional ao longo do tempo, eles ficaram quietos e introspectivos, evitando falar

ABORTAR?

sobre outro ou com o outro, até que Amanda começou a dar sinais de trabalho de parto.

Amanda estava no trabalho quando se sentiu estranha. Ela começou a ficar mais indisposta a trabalhar, mas se esforçou ao máximo. Contrações incômodas surgiram, alertando a sua atenção. Desejando andar um pouco, levantou-se diversas vezes, indo ao banheiro e à copa do escritório, o que chamou a atenção de Débora, que viu o comportamento alterado da amiga.

Rapidamente, Débora foi ao encontro de Amanda, perguntando o que se passava:

– Não sei. Está estranho. Há algo diferente... Sinto umas contrações, mas não doem, apenas me incomodam – respondeu Amanda.

– Vamos ao hospital. Lá vão lhe examinar e veremos o que é!

Nesse momento, Amanda associou os sintomas com o trabalho de parto. Tentando controlar o pânico, afirmou:

– Vou esperar o máximo possível – disse, deixando Débora surpresa. – Se é para ficar lá sem fazer nada, prefiro ficar aqui ou em casa.

Advaldo passou naquele instante pelo corredor e as viu conversando, observando a postura de Amanda, que denunciava algo diferente. Preocupado, devido ao tempo de gestação, perguntou:

– Amanda, você está bem?

– Estou, senhor. Estou com algumas contrações, porém não são sérias ainda – falou, respirando fundo e com calma.

– Amanda, você deve ir para o hospital – falou Advaldo.

– Senhor, ela prefere ficar o máximo possível – disse Débora.

– Sem essa! Você vai para casa descansar. Quando achar que deve ir para o hospital, vá. Sei que você está morando aqui perto. Eu a levarei de carro para que descanse. Pode levar Débora ou Mônica para que tenha assistência – falou Advaldo. – Pegue suas coisas e encontre-me no estacionamento.

Débora ajudou Amanda a se arrumar e a acompanhou até em casa, já que Mônica não estava com cabeça para isso, processando muitas emoções dos últimos tempos.

– Mônica, não sei o que aconteceu e também não estou a fim de saber. Eu a observei e há um tempo vejo que você não está bem, mantendo a sua cabeça longe do serviço. Sugiro que procure ajuda psicológica para resolver seja lá o que for. Caso faça isso, está dispensada por hoje, para que consiga já marcar uma consulta. Eu posso oferecer sugestão, como fiz com Amanda. Caso negue, esteja normal amanhã para um dia comum. Fui claro? – falou Advaldo, sério e cordial.

Ele queria ser claro, não pegar problema que não fosse seu e não desejava ser algo a mais para que Mônica se preocupasse.

– Obrigada, senhor. Farei isso.

Advaldo deu o contato da clínica com a qual a empresa tinha convênio e Mônica rapidamente marcou uma consulta, comunicando-o esse fato.

Advaldo sabia que a moça estava com muita coisa na cabeça por conta do seu comportamento e falta de rendimento nos últimos tempos e resolveu ligar para a clínica, desejando saber para quando fora agendada a consulta. A clínica não informava esses dados para as pessoas, mas sabia quem era Advaldo e seus objetivos, então, informou-o de que a consulta seria na semana seguinte.

Advaldo achou muito tardio e perguntou se era possível algum encaixe em um horário mais flexível e próximo. A secretária logo passou o telefone para a psicóloga que atenderia Mônica:

– Sim, senhor Advaldo, pode falar – falou a profissional, chamada Raquel.

– Desejo pedir um horário alternativo para Mônica. Algo nela me mostra que precisa de ajuda mais urgente e esperar uma semana para ter a primeira consulta parece ser muito tempo.

– Vou ver se consigo outro horário. Qual o horário de saída dela?

ABORTAR?

– O que você precisar. Posso liberá-la para a consulta. Eu quero que ela fique bem e logo, pois é uma empregada muito boa na empresa.

– Verei o que é possível fazer e lhe retornarei.

– Obrigado.

Cerca de uma hora depois, a psicóloga ligou para o senhor Advaldo para lhe informar:

– Oi, senhor. Tenho para hoje às 16 horas e consigo atendê-la três vezes na semana, às 10 horas. Como o senhor está preocupado, separei duas horas por consulta para ela. O que o senhor acha?

– Perfeito! Por favor, ligue para ela avisando da consulta de hoje e faça o melhor que puder para que ela se recupere logo. Muito obrigado, querida, pela atenção e pelo esforço para encaixá-la.

– De nada, seu Advaldo – respondeu, simpática.

Mônica recebeu o recado e logo foi para a consulta, que era perto do trabalho.

Estava ansiosa, pois nunca tinha ido a um psicólogo. Ela achava que psicólogo era para quem tinha muitos problemas e ela não julgava necessitar de ajuda. Pensava que era madura e adulta para encarar a vida, mas, por ser uma imposição do chefe, resolveu comparecer.

Enquanto esperava, pensava que sempre teria algum contato com Pablo, já que era irmão de Amanda, amada amiga. Seria impossível jamais vê-lo ou ouvir sobre ele e não estava pronta para isso. Talvez a psicóloga ajudasse...

A primeira consulta de Mônica iniciou sem palavras, apenas com apresentação formal. Ela estava ansiosa e não sabia o que esperar. A psicóloga sabia um truque muito utilizado pelas pessoas de forma inconsciente para forçar o outro a falar. A diferença era que ela o sabia conscientemente e o usou: com um silêncio incessante e olhos focados em Mônica, criou um clima de confronto. Mônica não resistiu e começou a falar. Por duas horas seguidas, palavras saíram de Mônica. Eram tantas

Flávia Moraes Schweizer

e tantas ideias, pensamentos e emoções, tudo misturado, que não tinham uma ordem cronológica.

A terapeuta a deixou falar sem interrompê-la. Ela percebeu que Mônica tinha muitos assuntos não resolvidos acumulados e necessitava dissolvê-los. Para tal, o primeiro passo era deixá-la desabafar, para depois explorar a fundo cada assunto e buscar aceitação, compreensão e, por fim, solução.

Mônica foi para casa um pouco mais leve. Nada estava resolvido, mas já não tinha tanto peso dentro de si.

Quanto mais nos afastamos dos problemas, mais brandas ficam as emoções em relação a estes, que são as sensações imediatas, e menos elas influenciam o nosso comportamento, permitindo-nos pensar mais a respeito, criando novas formas de raciocinar e outros pontos de vistas, que rendem outros sentimentos.

Mônica nem se lembrava de que Amanda já estava no início do trabalho de parto. Ela foi para casa após a consulta, jantou, tomou banho e foi para a cama. Com a mente a mil por hora, sem parar e tentando processar mais informações do que o habitual, Mônica estava exausta e estressada.

Débora ficou com Amanda, que dormiu um pouco. A noite chegou e Débora resolveu ligar para o pai de Amanda, para que ficasse com ela. Prontamente, Jonatan foi para a casa de Amanda e ficou no lugar de Débora, que foi para casa dormir.

Jonatan recebeu a notícia e pediu para que Sofia ficasse em casa, pois a tensão entre ela e a filha poderia prejudicar Amanda nesse momento de intensas emoções. Ele pediu que, se Sofia quisesse vê-la, fosse após Amanda ter o bebê e, como sempre, sem dar pitaco.

Sofia já não se sentia tão irritada, pois Jonatan falava com mais carinho e menos rigidez, cativando Sofia um pouco mais.

Pablo soube da situação e permaneceu em casa. Para não tumultuar, ele veria Amanda no hospital, quando fosse visitá-la. Pablo decidiu prestar atenção nesse momento, visto que cerca de dois meses depois ele passaria por isso com mais intensidade, quando o seu filho nascesse.

ABORTAR?

Ficou pensando a respeito e rezou para que tudo desse certo e acabou por pegar no sono.

Amanda dormiu, acordou, cochilou, acordou de novo, viu televisão com o pai, comeu... Ela se sentia um pouco incomodada, mas estava tranquila. A presença do pai ajudava, pois fornecia energia emocional saudável, com tranquilidade e confiança de que tudo estava bem. A madrugada transcorreu entre sonecas e vigília para Amanda. Jonatan se manteve sempre alerta para fornecer assistência. Às 9 horas da manhã, as contrações de Amanda começaram a ficar fortes. Jonatan tinha passado a noite toda acordado e estava cansado. Ele ligou para Pablo, pedindo que o substituísse. Pablo se arrumou rapidamente e foi para o apartamento de Amanda. Durante o trajeto, o medo do desconhecido aflorava e ele começou a pensar sobre si e que ele passaria por tal situação em pouco tempo novamente.

Ao chegar, percebeu que seu pai estava muito cansado e rapidamente tomou-lhe o lugar, chamando um carro para que o levasse para casa. Amanda já sentia dores fortes e, assim que Jonatan saiu, Pablo chamou outro carro para que os levasse ao hospital.

Amanda foi prontamente acolhida e Pablo a acompanhou em todo o processo, pois ela não queria ficar sozinha e ele sabia que saber sobre tudo aquilo lhe seria muito útil num futuro muito próximo.

O trabalho de parto evoluía devagar, mas evoluía. Enfermeiros ajudavam a dar mais conforto dentro do que podiam, evitando intervenções medicamentosas ao máximo, por conhecerem que qualquer intervenção mudaria todo o processo, aumentando a chance de necessitar de mais intervenções, as quais exigem mais tempo de recuperação.

Pablo estava com Amanda, oferecendo apoio integral. Ele chamava enfermeiros quando julgava necessário, os quais respondiam com seriedade.

Eles ofereceram alguns métodos para aliviar as dores, como ducha de água quente, o que se mostrou eficaz e Amanda se sentiu mais confortável.

Flávia Moraes Schweizer

Débora estava no trabalho e avisou ao chefe e à Mônica sobre Amanda. Elas estavam na expectativa, aguardando o telefone tocar com a notícia sobre o bebê, enquanto Advaldo já começava a preencher a burocracia para dar entrada na licença-maternidade de Amanda.

Às 15 horas, os enfermeiros anunciaram que Amanda estava com nove centímetros de dilatação e que em breve o bebê nasceria, informação que deixou Pablo muito ansioso. Ele estava com fome, cansado e com sede, mas sabia da importância de não deixar Amanda sozinha nesse momento. Se ele estava assim, não fazia ideia de como estava Amanda, que, além disso tudo, sentia dores havia horas.

Às 16 horas, Amanda estava pronta para ter Renato, mas o parto progredia lentamente. Pablo chegou a perguntar sobre fazer uma cirurgia, pois via a agonia da irmã, mas os enfermeiros de plantão afirmaram que não tinha necessidade, visto que havia progressão do processo e ausência de sofrimento fetal.

– Cada um tem o seu ritmo. Algumas mulheres levam quatro dias em trabalho de parto, enquanto outras levam alguns minutos. Cada corpo é único e se comporta de uma forma específica – falou um enfermeiro.

Pablo ficou arrasado com essa informação. Respirou fundo, criando energia para permanecer com a irmã.

Renato começou a aparecer às 16 horas e 34 minutos. Contudo, quando o relógio marcou 18 horas e 3 minutos, ele finalmente nasceu, para a alegria de todos que estavam ali.

Para o grupo de enfermeiros obstetras que estavam ali, acompanhando tudo, cada criança que nascia bem e com saúde era um motivo de comemoração.

Amanda estava bem e inteira, apesar de cansada. Enquanto dava de mamar para Renato, Pablo ligava para o pai e para Mônica, para avisar sobre o nascimento.

– Sei que você não quer falar comigo. Eu liguei para avisar que Renato nasceu – contou à Mônica.

ABORTAR?

Mônica avisou Débora e ambas foram visitar Amanda, que foi andando para o quarto do hospital, com Renato no colo. Pablo a acompanhou e aguardava a chegada do pai.

Mônica ficou animada com a notícia. Pensou que Pablo já teria ido embora quando chegasse, então não se preocupou com um possível encontro.

Elas chegaram antes de Jonatan, o que fez o encontro ser inevitável. Pablo cumprimentou Débora e olhou para Mônica, expressando a sua vontade de beijá-la e abraçá-la, porém, aguardando algum sinal de como deveria se comportar para agradá--la. Mônica o olhou séria e com raiva, mas louca para beijá-lo ao mesmo tempo. Pablo fazia seu coração se incendiar de paixão, mas seu rancor era mais forte, por ter sido cultivado por tanto tampo e por seu orgulho ser muito intenso.

– Oi – falou séria para Pablo.

– Olá – ele respondeu.

Ele as deixou com Amanda e aguardou do lado de fora. Depois de pouco tempo, avistou seu pai. Jonatan o viu exausto e falou para que fosse para casa. Sofia não fora, pois Jonatan iria somente para trocar de turno com Pablo, não restando tempo para visita.

Pablo estava indo embora, andando pelo corredor, quando Mônica saiu do quarto e o avistou. Embora tomada pelo ressentimento e raiva, seu coração rachou ao vê-lo ir embora, como se fosse a última vez que fosse vê-lo em sua vida. Paralisada, tentando não correr atrás dele para conservar o seu orgulho, ela o viu desaparecer, momento em que lágrimas de tristeza saíram de seus olhos.

Débora saiu do quarto após se despedir de Amanda e viu Mônica. Tentou ampar012á-la, contudo, Mônica preferiu ficar sozinha. Ela andou por bastante tempo sem objetivo de chegar a lugar algum. Depois, foi para casa.

Enquanto isso, Débora ficou pensativa no corredor do hospital por um tempo e resolveu voltar e ficar com Amanda mais um pouco. Nesse tempo, Carlos apareceu, parabenizando

Flávia Moraes Schweizer

Amanda. Ele soube do nascimento de Renato e achou que deveria visitá-los, já que sabia um pouco sobre Amanda.

Os olhares de Carlos e Débora se cruzaram estranhamente. Havia algo místico entre os dois, como se já se conhecessem de longa data, muito embora não tinham se visto antes. Ficaram se olhando por alguns longos segundos, tentando descobrir de onde se reconheciam parcialmente.

– Débora, este é Carlos. Ele me ajudou com a parte de advogado – falou Amanda.

– É o noivo de Mônica – Amanda sussurrou sem saber do rompimento do casal.

– Olá, Carlos – falou. – Tudo bem? Sou Débora, amiga de Amanda.

– Tudo – falou, apertando a mão de Débora. – Prazer em conhecê-la – falou, fitando-a profundamente.

Ambos estavam encantados um com o outro, mas não era uma atração sexual, apesar de ambos serem bonitos. Era algo mais profundo, mais sério e mais sublime. Nenhum dos dois sabia o que estava acontecendo, já que jamais tinham vivido algo assim. Era uma vontade imensa de ficarem juntos e aproveitarem a companhia um do outro, como se tivessem quase todos os assuntos em comum.

Eles ficaram uns minutos, despediram-se de Amanda e foram embora.

Ao saírem do hospital, estavam ambos encasquetados pelo que o outro estimulava. Carlos perguntou se Débora queria lanchar com ele. Rapidamente, ela aceitou. Ambos estavam sem ímpeto sexual, não era um encontro visando a um relacionamento romântico, era um encontro entre amigos.

A noite foi perfeita para os dois, que desfrutaram momentos incríveis de descontração e profundos assuntos. Passaram horas conversando e, como que no automático, Carlos foi para a casa de Débora, onde conversaram até a madrugada.

Quando deram três horas da madrugada, Carlos olhou para o relógio, preocupando-se.

ABORTAR?

– Durma aqui! – falou Débora, animada.

Carlos aceitou o convite. Eles estavam tão à vontade um com o outro que Carlos tomou banho e os dois dormiram no mesmo quarto, como se fossem amigos de infância, de tão profunda conexão que sentiam.

Ambos acordaram no horário habitual, porém estavam tão empolgados que as poucas horas de sono não foram sentidas. Débora chegou animada para o trabalho, como que se estivesse apaixonada, assim como Carlos flutuava pela própria mente, através de memórias recém-adquiridas. O dia de ambos foi ótimo.

No outro dia, Amanda foi para o seu lar, com o mais novo membro da família. Jonatan e Pablo a levaram e a ajudaram a se organizar com o bebê.

– Filho, observe e aprenda. Em breve terá outro bebê na família – falou Jonatan com carinho, incentivando Pablo.

Pablo suspirou, acalmando-se quanto ao futuro próximo, que chegava rápido. Resolveu ajudar a irmã para aprender a cuidar de um bebê e dar assistência a ela. Como ele tinha um nível de conforto baixo, isto é, ele não precisava de muito para se sentir bem e satisfeito, prontificou-se em ficar com ela durante a semana, dormindo no sofá, para que pudesse ajudá-la com Renato durante as noites. Passar as noites na casa de Amanda e o dia trabalhando era possível para Pablo e, estimulado pelo pai, assim ele o fez.

Amanda via um homem nascer em seu irmão: estava menos egoísta e mais carinhoso. Ela ainda não sabia o que tinha acontecido entre ele e Mônica. Apesar de tanta confusão e estresse, ela achava que, seja lá o que tivesse acontecido, fora bom. Agora ele estava mudado e muito mais atraente como pessoa.

Aos fins de semana, Jonatan e, provavelmente, as amigas também, iriam visitá-la, e Pablo voltaria para casa. Assim, deu-se o início à próxima fase da nova vida com filho: cuidados diretos.

Pablo viu que Amanda não sabia fazer as coisas. Ele percebeu que ela estava aprendendo na prática, como ocorre com todas as mães. Sem curso, sem escola, sem orientações, Amanda tinha somente seu instinto e palpites alheios como guias para ser mãe.

Quando o cansaço era intenso, Pablo assumia os cuidados com Renato, para que Amanda descansasse um pouco. Entre olheiras e fome, Amanda conseguia manter Renato e a si própria vivos.

Jonatan falou a Sofia como estavam as coisas com Amanda, pois ela lhe perguntou com os olhos. Contrariada por não mais viver da forma como estava acostumada, mandando em todos, ela tentava se adaptar à nova realidade.

Às vezes, desejava colaborar mais, a fim de espantar a sua solidão e se misturar mais com os parentes, mas a sua inveja de não ter toda atenção, como uma rainha tem, deixava-a possessa de raiva.

Sofia sabia que ficar contra os filhos traria problema em seu relacionamento com Jonatan, coisa que evitaria a qualquer custo. Ela não tinha vontade de ver o neto, queria apenas criticar Amanda, alegando que estava fazendo algo errado. Isso aliviava o peso de ficar com seus pensamentos e suas próprias críticas, que eram tenebrosas e horrendas.

Sofia vivia mais calada e deprimida. Ela já não era mais a mandona de antes e a sua autoestima estava praticamente ausente. Ela sentia que todos fugiam dela havia tempo, contudo, antes, com o seu poder de manipular os familiares, conseguia fazê-los aturá-la, impondo a sua presença. Agora, quando todos se sentiam mais livres e sem tanta pressão para aceitar Sofia em suas vidas, eles seguiam distantes dela, fazendo-a sentir--se sozinha.

Na verdade, Sofia sempre vivera sozinha. Ela tinha pessoas ao seu redor, mas não pessoas que estavam com ela, com quem tivesse uma conexão. Viver incomodando os outros e saciando a sua vaidade de acreditar ser melhor e mais importante do que os demais era uma forma de fugir da realidade, da verdadeira solidão. Ela não se sentia amada e perceber que as pessoas se

ABORTAR?

afastavam dela quando podiam era o resultado dos relaciona-mentos que cultivara, deixando-a triste.

Jonatan e Pablo viviam na mesma casa que ela, mas eram desconhecidos, praticamente. Jonatan estivera sempre ao seu lado e Sofia acreditou que jamais o "perderia", como se tivesse comprado um objeto e o guardasse: estaria ali, para ela, para sempre. Ela tinha essa certeza tão grande que seu mundo fora completamente abalado pelos últimos acontecimentos. Agora, ela se via numa posição de ter de conquistar as pessoas conti-nuamente, algo desgastante demais para quem quer apenas ter as suas necessidades saciadas.

Orgulhosa, Sofia se sentia humilhada em ter de "mendigar" atenção. Para ela, inconscientemente, os mais fortes ou mais inte-ligentes conseguiam tudo e eram grandiosos por isso. Dominar os outros era sinal de poder, de inteligência, de superioridade, e fazer o inverso, ou seja, ficar à mercê de outros, era ser inferior e precisar se rebaixar, algo extremamente desconfortável para ela, a ponto de fazer de tudo para evitar.

Para os familiares, dar atenção e cativar o outro era uma forma de demonstração de amor, sendo algo prazeroso. Esse foi um dos grandes aprendizados que Jonatan, Amanda e Pablo estavam aprendendo de forma intensa nos últimos meses. Apesar do estresse, devido a tantos acontecimentos novos, um se apoiava no outro emocionalmente, oferecendo tudo o que tinham, fortalecendo o vínculo entre eles e aumentando a confiança em si mesmos.

Sofia resistia a mudar de comportamento, no entanto, man-tê-lo já não gerava o resultado que buscava. Ela sabia que tinha de fazer algo, alguma coisa diferente, mas largar seus hábitos e agir de forma contrária aos seus sentimentos mais intensos era algo quase impossível. Como não tinha escolha além de fazer diferente, Sofia tentou começar a mudar, fazendo pequenas alterações, mesmo que não gostasse. Talvez, agir diferente pudesse render algum resultado melhor do que estava tendo...

Carlos e Débora começaram a se falar diariamente, man-tendo longas conversas, que aqueciam seus corações de amor.

Flávia Moraes Schweizer

Não era paixão ou somente atração pela novidade, era amor, mais conhecido como amor fraterno. Um bem-estar muito grande os tornava leves quando na presença um do outro e tudo parecia ser bom na vida, até mesmo o que consideravam problemas. Era algo mágico, algo que todos buscam de alguma forma.

Pablo e Amanda se revezavam para cuidar de Renato e deles mesmos.

O fim de semana chegou e Sofia disse para Jonatan:

– Irei com você.

Jonatan ficou tenso, mas pensou que pudesse ser uma oportunidade para Sofia se enquadrar mais na família.

Sofia preparou algumas sacolas e Jonatan ficou esperando, preocupado com o que ela pudesse tramar.

– Pronto. Podemos ir – ela disse.

Sofia encheu duas sacolas e as pôs no carro. Ela sentiu a tensão de Jonatan, que se preocupava com a filha. Sofia sabia que não conseguiria resistir às críticas e percebia a preocupação disso no rosto do marido.

– Não se preocupe. Você fica com Amanda e eu volto com Pablo – falou calma, segurando sua revolta de ser rejeitada.

Jonatan não respondeu. Estava ansioso pelo encontro que estava por vir. Ele já imaginava Sofia enchendo o saco de Amanda, deixando-a pior. A filha já estava exausta por cuidar do bebê e ainda teria de ouvir assuntos negativos. Com certeza, isso não ajudaria em nada e o clima da casa ficaria ruim.

Por ser mãe de Amanda, Sofia carregava um papel social de ser a mais preocupada com ela e a pessoa que mais a amava. Impedir a mãe de ver a filha era algo condenatório até mesmo para a mente de Jonatan.

Assim que chegaram, viram Pablo cochilando no sofá, roncando alto. Amanda os recebeu toda bagunçada e com Renato chorando.

– Oi, filha – falou Jonatan, com carinho. – Dê-me, eu fico com ele para você tomar um banho e relaxar um pouquinho.

ABORTAR?

– Obrigada, pai.

Sofia apenas acenou com a cabeça e mostrou as mãos ocupadas, desculpando-se por não cumprimentar a filha.

Amanda foi tomar uma ducha longa, enquanto Jonatan brincava com Renato, criança linda e saudável, que prestava atenção no avô.

Sofia começou a esvaziar as sacolas, colocando vários potes no congelador de Amanda. Ela tinha cozinhado bastante comida para que Amanda não gastasse tempo no fogão. Assim, ela poderia se alimentar melhor e ter mais tempo para cuidar de Renato.

Jonatan a olhou com um carinho que Sofia jamais tinha recebido, acalentando seu coração e estimulando a sua boa ação.

Com cuidado, Jonatan acordou Pablo e Sofia foi com o filho para casa.

Amanda saiu do banho mais aliviada e percebeu que sua mãe não estava mais em casa. Ficou desconfiada:

– Onde está a mamãe?

– Ela foi com seu irmão.

Amanda ficou confusa, mas achou que foi ótimo. Assim, não haveria uma briga.

Débora e Mônica foram visitar Amanda mais tarde, ficando com Renato e deixando Amanda cochilar um pouco para repor as energias.

Pablo dormiu bastante em casa, descansando para a noite. O dia no apartamento de Amanda fora bom e, à noite, Pablo voltou, trocando de lugar com Jonatan.

Pablo foi olhar a geladeira para fazer alguma comida e, quando olhou o congelador, deparou-se com vários potes de comida.

– Amanda, você quem fez?

– Fiz o quê? – perguntou, sem entender o que se passava.

Amanda foi até o congelador e viu que estava cheio. Ambos ficaram olhando, sem entender. Ninguém tinha falado que havia levado algo, então ficou um mistério, mas deram graças a Deus por haver tanta comida já preparada.

No dia seguinte, Jonatan e Pablo trocaram de lugar novamente e decidiram fazer esse esquema enquanto fosse possível.

Mônica foi visitá-los novamente, aliviada em não se encontrar com Pablo.

Débora passou o dia todo com Carlos, em conversas animadas e outras mais profundas.

Amanda e Pablo sobreviviam à exaustão de se virarem e cuidarem daquele pequeno ser que não dormia oito horas seguidas, que precisava ser ninado, que queria colo o tempo todo e que enchia o coração de afeto e alegria.

Débora e Carlos foram se aproximando e chegaram a conversar sobre Mônica.

– Querido – falou Débora, com carinho. – Você ouviu a história dela?

– Não. Estava muito irritado. Como ela pôde? – falou, alegando incompreensão.

– Se você conhecesse a história dela, talvez entendesse...

Carlos olhou sem acreditar. Estaria Débora do lado dela?

Débora entendeu o olhar e falou:

– Às vezes, não sabemos o que fazemos... Às vezes, somos fracos para lidar com nossas próprias emoções e agimos tentando reprimi-las, escondê-las, e até tentamos fugir delas. Quanto mais fazemos isso, mais elas se acumulam. Um dia, estouram e ganham o controle sobre nós...

Carlos não entendeu o que Débora falou, mas dentro dele, ele compreendeu. Era como se ele tivesse entendido a mensagem, não as palavras.

– Você sabe que Mônica não se apaixonou por você, não é? – falou, após ver o comportamento de Carlos.

– Sei. Eu também não. Eu achava que era uma boa pessoa, o suficiente para nos juntarmos e termos uma vida harmônica.

ABORTAR?

– Vocês misturaram amor com paixão. Queriam se apaixonar, aquele amor romântico tão pregado que temos de encontrar na vida, mas vocês "apenas" se amam.

Carlos a olhou de forma confusa. Como seria "apenas" amor? Débora prosseguiu, com a doçura infindável em sua voz:

– É, as pessoas acham que amor é quando se apaixona ou se tem filho. Essas emoções intensas não são amor, são sementes de amor. Amor é o que você e Mônica têm: é muito visível que vocês não têm atração sexual, que há uma preocupação um com outro, que gostam da companhia um do outro... É um sentimento mais sublime, mais leve e tranquilo. Por isso vocês se dão tão bem. Quando você quis exigir dela uma paixão e fidelidade sexual, você agiu por impulso, cobrando um relacionamento que vocês não têm. Você mesmo não sente desejo por ela. Gosta da companhia dela, sente-se seguro com ela a ponto de ter planejado uma vida ao lado dela, mas não sente paixão. Por estarem juntos, como um casal, vocês acreditaram que deviam sentir paixão como em "todos" os casais...

Carlos ouvia espantado com tanta verdade. Realmente, ele não sentia vontade de ter Mônica como sua amante, mas como sua companheira, aquele tipo de amizade que vale para a vida toda.

Carlos e Mônica tinham misturado as coisas: acreditavam que deviam se casar porque as pessoas fazem isso, embora não fosse o desejo deles realmente. Para eles, o ideal seria morarem juntos e terem vidas sexuais separadas. Eles tentaram e forçaram criar uma paixão que não existia.

Eles sentiam falta de um relacionamento sexual mais proveitoso em suas vidas, já que não sentiam tesão um pelo outro. Por acreditarem que deviam se saciar sexualmente somente com o parceiro do relacionamento romântico, mantiveram as regras implícitas sociais da monogamia.

Por serem diferentes dos casais que conheciam, pensaram que tinha algo errado com eles e tentaram fazer o que os demais faziam, porém não obtiveram sucesso. Sentiam-se excluídos de uma determinada forma, gerando um incômodo.

Flávia Moraes Schweizer

Embora gostassem da companhia um do outro, o relacionamento tradicional não era suficiente e pensar e fazer as coisas ainda mais diferente do padrão social era algo inconcebível. Por isso, insistiram tanto em serem como acreditavam que os outros casais fossem: que se davam bem na cama e na vida.

Carlos pensava e lembrava-se de momentos com Mônica, deixando sua mente vagar pelo espaço. Débora, ao vê-lo pensando, questionou:

– Se vocês não tivessem nenhum empecilho na vida, como seria um relacionamento ideal com ela, para você?

Carlos voltou à companhia de Débora, tentando forçar o raciocínio que julgava ser lógico, e Débora logo disse:

– Apenas responda sem pensar.

– Sem pensar?

Sim. Depois explico o motivo.

– Bom... – começou sem jeito. – Acho que gostaria de ficar com ela. Ela é incrível e acho que seria uma ótima mãe. Com certeza, eu a queria como mãe dos meus filhos...

– Está indo bem. O quê mais?

– Ah... Não sei... – Carlos ficou em silêncio e deixou sua mente vagar. – Eu não gosto do jeito esquentado dela, mas depois que se acalma, conseguimos conversar. Gosto de tê-la por perto, me dá uma espécie de segurança. Sei que posso contar com ela!

– Então... Para você, seria bom tê-la como esposa, mas não como sua amante, correto?

Carlos ficou espantado com tamanha direta. Era uma ideia quase surreal, embora o coração de Carlos apontasse para ela.

– O que está sugerindo? – falou Carlos, desconfiado.

– Às vezes, ser como a maioria das pessoas não é o melhor para nós...

Carlos estava tendo a sua mente expandida numa velocidade mais rápida do que conseguia assimilar as novas ideias, deixando-o confuso.

ABORTAR?

– Está tudo bem. Responda com o coração. Use a mente para tentar unir o que o coração deseja com o que é possível dentro no mundo em que você vive – Débora falava suavemente.

Débora sempre falava com carinho, conseguindo penetrar no coração do ouvinte docemente, como que se fosse um guia, uma luz para ajudar a encontrar as melhores soluções.

Carlos estava calmo por ser acolhido em vez de criticado, algo que tornava a companhia de Débora muito agradável. Porém, ao mesmo tempo, estava um pouco agitado por ir contra convicções implantadas em sua mente, as quais tinham o poder de dominá-lo, assim como à maioria das pessoas.

– Você disse para responder sem pensar... Por que isso? – perguntou para Débora.

– O nosso inconsciente é pura fonte de conhecimento de nós mesmos. Quando pensamos, controlamos o que fazemos e isso pode ignorar informações importantes de nós mesmos. Ou seja, podemos agir de uma maneira sem que, de fato, sintamos o que expressamos. Quando falamos sem pensar, expressamos inteiramente tudo o que sentimos e pensamos, sem julgamentos, sem nos condenarmos e sem nos reprimirmos, mostrando todo o nosso verdadeiro ser. Quando você fala que ama Mônica e quer se casar com ela, eu acredito, mas quando você escolhe dizer que tudo está bem, você mente para si mesmo. Nunca esteve bem da forma que você acha que deve ser. Vocês nunca se deram bem na parte sexual, como se faltasse algo a mais. – Débora parecia ler a alma de Carlos, falando verdades que ele repreendera por tanto tempo. – Por acreditar que todos os casais devem ser monogâmicos e se saciarem exclusivamente com o parceiro de vida familiar, vocês tentaram a todo custo serem assim, mesmo que não sentissem isso. Inevitavelmente, um de vocês se apaixonaria por alguém e, no caso, foi a Mônica. Já imaginou se fosse com você?

Nesse momento, Carlos lembrou-se de sua paixão, que havia tido quando mais novo. Era impulsiva e intensa demais para controlar. Entendeu, nesse momento, o que Mônica sentia.

– É, acho que devo falar com Mônica.

– Acredito que será bom.

Eles falaram sobre vários outros assuntos numa naturalidade tão grande que chegava a ser estranha. Tudo fluía e não havia vergonha de nada. Todos os assuntos podiam ser abordados e de todas as formas. Era uma conexão incrível entre duas pessoas que tinham um laço de amizade profundo e sólido.

Carlos passou bastante tempo pensando sobre o assunto e nas palavras de Débora. As semanas seguintes passaram rapidamente para Carlos. Quanto mais pensava sobre o que Débora havia falado, mas tranquilo ficava em relação à Mônica.

Aos poucos, o seu sentimento de revolta e frustração em relação a ela foram diminuindo e o de compaixão e de carinho foram ganhando força.

A segunda-feira chegou e, junto dela, mais uma semana cansativa para Pablo. Entre noites em claro cuidando de Renato e dias longos no trabalho, Pablo sobrevivia.

Durante o dia, Jonatan ficava com Amanda, tentando ajudá-la um pouco e, de noite, voltava para casa.

Sofia passava o dia todo na cozinha, enchendo pote atrás de pode com comida, para levar para Amanda no final de semana.

Débora passava no apartamento de Amanda após o trabalho, já que era próximo. Mônica sabia que Pablo iria para lá e ainda não queria vê-lo, pois isso a lembrava de suas expectativas não atendidas em relação a ele.

Mônica seguia com acompanhamento psicológico, o que ajudava a aliviar a carga emocional e começava a dar sinal de avanço, quando a psicóloga, Raquel, induzia-a a pensar e se questionar.

Após um pouco mais de um mês de Renato nascer, Carlos ligou para Mônica, pedindo que se encontrassem para conversarem.

Mônica ficou surpresa e ansiosa por tal momento, que seria na casa dela, para que ela ficasse mais à vontade.

Carlos chegou cedo e estava tranquilo. Foi cordial com Mônica, deixando-a preocupada, pois a atitude dele e fez ficar

ABORTAR?

desconfiada de algo. Eles iniciaram uma conversa cotidiana e Carlos foi direto ao ponto:

– Conte-me o que houve entre você e Pablo.

Mônica ficou estarrecida e muda. Ele tinha ficado tão nervoso da última vez e agora queria ouvir e estava calmo. Era estranho.

– Bom... – Mônica começou a falar, sentindo-se desconfortável.

– Pode falar. Estou aqui para ouvir. Quero entender.

Mônica olhou-o confrontando a afirmativa e, julgando pelo comportamento dele, acreditou.

– Eu conheci Pablo há muito tempo. Éramos jovens, entrando na idade adulta praticamente. Reconheço que éramos muito impulsivos, mas algo nos ligava. Ainda não sei o que temos, mas há algo que não entendo. Namoramos durante três anos e tudo estava normal. Brigávamos muito, mas sempre voltávamos. Curioso que não me lembro dos motivos das brigas... – falou Mônica, dando uma risada e levando a sua mente para anos no passado.

– Apesar das brigas – continuou –, eu sabia que era com ele que eu queria ficar. Eu imaginei passar a vida com ele. Isso é sinal de algo forte, não era só um namoradinho que se troca quando enche o saco. Eu sabia que tínhamos alguma coisa profunda. Um dia, eu descobri que estava grávida. – Carlos a olhou, estranhando, já que Mônica não tinha filhos.

– Eu fiquei sem reação – continuou Mônica. – Por um lado, estava feliz, porque era com o homem que eu amava, mas, por outro, eu estava preocupadíssima, pois éramos novos. Acreditei que daríamos um jeito e que pudéssemos ficar juntos, apesar das dificuldades do momento... Quando contei, Pablo estourou numa fúria que eu não tinha imaginado ser possível. Eu cheguei a ficar com medo dele. Ele esmurrou a parede, quebrou objetos, ficou fora de si. Pensei que fosse me bater também, mas ele nunca conseguiria fazer isso.

Carlos ouvia atentamente, sentindo no tom de voz de Mônica toda a orquestra emocional que ela tinha quando se

Flávia Moraes Schweizer

lembrava de tudo. Com certeza, Mônica não tinha superado o passado, sentindo-se mal com as suas lembranças.

– Ele disse para que eu tirasse a criança, momento que meu coração se partiu pela primeira vez. – Mônica não conseguiu conter as lágrimas de tristeza ao se lembrar do passado. – Tirar um filho que se ama dói demais. Imaginar isso já é penoso, fazer, então, não tem descrição. Brigamos muito e ele disse que, se eu quisesse ficar com ele, teria de tirá-lo. Fiquei chocada e sem chão. Minha família não me ajudaria, eu era recém-formada e desempregada, e quem eu tinha como apoio na vida não me queria com o próprio filho no ventre. Fiquei completamente desestabilizada e apavorada. Sem saber o que fazer, eu o acatei. Fiz um aborto e "resolvemos" o problema.

Mônica suspirou, juntando coragem para continuar contando, como Carlos aguardava.

– Saímos mudos da clínica, onde nosso filho ficou. – Mônica continuava a relatar a sua história. – Ficamos assim o dia todo e cada um foi para a sua casa. Por dias não nos falamos. Quando nos vimos, havia algo que parecia nos bloquear, evitando que ficássemos juntos. No início, incomodava um pouco. Sentíamos saudade de ficarmos juntos, mas quando nos encontrávamos, não conseguíamos nos aproximar. Começamos a falar apenas o essencial. Passamos a evitar a nos olhar diretamente. Estávamos tristes, com raiva, com culpa, sei lá. Eram várias coisas ao mesmo tempo e não sabíamos o que sentíamos.

– Eu procurava um pouco de aconchego no olhar dele – Mônica continuou –, mas ele sempre desviava o olhar do meu. Eu precisava de alguém comigo, e ele não estava. Acho que ele se sentia mal pelo que fizemos. Acho que ele se sentia culpado, sei lá. O silêncio passou a fazer parte do relacionamento. Os olhares passaram a ficar agressivos e a companhia um do outro passou a ser intolerável. Inevitavelmente, nos separamos, acreditando que nos sentiríamos bem sem o outro. Eu soube que ele passou a sair com várias mulheres e isso me deixou muito irritada. Como é possível, depois de tudo o que passamos, ele me esquecer tão rapidamente enquanto eu definhava?

ABORTAR?

Mônica secou um pouco das lágrimas, suspirou e continuou.

– Recentemente, ele me disse que fazia isso buscando uma maneira de esquecer o passado, tentando fugir de suas lembranças, de suas próprias memórias. Eu foquei no trabalho e disse a mim mesma que jamais me apaixonaria de novo. Três anos depois nos conhecemos e começamos a namorar.

– Por que nunca me contou? – Carlos perguntou, com voz cativante e acolhedora.

– Eu não queria ter de passar pelo que estou passando agora. Não queria ouvir você me criticar ou o seu olhar de desprezo pelo que fiz. Eu não queria me lembrar do passado. Não queria que você saísse da minha vida. Tive medo – Mônica respondeu, cabisbaixa e envergonhada.

Carlos a abraçou com um amor profundo e leve ao mesmo tempo. Mônica chorou, deixando sair tudo de dentro dela e aceitou o conforto que Carlos lhe oferecia. Ela se renovou emocionalmente.

Carlos a olhou com carinho, dizendo que estava tudo bem e que a entendia. Mônica não sabia como agradecer. Um peso enorme de culpa tinha saído de suas costas e ela conseguia voltar a respirar novamente, como se estivesse saindo de um afogamento.

Em uma hora, Mônica estava bem e eles passaram o resto do dia conversando. Falaram sobre a ideia de Débora, de que eram uma ótima dupla na vida, mas não no sexo. Sentiram-se confortáveis como nunca antes.

– Sabe, acho que passamos tanto tempo querendo ser como os outros que nos esquecemos de aproveitar o que temos. Nunca conheci nenhum casal tão entrosado como nós – falou Carlos.

Mônica refletiu sobre o assunto e percebeu o mesmo.

– É, talvez não sejamos pessoas apaixonadas. Somos amigos que não querem se desgrudar...

Assistiram a um filme e tiveram ótimos momentos. Mônica estava quase nova. Agora, só faltava se resolver com a realidade de Pablo. Por "sorte", ela tinha ajuda profissional.

PAI SOLTEIRO

Algumas semanas se passaram e o telefone de Jonatan tocou: era a mãe de Paula, avisando que estava com a filha no hospital para dar à luz.

Jonatan rapidamente falou com o filho e ambos se dirigiram para o hospital em que Paula estava. Eles procuraram-na e a encontram com a criança em seus braços, num dos quartos. O parto tinha sido rápido e Paula não estava feliz. Ela amamentava a criança com uma cara fechada, nitidamente reclamando da vida.

Pablo olhou para o bebê e não teve nenhuma emoção. Ele acreditava que um amor incondicional surgiria, assim como as pessoas relatavam, mas nada aconteceu. Ver sua filha recém-nascida era completamente indiferente para ele.

Paula alegou que procuraria por uma enfermeira e pediu para que Pablo segurasse a criança durante esse período. Pablo a segurou e desviou o olhar.

– Filho, olhe para ela. É a sua filha! Ela é linda e saudável – falava Jonatan, com carinho. – E ela precisa de você. Olhe, ela precisa de você!

Pablo a olhou e viu um ser inocente no mundo. Ela precisava realmente de alguém. Ele teria coragem de deixá-la ali? Pablo ficou olhando-a por minutos, enquanto Jonatan perguntava sobre Paula.

A mãe dela também aguardava o retorno da filha, porém não expressava qualquer preocupação. Depois de mais um tempo de espera, Jonatan ficou preocupado e foi procurá-la. Sofia estava ali, quieta, para não levantar nenhum tipo de injúria ou ofensa, sentindo que algo não estava certo.

O tempo passava e a mãe de Paula se aprontava para ir embora sem se preocupar.

– Não se preocupa com a sua neta? – perguntou Sofia à mãe de Paula.

– Ele quem fez, então ele quem cuide! – respondeu a mãe de Paula secamente e foi embora.

Pablo cuidava da criança, pedindo por mamadeira, já que ela chorava de fome.

Jonatan chegou ao quarto depois de horas, contando o que sabia: Paula fugira.

Nesse momento, pai e filho se entreolharam e constataram que a intuição de Jonatan estava certa. Por não desconsiderá-la, o quarto de Pablo estava pronto para receber um bebê e ele já sabia um pouco de como cuidar de um filho, pois aprendera com as semanas anteriores com o sobrinho.

Pablo passou a noite no hospital com a filha e o registro seria feito no dia seguinte, no próprio hospital.

Jonatan contou tudo a Amanda, que estava preocupada com tanta demora de informação.

Como combinado, no dia seguinte registraram a pequena Mônica, a nova cidadã.

Pablo sabia que Mônica nunca o perdoaria por ter um filho com outra mulher, mesmo que eles estivessem separados. Ele entendia o ponto de vista de Mônica, mas jamais a tiraria de sua mente. Com o objetivo de homenageá-la em sua própria vida, concedeu o nome de quem mais amava à sua filha recém-chegada.

Enquanto Pablo arrumava a pequena Mônica em sua nova residência, Jonatan buscou por Murilo, o advogado que tinha tentado auxiliar legalmente Amanda, segundo os relatos dela. Murilo lembrou-se da jovem Amanda, o que o fazia sentir um grande carinho. Por afeto que sentia à jovem, resolveu atender Jonatan naquele mesmo dia, reorganizando a sua agenda.

Jonatan agradeceu o tempo disponível e contou toda a história. Por conhecer o paradeiro de Paula e as informações

ABORTAR?

básicas, Murilo rapidamente daria entrada na ação judicial a favor da criança. Além disso, perguntou sobre o salário "maternidade" a favor de Pablo, visto que ele se afastaria para cuidar do bebê. Murilo também se responsabilizou por cuidar disso, averiguando todas as informações.

Jonatan foi ao trabalho do filho relatar todo o acontecido, pedindo a "licença-maternidade" para o pai, visto que a licença é para cuidar do bebê, não propriamente à mãe.

Com tudo encaminhado, Jonatan voltou para casa e ouviu a pequena Mônica chorando. Ele se dirigiu para o quarto do filho e, para a sua ótima surpresa, Pablo estava cuidando carinhosamente da filha. O coração de Jonatan recebeu um abraço de alegria e esperança e percebeu que Pablo faria o seu melhor para cuidar da filha, que era tudo o que Jonatan estava tentando instruir.

Os primeiros dias foram difíceis e Sofia não aguentou: voltou a reclamar do choro frequente da neta, que lhe tirava o sossego. Ela tentou se segurar, tentava compreender a situação, mas era mais do que aguentava. Ela não aguentou os filhos quando bebês e agora, depois tantos hábitos impregnados em sua vida, seria ainda mais difícil de mudar.

Jonatan foi conversar com Pablo, alegando ser necessário outro lugar para ele e sua filha, onde pudesse ser do jeito deles e que Sofia mantivesse o seu espaço "de paz". Pablo concordou, até porque não aguentava a mãe reclamar sem ajudar. Jonatan ficou incumbido de procurar uma nova moradia para Pablo, visto que ele não tinha tempo.

Na visita da filha, comentou a respeito e Amanda falou:

– Se tivesse mais um quarto aqui, ele poderia ficar. Estamos passando pelas mesmas coisas juntos, poderíamos um ajudar ao outro.

Jonatan achou interessante a ideia. Por sorte, havia outro apartamento para alugar no mesmo prédio que Amanda estava morando e Jonatan fez contato, marcando para visitá-lo no dia seguinte.

Flávia Moraes Schweizer

O apartamento estava em ótimo estado, só precisava entrar com a mudança. Jonatan negociou tudo no contrato, colocando-o em seu nome e Pablo pagaria ao seu pai as contas da moradia. Agora só faltava mobilhá-lo rapidamente para que Pablo e Mônica se mudassem.

Jonatan contou a novidade para Sofia, que prontamente se voluntariou para comprar tudo o que fosse necessário para o apartamento, visando a sua quietude novamente em casa. Jonatan a compreendia e apenas pediu para que ela fizesse o melhor que pudesse para organizar tudo.

Passar a semana com alguma tarefa além de cuidar da casa e manter a cabeça vazia, isto é, sem novas informações estressantes, fez bem à Sofia. Durante a semana, Sofia comprou tudo e organizou o novo lar do filho, deixando tudo arrumado e aconchegante. Tudo estava pronto e ela sentia satisfação pelo que fizera: ajudara alguém e via o resultado. Essa sensação era prazerosa e nova para a nova avó, mexendo um pouco com a sua postura na vida e sua forma de pensar e agir.

Mônica mantinha as consultas psicológicas, Débora e Carlos se falavam sempre, Jonatan tentava ajudar os filhos e Amanda e Pablo se viravam como podiam.

O fim de semana chegou e a mudança de Pablo também: ele entrou no apartamento sem ter de fazer ou se preocupar com nada, pois Sofia já tinha garantido tudo, inclusive uns potes de comida. Pablo olhou para a mãe com carinho, algo que a deixou emocionada. Foi a primeira vez que ela sentiu-se querida de verdade e essa sensação a agradou.

Jonatan a elogiou pelo ótimo trabalho, que havia sido uma ajuda excepcional para Pablo. Sofia sentiu que tinha cativado um pouco Jonatan. Ela se sentiu feliz e satisfeita consigo mesma pela primeira vez, mesmo que não entendesse o que sentia.

Sofia ainda não conseguia controlar seu vício em criticar os demais, o que a fazia não ser uma boa companhia. Mas em uma coisa ela estava mudando: agora ela tentava ajudar, mesmo que distante, como montando o apartamento do filho ou fazendo comida para Amanda e Pablo, com a intenção de

ABORTAR?

ajudá-los. Era uma ajuda sem contato social, mas de grande importância.

Jonatan estava orgulhoso dela, com um olhar de admiração por ela. Ele sabia que ela era capaz de ser uma pessoa melhor, mais prestativa e carinhosa, motivo pelo qual não desistira de ficar com ela esse tempo todo.

Durante o dia, Pablo e Amanda passavam juntos, no apartamento de Amanda. Um dava assistência ao outro, encorajando-se mutualmente. Jonatan passava o dia com os filhos e netos e Sofia cozinhava. Aos fins de semana, ela os visitava, levando comida e retornando com os potes vazios para casa, sem nem falar com os filhos. Contudo, Jonatan notava que algo mudava em Sofia: ela já não era a mesma e estava se esforçando.

Fazer tanta comida para participar dos cuidados dos netos, mesmo que de forma indireta, começou como uma tarefa árdua, visto que ela não sentia prazer alguma nessa tarefa. Porém, receber o agradecimento e a admiração da família pela ajuda, mesmo que de uma forma silenciosa, despertava novos sentimentos em Sofia, o que a estimulava a continuar ajudando, cada vez com mais empolgação.

Os filhos perceberam a mudança de Sofia também, acalmando seus corações e relaxando as suas mentes. Saber que ela os visitaria já não os deixava ansiosos, algo muito promissor.

Débora os visitava sempre, após o trabalho e aos sábados. Domingo, ela ficava com Carlos.

Mônica soube da nova estrutura familiar de Pablo e, por não se sentir confortável ou confiante para lidar com ele, evitava-o. Ela mandava mensagem para Amanda, que não entendia o afastamento da amiga, mas Débora a incentivava a não questionar:

– Não é porque você desconhece algo que esse algo não existe. Mônica tem suas razões para não vir aqui, mesmo que você não saiba ou não as entenda.

Amanda tentava aceitar essa ideia. Ela estava mais coerente e lógica, mas o seu sentimento de abandono a levava a acreditar que ela era o centro das atenções, por conta do bebê, ou seja, que Mônica não queria ficar com ela, como se Mônica não tivesse mais nada de importante na vida. Amanda se esforçou para acreditar no que Débora falara. Seu lado racional concordava, mas o seu emocional falava alto, implorando por atenção e ajuda, que não recebia de Mônica.

– O que aconteceu, afinal, entre Mônica e Pablo? – Amanda perguntou, querendo entender.

– Querida, se ela não lhe contou é porque não quer que você saiba, não acha?

Por que Mônica não contaria? Vendo a expressão de questionamento no rosto de Amanda, Débora argumentou:

– Já cogitou a possibilidade dela simplesmente não querer contar? Ou de não querer lembrar o mal-entendido, que a faz se sentir mal? – falou Débora, com voz sábia e calma.

Amanda não tinha pensado nisso. Ela pensava que amigas contavam tudo, que Mônica era resolvida em sua própria vida, apesar de tê-la visto abalada ao ver Pablo. Essas perguntas fizeram Amanda refletir: talvez ela não quisesse se lembrar do encontro que tivera com Pablo, já que parecia muito inquieta e nervosa. Esse pensamento a ajudou a se acalmar em relação ao comportamento de Mônica. Agora sentia que não tinha sido abandonada, mas que algo mais grave estava tomando conta da atenção de Mônica. Amanda estava aliviada por não ser a "culpada" pelo afastamento da amiga, porém ficou preocupada com ela.

Amada decidiu esperar pelo tempo de Mônica. Não ficaria perguntando ou fazendo pressão para que ela contasse. Deixaria que Mônica falasse espontaneamente, assegurando, assim, o respeito.

Amanda sabia da importância do leite materno para a saúde do bebê, motivo pelo qual resolveu compartilhar o seu leite com a pequena Mônica. Assim, Renato e Mônica tinham leite materno e mamadeira. Entre fraldas, banhos, colos, arrotos e cantigas de ninar, Pablo e Amanda viviam um dia por vez, sobrevivendo de cochilos pesados. Estruturalmente, pareciam um casal cuidando de gêmeos.

ABORTAR?

Dia a dia, as semanas foram passando. Sofia mantinha a sua parte do acordo que fizera consigo mesma de fazer o melhor que conseguia, Jonatan prestava ajuda direta com os netos e Amanda e Pablo aprendiam a ser pais.

Pablo estava exausto, mas começava a sentir um pouco de carinho pela filha. Não era o seu amor, Mônica, mas a via como parte de si. Ele olhava a irmã dando conta e pensava: "Não é fácil ser pai ou mãe. Ainda bem que tenho uma irmã que me ajuda. Como as pessoas conseguem fazer tudo isso sozinhas?". Nesse momento, começou a pensar mais sobre o seu comportamento antigo, de abandonar quem engravidasse por não querer cuidar de alguém.

Pablo percebia o pavor que Mônica sentira quando engravidara e ele a "ameaçara". Era medo de passar por tudo aquilo sozinha e não conseguir. Medo de encarar as pessoas, como a sua mãe, que buscava ofender sempre. Medo de ficar sozinha. Medo de não conseguir cuidar do próprio filho. Pablo estava entendendo: cuidar de um recém-nascido já é difícil para um casal com ajuda dos avós da criança, que dirá para uma pessoa só!

Ele ficou com pena de Mônica e sentiu arrependimento. Ele tinha se desculpado com ela por pensar a respeito. Seu lado racional entendia os conceitos envolvidos, porém, agora, ele sentia, facilitando a compreensão do que Mônica passara.

Entre um cochilo e outro, Amanda e Pablo voltavam à extenuante realidade de cuidar o tempo inteiro de uma criança completamente dependente dos responsáveis.

Amanda já sentia a necessidade de fazer algo diferente. Ninguém tinha falado que seria estressante também. Ela sempre ouvira que ter um filho era uma bênção, que era bom. Algumas pessoas afirmavam que era cansativo também, entretanto, ninguém tinha falado sobre a solidão de não ter alguém para conversar ou falta de tempo para si mesma. Ninguém falara sobre o estresse de manter sempre a mesma área do encéfalo funcionando, levando à fadiga mental. Ninguém tinha contado sobre se sentir culpada por ver o bebê chorar e não saber o que fazer para ajudá-lo, não saber o motivo do choro do bebê.

Ninguém falou sobre como era querer cuidar do bebê, porém, o encéfalo não aguentar mais ativar a mesma área, levando a um estresse crônico, ou seja, permanente. Era como desejar fazer algo que o próprio corpo não tinha capacidade para fazer.

Amanda não só não ouvira ninguém falar sobre isso, como não achara nenhuma instrução ou conselhos em livros ou profissionais. Os poucos conselhos que se tinha não eram passíveis de serem aplicados na realidade. Eram ideias e utopias, achismos e opiniões. Não eram baseados em fatos, evidências ou provas. Então, ela só descobria tudo o que se passava com uma mãe ao sê-la e vivenciar a experiência por si mesma.

Renato estava com quatro meses, Amanda exausta e animada por voltar a trabalhar, pois poderia pensar em algo diferente, além de cuidar de Renato. Pablo estava se apaixonando pela filha, que era uma gracinha. Seu primeiro sorriso cativou tanto o coração de Pablo que conseguiu um lugar permanente nele.

Pablo enfrentava o estresse que Amanda sentia permanentemente. Ele jamais tinha cogitado que isso pudesse acontecer, já que mulheres "foram feitas" para serem mães, segundo a antiga crença dele.

É, quando ignoramos informações, só aprendemos quando passamos pela situação para sentir na prática os efeitos que ignoramos ou diminuímos de importância anteriormente.

Pablo tinha acessos de raiva, indicando a sua fadiga mental. Ele tentava fazer tudo para cuidar da filha, porém seu encéfalo já não tinha mais capacidade de focar nela. Mesmo que ele tentasse, a sua cabeça já não reagia conforme ele queria. Gritos começaram a se tornar rotina em seu lar, numa tentativa desesperada do encéfalo aliviar o estresse acumulado por dias consecutivos. Amanda chorou, em vez de gritar. Duas reações distintas, mas com o mesmo objetivo: aliviar a pressão e a cobrança de fazer o que não tinham mais capacidade.

O clima emocional em casa era muito tenso e sem diálogos. O cansaço permanente os levou a falarem apenas o essencial, o que depois acabou por ser calado também. As noites mal

ABORTAR?

dormidas, a falta de cuidados para com eles mesmos, a solidão e a constante exigência dos pequenos faziam Amanda e Pablo permanecerem vivos, ou, pelo menos, os seus corpos.

Jonatan estava com eles todos os dias, porém tinha descanso em casa. Ele saía, passeava na rua quando se locomovia, via televisão, mexia no celular e dormia a noite inteira. Seu encéfalo usava diversas áreas, contribuindo para manter o equilíbrio e a saúde mental, o que não ocorria com seus filhos. Ele estava preocupado, sabia como era essa fase inicial, e Sofia esboçou preocupação com o marido.

– O que foi, querido? – falou, amistosamente.

– Amanda e Pablo estão sucumbindo. Amanda voltará a trabalhar em breve. Sentirá mais cansaço, porém menos estresse. Pablo não vai aguentar esperar mais dois meses enfurnado dentro de casa com a filha... – falou, preocupado. – Lembra como foi quando eles nasceram? Vocês os colocou logo em creche para poder respirar um pouco, ter paciência e dar atenção quando estivesse com eles.

Jonatan sabia que seu argumento era parcialmente válido. De fato, Sofia não aguentava ficar fazendo a mesma coisa o dia inteiro, todos os dias e por meses seguidos, assim como qualquer ser humano. Entretanto, ela não queria cuidar deles. Em relação a Pablo, ela até teve simpatia e tentou, mas depois de dois meses com a criança o tempo inteiro com ela, ela não aguentou. Com Amanda fora diferente, pois Sofia não desejava cuidar dela. Fora uma gravidez não planejada e não desejada, estimulando parte do conflito que ela tinha com a filha até aquele momento, quase três décadas depois.

Contudo Jonatan pensou que, se falasse de forma que Sofia se visse naquela situação, ou seja, que ela compreendesse o estresse que os filhos estavam vivenciando, conseguiria gerar mais simpatia dela pelos filhos.

– Querido, podemos fazer o seguinte: no sábado, quando eu for levar as comidas, podemos ficar com as crianças enquanto que eles tiram o dia para eles descansarem. O que acha? – falou amistosamente, buscando uma reação positiva do marido.

Flávia Moraes Schweizer

– Sério? – falou Jonatan, com os olhos brilhando de alegria, o que fez Sofia sentir um imenso bem-estar por sentir conquistar o marido.

– Claro! Vou preparar tudo para, sábado, chegarmos cedo e ficarmos lá.

Sofia estava animada. Era uma oportunidade de agradar a Jonatan ao cuidar dos netos e provar o seu valor.

Jonatan estava admirado com a esposa. Ele sabia que ela tinha capacidade de ser uma pessoa incrível e amável e somente agora ele tinha achado o incentivo adequado pelo qual ela respondia.

Ele preferiu fazer surpresa para os filhos e avisaria somente na sexta-feira que eles teriam o dia de sábado para relaxar.

Sábado chegou e Jonatan e Sofia chegaram cedo ao apartamento de Amanda. Como Jonatan tinha as chaves dos apartamentos dos filhos, entrou sem barulho, para não acordar a filha. Ele e Sofia arrumaram tudo na geladeira e Sofia cuidou da louça, enquanto Jonatan arrumava a casa. Em seguida, foram para o apartamento de Pablo, fazendo o mesmo e pegando Mônica, que já estava acordada, dirigindo-se ao apartamento de Amanda, onde ficariam. Eles deixaram um bilhete para o filho, pois certamente ficaria preocupado com a ausência de Mônica.

Sofia não tinha muita paciência com quem não oferecia formas de saciá-la, incluindo crianças, porém se esforçou para, pelo menos, não maltratá-las ou não ignorá-las.

Amanda acordou bem e refeita. Pela primeira vez em muitos dias tinha dormido o que o corpo necessitava.

– Oi, pai! – falou, animada. – Oi, mãe – falou, apática.

– Oi, filha! Bom dia! – falou Jonatan, feliz por ver a cara da sua filha bem.

– Oi, filha – falou Sofia, abaixando o olhar.

Olhar a filha fazia Sofia voltar a sentir aquele ímpeto de vê-la como rival, o que gerava um incômodo emocional com o qual não sabia lidar. Então evitava vê-la.

254

ABORTAR?

Sofia e Jonatan estavam na sala com as crianças. Amanda amamentou um pouco os bebês, tomou café da manhã com calma, sentindo o sabor dos alimentos e apreciando o momento de poder sentar-se com calma para comer.

Pablo chegou quando Amanda tinha terminado de comer. Ele viu que tudo estava bem e tranquilo. Sentou-se com a irmã e comeu, enquanto ficaram batendo papo. Contudo, ouvir os pais falando sobre as crianças e ouvi-las chorar ainda faziam suas cabeças latejarem, implorando por descanso.

– Amanda, podemos ir lá pra casa e ver filme, o que acha? – falou Pablo.

– Ótimo!

Eles foram e passaram uma tarde incrível relaxando. Quando a noite chegou, Amanda teve uma ideia:

– O que acha de comermos fora hoje? Não saímos há tanto tempo...

– Estou totalmente de acordo! – falou Pablo, animado.

Pablo se arrumou e foram para o apartamento de Amanda, onde ela amamentou novamente as crianças, intercalando com a mamadeira que Pablo preparava e dava. Amanda se aprontou e saíram para comer num rodízio de comidas, com vários pratos diferentes.

Eles falaram sobre o filme que tinham assistido, sobre o lugar em que estavam e apreciaram a paz da ausência de crianças chorando. Foi tudo o que precisavam para recarregar as energias.

Voltaram para casa renovados e dispostos a dar continuidade ao trabalho de cuidar dos filhos. Com alegria, pegaram Renato e Mônica no colo e, satisfeitos, iniciaram a vigília das crianças, com os pais indo embora.

Tudo voltou a ser como era, com noites picadas, mamadeiras e etc., mas eles estavam mais equilibrados e curtiram os momentos de cuidados com os filhos.

Na casa de Jonatan, Sofia recebia um beijo apaixonado do marido, algo que não acontecia havia mais de década. Ela se estremeceu toda e seu corpo se esquentou rapidamente. Suas pernas estavam bambas, o seu coração batia forte e se sentiu na adolescência, quando descobria as novidades dos relacionamentos românticos.

Sem nenhuma palavra, o casal se beijava com carinho e suas almas se envolviam de tal forma que eles se sentiam bem e em paz. Eles fizeram sexo com amor, o que mexeu profundamente com Sofia, pois fora a primeira vez que isso acontecia com ela.

Jonatan sempre havia feito amor com ela, pois a amava, mas Sofia tinha escolhido Jonatan por conveniência, não por apreciá-lo. Com o carinho dos últimos tempos, Jonatan estava conquistando o seu coração e Sofia se entregava à nova realidade de se importar com alguém além de si mesma, o que gerava grande satisfação nela em vê-lo feliz.

Sofia ficou encantada como um simples sexo poderia ser tão diferente. Ela ficou pensando e suas emoções eram boas, induzindo bons pensamentos e boas reflexões. Ela gostou: não só do sexo com amor, mas estava gostando dos carinhos de Jonatan, que sempre existiram, porém, somente agora, ao passar pela solidão, que Sofia tinha começado a notá-los.

Jonatan dormia profundamente e feliz. Para ele, tudo estava se encaixando e não podia ser melhor do que estava. Era apenas permanecer nesse caminho que cada dia seria melhor.

Amanda matriculou Renato na creche perto do trabalho e, depois de duas semanas, voltou a trabalhar, matando a saudade do emprego e dos colegas. Ela estava animada e aflita: animada por voltar e aflita por não estar com o seu pequeno. Ela tinha se apegado o seu filho e sentia falta. Apesar de ficar cansada de fazer sempre a mesma coisa, de cuidar dele, ela tinha prazer em fazê-lo.

Com a tecnologia, a creche mandava fotos e vídeos de Renato para a mãe, buscando acalmá-la. Isso a ajudava a não imaginar que ele não estivesse bem ou outras coisas negativas. Dessa forma, ela conseguia focar mais no trabalho.

Ao fim do expediente, ela buscava o filho e a rotina da casa se iniciava.

ABORTAR?

Jonatan já ficava com Pablo, visto que Renato não ficava mais em casa.

Novamente, Sofia se prontificou a ficar com as crianças, ajudando Jonatan, para que os filhos pudessem relaxar suas mentes. Amanda marcou de sair com Débora e Mônica e Pablo marcou com amigos de longa data.

Pablo teve um ótimo dia de descontração, à base de boas conversas e risadas.

Amanda estava com as amigas quando se dirigiu à Mônica e ficou olhando-a. Intrigada, Mônica questionou:

– O que foi?

Amanda demorou para falar, mas, finalmente, respondeu com uma pergunta:

– O que, afinal de contas, rolou entre você e o meu irmão? – falou séria.

Mônica não quis responder e desviou o olhar.

– Cara, algo muito sério aconteceu. Ele deu o seu nome à filha. Isso, certamente, não foi o acaso. Ele quer manter você na vida dele de alguma forma!

Mônica ficou estarrecida com tal declaração. Ela sabia que Pablo a amava, assim como ela o amava. A única coisa que os impedia de ficarem juntos era a falta de perdão por parte de Mônica.

Ela tomou um gole do café e resolveu contar. Tentou ser sucinta no início, porém pensar sobre o que falava a levava a ter suas emoções expostas, como que se brotassem de dentro dela, embora ela tentasse contê-las. Assim, Mônica contou tudo e Amanda sentiu pena na amiga. Quanto sofrimento! Ela tinha tudo para ser feliz: podia ficar com quem amava, mas escolhia se afastar e manter a sua infelicidade por orgulho.

Amanda olhou para Débora e percebeu que a amiga também captava as mesmas informações de Mônica. Por conhecê-las, sabia que Débora manteria o seu jeito sutil de falar, usando de indiretas que Mônica não entendia. Ao final do discurso de

Mônica, Amanda decidiu agir como a própria Mônica agiria em seu lugar: sinceridade direta.

— Acha que ele engravidou a moça de propósito? — falou Amanda.

— Não. Eu sei que não... — disse Mônica, tentando conter as lágrimas.

— Acha que ele deveria ter feito o quê? Mandado abortar? Abandoná-la? Abandonar a filha?

— Por Deus, não!

— Ele está finalmente fazendo o que você acha certo e você o critica por isso? — Mônica não respondeu. Ficou confusa. E Amanda continuou:

— Ele errou com você e sabe disso. Ele está tentando fazer as coisas diferentes agora, agindo com responsabilidade, e você está aí, culpando-o pelo passado, mantendo o seu orgulho, como se você não tivesse responsabilidade, e, ainda por cima, está penalizando-o por ele ser maduro e cuidando da filha, o que você prega ser correto. Qual é o problema, afinal?

Mônica estava muda e com os olhos arregalados, tanto quanto Débora. Elas sabiam que Amanda estava crescendo como pessoa, mas não tinham ideia de que já tinha evoluído e aprendido tanto como estava mostrando. Amanda continuou:

— Eu sei que você deve estar se sentindo traída, pois com você ele agiu de forma que você considera errado, mas agora está agindo correto, segundo suas crenças, mas com outra mulher. Bem, no caso, com um bebê, pois nunca mais viu a mãe da filha...

Mônica não sabia disso. Seu ressentimento e orgulho eram tão grandes que tinham feito com que ela acreditasse que Pablo estava cuidado da mãe da filha como ela gostaria de ter sido cuidada quando grávida, pensamento que gerava a sensação de traição.

— Eles não estão juntos? — perguntou Mônica, surpresa.

— Por que a surpresa? — Amanda falou sem compreender. — Você sabia disso! Você sabe que ele está cuidando da filha,

ABORTAR?

que a mãe sumiu e que o advogado a está procurando para cobrar a pensão.

Mônica realmente sabia disso tudo. Contudo, determinada em culpá-lo pelo seu mal-estar emocional, ela tentava ver tudo da pior forma possível para culpá-lo ainda mais, estimulando o seu ponto de vista sustentado pelo orgulho.

– Sério, Mônica. Você realmente acreditou que meu irmão tinha se apaixonado por outra pessoa? – Amanda falou com carinho, segurando as mãos da amiga.

Mônica começou a chorar.

Quando estava com Pablo, Mônica colocara nas mãos dele a sua própria felicidade integralmente, assim como os seus planos de vida, como se ele fosse o responsável por tudo. Ao tomar uma decisão que ela não gostara, ela o culpara por ele não ser o que ela tinha idealizado e ser apenas uma pessoa normal, com acertos e erros na vida. A partir daquele momento, Mônica tinha se agarrado ao orgulho e à arrogância em relação a Pablo e decidido não mais vivenciar o trauma. Ela não queria mais que ninguém controlasse a sua vida e "se proibira" de se apaixonar de novo.

Quando as pessoas se apaixonam, o funcionamento do encéfalo fica alterado e o raciocínio lógico fica comprometido. Uma confiança sem aparente fundamento surge, alimentando ideias irreais de felicidade, como se contos de fadas existissem. Devido aos sintomas da paixão, a pessoa fica psicologicamente entregue ao objeto de desejo, o qual, no caso de Mônica, era Pablo. Tudo o que ele falasse, ela faria, acreditando que daria tudo certo. Quando isso falhou, a frustração chegou devastando todas as suas crenças de "felizes para sempre".

Mônica interpretou todo esse acontecimento como se a responsabilidade fosse toda de Pablo e nada dela. Por ainda estar apaixonada, vivia pensando nele, lembrando memórias doloridas, que ficava remoendo em sua mente, aumentando o ressentimento e estimulando o seu ponto de vista.

Mônica passara os últimos anos estimulando ressentimento, que criava outro pensamento: de que Pablo deveria indenizá-la de alguma forma. Talvez, um pedido de casamento e obedecê-la o resto da vida estivesse de acordo para Mônica, para diminuir a sua mágoa ao longo da vida. Sua sensação era que isso estivesse condizente com o que julgava ser justo.

Apostando nisso, Mônica ficava esperando Pablo tomar uma providência, o que gerava frustração a cada instante em que ele não correspondia às suas expectativas não ditas, enquanto ele respeitava a vontade dela de não terem contato.

Mônica não tinha ciência disso tudo, apenas reagia sem entender o motivo de suas ações. Assim como fizera com Amanda, mandando na lata e questionando diretamente para forçá-la a pensar, Amanda agora fazia com Mônica.

Mônica parou de chorar e olhou para Amanda e depois para Débora. Ela viu que ambas concordavam com essa linha de raciocínio e resolveu pensar a respeito.

Depois de bastante tempo de silêncio, deixando Mônica absorver as informações, o aspecto emocional de todas estava melhor e conversaram sobre outras coisas. O restante do dia foi mais agradável e Amanda voltou para casa com alegria de ver Renato.

Pablo já tinha chegado em casa e estava dando banho em Mônica, com carinho, apreciando o momento. Amanda viu o irmão. Não era mais o irresponsável e ignorante de meses antes. Agora ele era outra pessoa. Com certeza, seria um bom pai. Sorte dela de tê-lo em sua vida.

A semana transcorreu como o de costume, embora Mônica estivesse reclusa em sua mente com seus pensamentos e reflexões.

Mais tempo passou e Pablo voltou a trabalhar. Agora ele estava empenhado no serviço, fazendo suas tarefas excepcionalmente, atraindo os olhos do superior. Pablo estava apaixonado: apaixonado por cuidar da sua princesinha. Ele sentia falta de "sua" Mônica, a mulher de sua vida, mas tinha a consciência em paz por ter feito tudo corretamente, sem mentiras e se dedicando ao que julgava ser importante, de acordo com o seu inconsciente.

ABORTAR?

A vida em casa, para os irmãos, após o trabalho, era muito agitada, com comidas, louças, serviços domésticos e bebê para cuidar. Mas um ajudava o outro e, apesar do cansaço físico, eles tinham prazer emocional por conseguirem fazer tudo e provarem a si mesmos que davam conta, o que os levava a ter seus descansos noturnos mais agradáveis e confortáveis.

As amigas de Amanda os visitavam, ajudando em alguns serviços em casa. Pablo sentia a distância dos colegas de trabalho, que já não o chamavam mais, visto que Pablo não tinha mais tempo para sair e beber. Agora, era sempre bebê para lá e bebê para cá.

As conversas e preocupações de Pablo haviam mudado. Ele falava sobre choros, cólicas, febre, cocô de bebê, golfada... Os colegas, que antes eram vistos como amigos por Pablo, fugiam desses assuntos nojentos e sem graça, refugiando-se em animadas conversas fúteis. Pablo se sentia isolado e quando Débora e Mônica visitavam Amanda, sentia inveja: por que ela tinha atenção e ajuda, e ele não?

Pablo percebia algumas coisas que a sociedade sente, mas não se dá conta: as mulheres têm mais sensibilidade emocional em relação às pessoas, de forma geral. Homens costumam ser mais arrogantes e orgulhosos. As mulheres se prontificam a ajudar outras pessoas com mais facilidade do que os homens, percebem com mais facilidade as necessidades emocionais alheias, como as de bebês.

Pablo penava para descobrir o que a sua pequena Mônica queria, o motivo do choro, enquanto Amanda já identificava a razão de Renato chorar mais rapidamente.

Pablo sentia-se discriminado. Os meses seguintes passaram se arrastando, entre trabalho, consultas médicas e faltas no serviço por conta de filho doente. Pablo costumava ser um bom funcionário, trabalhando bem e produzindo bons resultados. Agora ele não conseguia render o mesmo que antes: estava permanentemente exausto das noites mal dormidas, das preocupações para deixar Mônica viva e com saúde, com a alimentação da criança, creche, se ela estava sendo bem cuidada pelas profissionais na creche...

Pablo percebeu que nunca tinha visto homem trabalhar com crianças: por que será? Na creche só havia mulheres e, se houvesse algum homem, provavelmente sofreria discriminação. Afinal, quem deixaria o seu filho para um homem cuidar? Por que há essa discriminação? Será que os homens não têm capacidade de cuidar de crianças? Pablo também não se sentiria a vontade se um homem cuidasse de sua pequenina, mas não entendia a origem desse sentimento. Ele apenas não confiava que algum homem pudesse cuidar bem dela, pelo menos não tanto quanto uma mulher.

O chefe de Pablo reclamava, alegando que ele já não era um bom funcionário. Pablo fora o melhor, mas agora estava no último da lista de empregados. Cuidar de Mônica necessitava muito tempo e energia, exaurindo-o quase que por completo. Ele chegava como um zumbi no serviço e não conseguia pensar, apenas fazer serviços mecânicos ou braçais. A sua cabeça implorava por um descanso, enquanto que o corpo tinha de dar um jeito de funcionar.

Amanda também se sentia muito cansada permanentemente, mas as suas amigas lhe davam apoio, psicológico, mental, emocional e braçal. Quantas vezes elas ficaram com Renato, brincando com ele, enquanto Amanda descansava um pouco? Elas aproveitavam o bebê, curtindo o tempo com ele, enquanto Pablo fazia tudo sozinho.

Era nítida a exaustão dele: suas olheiras permanentes, fundas e escuras denunciavam o milagre que ele fazia todos os dias em permanecer vivo e cuidando de Mônica, sem outro suporte. Mônica dependia totalmente dele e ele tinha de fazer tudo. O que ele não fizesse, simplesmente não seria feito.

Ao contrário, Amanda tinha Mônica e Débora, que faziam pequenas coisas. Após o serviço, era comum pelo menos uma delas ir ao apartamento de Amanda e lavar uma louça, ou ficar com Renato, ou arrumar algo. Quando elas iam ao mercado,

ABORTAR?

sempre se lembravam de comprar algo para Amanda, mostrando seu carinho pela amiga.

Pablo tinha de ir sozinho ao mercado, com Mônica no colo. As mulheres olhavam para ele, apreciando a criança, mas nenhuma oferecia alguma ajuda, nem para pegar um produto ou um saco plástico. Ficar na fila preferencial era quase uma tortura: apesar de se enquadrar na regra, por estar com criança de colo, as mulheres o olhavam com raiva, como se ele não devesse estar ali ou estivesse fazendo algo errado. Homens nem reparavam nele, como se ele não existisse.

Amanda já tinha mais ajuda. Sempre aparecia uma alma feminina bondosa e carismática que a ajudava nas compras e até oferecia colo a Renato para que Amanda descansasse, ou oferecia o lugar para ela. Isso nunca aconteceu com Pablo.

Além disso, homens também usam da tática de gracejar com crianças para conseguir atenção feminina, algo que ajudava bastante Amanda. Alguns bons sujeitos apareciam e logo ofertavam algum tipo de ajuda, fosse carregando peso, pegando algum produto ou ajudando a organizar as compras.

Apesar de não conseguirem um relacionamento ou aproximação mais duradoura, o flerte já era uma das próprias conquistas, visto que provoca uma boa sensação quando correspondido, o que acontecia com frequência.

Sofia e Jonatan ajudavam com podiam, principalmente aos fins de semana, quando tinham tempo.

Jonatan estava afastado do serviço quando os bebês nasceram, o que lhe permitiu ajudar os filhos durante o dia, mas a licença acabara e ele voltara ao trabalho.

Sofia não tinha intimidade com os filhos e não se sentia bem em se relacionar com eles, mantendo a sua ajuda indireta e preciosa, com pequenos afazeres, como a produção de comida e pequenas arrumações e limpezas quando ia aos apartamentos dos filhos.

Uma vez ou outra ela e Jonatan ficavam com os netos para que seus filhos descansassem um pouco. Eram momentos

Flávia Moraes Schweizer

preciosos para Amanda e Pablo, embora não fosse o suficiente. Eles necessitavam de mais descanso físico, mental e emocional. Os pais conseguiam dar um pouco do primeiro, os demais ficavam faltando.

Amanda sentia os olhares de muitos, criticando-a. Se de um lado a criticavam por ser mãe solteira, ou seja, ser irresponsável por fazer sexo sem casamento, por outro, tinham um pouco de compaixão, visto que era um quadro relativamente comum na sociedade em que vivia.

Pablo, por outro lado, sentia a ausência total de qualquer pingo de compaixão. As pessoas que o abordavam para apreciarem sua filha, como sempre acontecia, perguntavam da mãe. Quando ele falava, a discussão surgia rapidamente e a mãe era acusada por abandono da filha, esquecendo completamente que na frente delas havia um pai exausto, fazendo de tudo para manter sua filha bem. Por que criticar só as mulheres? Por que as mulheres criticam as mulheres?

Era comum enfrentar olhares maldosos e julgamentos o tempo todo. O que mais chamava a atenção era que eles partiam de mulheres. Alguns homens até expressavam a mesma opinião, porém, em geral, compadeciam-se mais das mulheres com filhos. Já para Pablo, ele era visto como um homem e, portanto, capaz de resolver tudo e se virar por si mesmo.

De onde tinha surgido a ideia de que mulher precisa de ajuda e homem não? Talvez, instintivamente, os homens sintam que as mulheres precisam de ajuda ou proteção ou eles apenas gostam de se sentir como protetores ou por receber a atenção feminina com admiração. Então, vê-las em situação complicada amolece seus corações e eles oferecem ajuda, saciando a própria crenças de serem protetores e ganhando alguns olhares ou palavras carinhosas provenientes de um agradecimento, algo que o encéfalo, muitas das vezes, interpretava como um singelo flerte, dando-lhes prazer emocional.

Já em relação a outros homens, eles só sentiam compaixão quando compreendiam a situação do outro e, mesmo assim, expressavam por olhares, sem uma ajuda direta ou clara, como

ABORTAR?

se tivessem medo de mostrar que precisavam de algo, que não davam conta de tudo ou que não sabiam tudo. Talvez os homens carregassem muito peso nas costas, como se fossem resolvedores de problemas e de que deveriam fornecer segurança sempre e em tudo. Viver assim seria estressante e exaustivo.

Por não ser comum um homem cuidar de um filho sozinho, muitos homens não entendiam o que se passava com Pablo, afastando-se dele e até fazendo piada, pois Pablo agora era mais sensível, característica vista comumente como negativa em um homem.

Num mundo em que o orgulho e poder são dominantes, desejados e admirados em quem os possua, qualquer característica que não ajude a engrandecê-los é vista como negativa. Assim, ser sensível, ter compaixão ou querer ajudar eram vistos como bloqueios ou fraquezas, algo que impedia o crescimento do orgulho e arrogância.

Todos são capazes de sentir tais emoções, mas características corporais, como os hormônios, influenciam as análises das situações e emoções que a pessoa gera, por afetar diretamente a fisiologia e mecanismo de ação de órgãos, como o encéfalo, onde há grande processamento de informações.

Homens, em geral, têm mais senso de liderança, característica que usa bastante da autoconfiança e da agressividade, via imposição, e por onde o orgulho pode se manifestar mais facilmente. As mulheres, de forma genérica, têm mais perspicácia social, tendo mais habilidade em reconhecer emoções alheias através do comportamento não verbal das pessoas. Isso significa que mulheres também têm liderança e homens também percebem outras pessoas, contudo, as mulheres têm mais facilidade de compreensão e os homens têm mais facilidade em agir com liderança.

Por tal motivo, é comum que haja mais mulheres nas áreas que necessitam de mais atenção social, compreensão e relacionamentos mais aprofundados, enquanto homens costumam estar mais presentes em áreas mais práticas e diretas, com mais necessidade de liderança e imposição. Todas as áreas

Flávia Moraes Schweizer

são importantes. Como seria um mundo sem creche, por ninguém se interessar em cuidar de crianças? E um mundo sem pedreiros, por falta de pessoas interessadas em trabalho braçal e necessidade de uso de força?

Homens e mulheres se complementam nesse sentido, pois cada um é melhor numa área, produzindo o melhor que é possível dentro de sua capacidade.

Pablo só tinha o seu ponto de vista e sentia falta de carinho e atenção feminina, alguém que o ouvisse e lhe falasse doces palavras. Os serviços domésticos podiam ser terceirizados, pagando alguém para realizá-los. Amanda sentia falta de alguém para fazer os trabalhos mais pesados da casa e resolvesse com mais praticidade e rapidez os problemas do dia a dia, como a troca de uma lâmpada ou um vazamento na torneira, o qual demorava a ser feito, já que era necessário procurar alguém que o fizesse, agendar para, então, sanar o problema. Ela também sentia falta do toque específico de um homem, bem como a forma que era tratada por eles.

Os irmãos sentiam a sobrecarga de serem o que não eram. Pablo não tinha muitas das características julgadas como tipicamente femininas e a sua bebê sentia falta de um acolhimento emocional mais profundo, feito sem palavras. Amanda não conseguia ser rígida com Renato, tendo dificuldade de impor limites.

Ambos sentiam a carência de algo, mas não identificavam o quê. Apenas pensavam que seria muito mais fácil com um cônjuge, motivo pelo qual começaram a entender o porquê das pessoas normalmente quererem se casar para depois terem filhos.

AMAMENTAÇÃO EM PÚBLICO

Amanda começou a sair mais e com Renato, conforme ele crescia.

Inevitavelmente, Renato ficava com fome, já que um bebê tem o apetite de várias refeições de pequena quantidade ao dia, e Amanda o amamentava onde estivesse, prezando pela saúde dele.

Por muito tempo, a amamentação foi vista como inapropriada e sofreu muita discriminação. Contudo, onde Amanda vivia, a amamentação foi estudada um pouco mais e constatou-se grande quantidade de benefícios para os envolvidos. Assim, passou a ter um pouco mais de incentivo por parte das áreas que mais sabem a respeito do assunto, como os profissionais de saúde. Entretanto, a sociedade não muda radicalmente e a discriminação e o desconhecimento por parte de grande parte da população ainda persistia, mantendo a conduta discriminatória.

Embora fosse mais bem-aceita, muitas pessoas ainda repudiavam tal comportamento e Amanda percebia isso diretamente. Os olhares e comentários que a censuravam eram provenientes predominantemente de homens. De forma geral, os mais instintivos e egocêntricos em relação a esse tema.

As mulheres olhavam tal ato com mais naturalidade, vendo um bebê se alimentar, o que não causava desconforto. As que já tinham passado por essa etapa de amamentar uma criança tinham ainda mais simpatia com Amanda, oferecendo algum incentivo com palavras e elogios, às vezes. Contudo, o mesmo não se passava com os homens, que insistiam em condenar tal

Flávia Moraes Schweizer

ação, embora suas mentes soubessem que não havia nada de errado ou inapropriado.

O ser humano é dotado de várias emoções e muitos instintos. Sem saber se controlar, busca controlar o que os controla, como os estímulos externos.

Um dos instintos é o sexual, em que os indivíduos reagem a alguns estímulos que provocam excitação e a mudança na fisiologia corporal e comportamental, alterando as suas personalidades por alguns momentos. Ao acreditar que tais alterações sejam negativas, por não compreenderem as origens e não dominá-las, muitos vivem com medo de perderem o controle e agirem de forma inadequada, temendo opiniões negativas, incluindo as provenientes de si próprios. Um dos estímulos é a própria visão de corpo atraente. Para os heterossexuais, são os corpos do sexo oposto, por exemplo.

Ao longo do tempo, o ser humano cobriu muito o próprio corpo, por diversos motivos. Um deles era exatamente ajudar a controlar tais reações consideradas impróprias em meio ao um grupo social. Entretanto, muitas coisas mudaram e a espécie evoluiu um pouco, aprendendo a respeitar o outro como outra pessoa, não sendo apenas um objeto para o seu próprio prazer.

Em relação ao sexo, o homem costuma ser mais agressivo e dominador devido à própria fisiologia, visto que a testosterona é um hormônio que estimula tais características, o que explica as mulheres serem mais passivas, de forma geral. Além disso, a própria excitação sexual estimula o aumento da testosterona, estimulando esse comportamento mais específico do homem, fazendo-o agir com mais ousadia e confiança.

Assim, é comum e considerado normal o homem buscar a mulher, tomar a iniciativa, ao ponto de que, se acontece o contrário, muitas pessoas já olham de forma estranha, por achar diferente do que é considerado padrão. Nesse caso, uma mulher procurar por homem, tomando a iniciativa, é mal visto.

Para o homem que aprecia o corpo feminino, algumas áreas são mais excitantes que outras. Claro que cada um tem suas preferências, porém algumas regiões são comuns à maio-

ABORTAR?

ria dos homens. Uma delas são os seios, que são vistos como regiões tipicamente eróticas.

Com essa visão sobre os seios e sem conseguirem se controlar, muitos acham absurdo mostrar os seios nas ruas, pois eles gostam e se excitam num lugar impróprio para tal. Em suas mentes, mesmo que de forma inconsciente, as mulheres os estão provocando propositalmente e eles não têm controle sobre as suas reações. Por conta disso, eles julgam que as mulheres que fazem isso são erradas e vulgares, responsabilizando-as por suas próprias condutas, as quais são consideradas inadequadas e, portanto, reprimidas fortemente.

Amamentar um bebê em público necessita da exposição do seio. Além de mostrá-lo, ele ainda está com o volume aumentado devido à situação de intensa produção de leite. Grande volume de mama também atrai os olhares masculinos, do ponto de vista sexual.

Naturalmente, os seus olhos buscam por tal visão constantemente, já que ver o que se aprecia os gera prazer, e seus corpos reagem, como que se fossem provocados e seduzidos pelo sexo. Ao mesmo tempo, sabem que não devem ficar olhando, pois cria um mal-estar social, já que outras pessoas perceberão o seu comportamento inadequado para o momento e lugar. As suas mentes sabem que não é o que deve ocorrer, o que os leva a tentar disfarçar o olhar, buscando outros focos de atenção e a controlar o próprio comportamento, para se enquadrarem nas regras sociais, mas a visão de um seio é prazerosa e os leva a buscá-la tantas vezes quanto possível. Dessa forma, muitos homens olham e, quando percebem, tentam desviar a atenção e o olhar, numa tentativa de controlar os seus impulsos e a sua natureza. É assim que se cria tal conflito, que os deixa angustiados, já que suas mentes e emoções não estão de acordo.

Sentindo-se mal por se sentirem rejeitados, já que seus corpos não reagem conforme as regras sociais implícitas, e sem saber alterar suas reações, culpam as mulheres, que os "seduzem" em público. Isso é uma forma de aliviar a responsabilidade sobre si e nutrir uma falsa sensação de conforto, por não ser o culpado por algo considerado errado.

Flávia Moraes Schweizer

Esse é um dos grandes motivos pelo qual muitos homens são contra a amamentação em público. Embora não aleguem tal afirmação por medo de não serem compreendidos, por medo de se sentirem fracos por não se controlarem, por falta de compreensão alheia, por falta de próprio entendimento, de não saber o que realmente sentem, ou por quaisquer outros motivos, isso acontece com frequência.

Muitos homens também não querem que suas esposas façam isso exatamente por saber o que acontece com os homens, já que são um. Do ponto de vista deles, é um mecanismo para defendê-las de um possível ataque ou incômodo proveniente de outro homem, isto é, de uma aproximação ou abordagem indevida por parte de outro homem. Eles já a veem como mais fracas e, com um bebê, tornam-se ainda mais vulneráveis. Portanto, visando oferecer mais proteção às suas companheiras em relação a outros homens, eles preferem evitar que tal cena aconteça.

O que eles não sabem é que a mulher está toda alterada durante o momento em que seu corpo amamenta. A produção de leite altera a fisiologia do corpo feminino, deixando-o quase que desprovido de tesão. O foco da nova mãe é o bebê. Os seios doloridos de leite já não são vistos como formas para atrair um parceiro, mas como um fardo mais pesado. O choro do bebê, que faz o leite jorrar, também a impede de se sentir desejável e apreciável aos olhares masculinos. Os quilos a mais da gravidez, as estrias pelo corpo e a flacidez de uma barriga que se distendeu para abrigar um novo ser também tiram a confiança de se sentir uma mulher atraente. A sua cabeça está constantemente em vigília para saciar as necessidades da criança totalmente dependente, criando um cansaço e estresse constantes.

Com tudo isso, os seus olhos buscam um olhar amigo e cativante, alguém que lhes estenda a mão quanto ao seu cansaço permanente e ofereça um pouco de empatia. Nesse momento, o corpo feminino não busca um parceiro sexual, ele busca alguém com quem contar, um companheiro, um amigo, alguém que lhe dê o coração com todo o amor e compreensão, alguém que veja a sua alma, não apenas o seu corpo.

ABORTAR?

Os homens sabem que a mulher passa por alterações, embora não as compreenda. O que mais conseguem entender é o cansaço generalizado e crônico, porque é de conhecimento público o quanto um bebê exige. Então, essa é mais uma razão pelo qual julgam ser errado olhar e desejar uma mulher com um bebê, mesmo que seus corpos não concordem com tal ideia, aumentando o conflito entre razão e emoção.

Amanda sentia esse cansaço e a falta de apoio e suporte nesse momento tão desgastante da vida, impedindo-a de compreender o motivo de tantos olhares excitantes sobre si quando amamentava Renato. Ela sentia as emoções provenientes das pessoas ao seu redor, através de gestos e expressões faciais, como os olhares diretos e vidrados vindos de muitos homens. Por estar focada em cuidar do seu filho e desprovida de desejo sexual durante esse momento, ela não conseguia compreender que seu corpo chamava a atenção masculina. Em sua mente, ela era uma mãe, não uma mulher.

Amanda estava tão focada na sua rotina extenuante que nem ligava para o que pensavam dela, aprendendo a ignorar as informações que não lhe afetavam diretamente.

Em seu íntimo, ela sentia revolta por ser vista com uma espécie de objeto sexual, ou seja, como se o seu corpo servisse para saciar alguém e que ela fosse desprovida de sentimentos, quando, na verdade, era uma pessoa carente de atenção e ajuda.

Alguns olhares eram tão intensos e agressivos que ela se sentia acuada, como se fosse uma presa que precisasse se proteger ou fugir, a ponto de buscar outros locais mais "tranquilos" e manter vigília constante, para evitar tais violências silenciosas, o que a cansava demasiadamente.

Apesar de muitas vezes não ser tranquilo, ela preferia passar por isso a ficar condenada à prisão domiciliar por ser uma nova mãe na sociedade. Por que deveria ser punida por ter um filho? Isso não fazia sentido! Embora muitas pessoas pensem que a mãe deve ficar em casa para cuidar do bebê a ponto de se excluir da própria vida, como se não fosse mais gente, Amanda se recusava a deixar de viver por conta de um filho. Um

Flávia Moraes Schweizer

filho era algo a mais na vida, não uma condenação desse tipo! Ser refém de uma criança era algo que ela já tinha observado acontecer aos montes, mas ela não estava disposta a ceder a essa realidade tão difundida.

Ela engravidara, mas não arruinaria a sua vida por conta de outra pessoa, ainda mais sendo essa pessoa um filho.

O filho cresce e vive a vida dele. E ela, como ficaria se focasse unicamente em seu filho depois que ele se tornasse independente? Ficaria deprimida? Cobraria netos para ter ocupação novamente na vida? Esperaria pela morte? Não! Amanda estava determinada a cuidar do filho, porém não abriria mão de si mesma. Um dia ele teria a sua independência total e ela continuaria com os seus projetos em curso. Ela não pararia a sua vida por conta de um filho, ela apenas reduziria o seu investimento em outras áreas enquanto investisse nos cuidados com o filho.

Além disso, apesar de Amanda gostar e apreciar cuidar de Renato, ela tinha outras ambições, desejos e planejava um futuro baseado em seus passos no presente. O trabalho era-lhe prazeroso, não apenas algo que lhe desse renda para sobreviver e custear a vida. Ela se desenvolvia intelectualmente e social-mente no emprego, o que lhe rendia resultados bons, embora estes não fossem percebidos ou imediatos.

Desde que começara a sua história com o "problema" da gravidez, fora exatamente o seu emprego e tudo atrelado a ele que lhe dera suporte e estímulo para o seu crescimento. Amigas e colegas a ajudaram emocionalmente, a parte financeira per-mitiu que ela tivesse a casa própria e saísse da tumultuada casa de seus pais, e ela progredia dentro da empresa, trabalhando o seu intelecto. Portanto, várias áreas da vida de Amanda estavam se desenvolvendo e ela não desejava interromper esse processo para se dedicar unicamente a uma área: a de ser mãe.

Muitas mães se cobravam por não se dedicarem unica-mente ao filho, por necessitarem do trabalho para custear a vida. Entretanto, Amanda não desejava isso, mesmo que lhe fosse possível, algo que era incompreendido por tantas pessoas.

ABORTAR?

A ideia de que ser mãe é o objetivo da vida de uma mulher era tão fortemente cultuada onde Amanda morava que quem não desejasse ter filho ou não investisse exclusivamente nele quando tinha a oportunidade para tal, era duramente condenada pelas demais mulheres. Muitos homens tinham maior capacidade de compreensão sobre isso do que as mulheres em si, motivo pelo qual não exigiam que elas abrissem mão de si para focar somente no filho. Apenas os mais egoístas e orgulhosos, que se viam superiores às mulheres, pensavam dessa forma, pois era uma maneira de conter o desenvolvimento feminino e, por comparação, sentirem-se melhores do que as mulheres.

Esse pensamento-base, de que o objetivo da mulher é ser mãe, moldava muito dos indivíduos da sociedade, fazendo-os acreditar que ter filho fosse algo essencial para a vida, mesmo que muitas pessoas não tivessem real vontade de tê-lo. Daí surgia a cobrança de que todas as mulheres tivessem filhos, o que prejudicava a saúde emocional e mental de quem recebia tais críticas sem ter a real vontade de tê-lo.

Amanda via muitas pessoas que tinham filho, mas que não queriam realmente. Ao contrário dela, tais pessoas tinham planejado uma gravidez e uma vida com mais um integrante dentro de casa, contudo, não sentiam vontade disso. Era uma vontade implantada, assim como o roteiro de vida que a sociedade impõe implicitamente o tempo inteiro, a ponto de fazer as pessoas acreditarem que querem aquilo. A pessoa começa a desejar ter ou fazer o que a sociedade diz ser importante para se ter alegria e felicidade, que ela alega serem provenientes de tais escolhas e ações. Contudo, quando tais resultados não chegam como o esperado, a frustração aparece e, no caso de um filho, não há como voltar atrás. Logo, é importante se conhecer profundamente para escolher com discernimento a vida que se vai ter.

Amanda era durona. Não em seu comportamento temperamental ou com palavras, mas com suas atitudes sutis, que confrontavam o modelo supostamente ideal que recebera por 28 anos de sua vida. Ela dava de mamar para Renato em público, cuidava dele da melhor forma que podia, não abria mão de si, planejava um futuro promissor num emprego que gostava e trabalhava com prazer, chegando a se destacar por suas qualidades.

Amanda fazia uma revolução própria, renovando-se e refazendo a sua personalidade, o que rendia bons frutos de sensações prazerosas por estar de bem consigo mesma.

Quanto mais Amanda reduzia a importância das opiniões alheias e valorizava as suas, mais confiante ficava, bem como ousada e determinada também, o que lhe aumentava a chance de sucesso em sua vida por não desistir em qualquer sinal de dificuldade ou restrição. Era um ciclo virtuoso, que se retroalimentava.

Ela aprendia que não era perfeita, mas o segredo era tentar. Tentar, analisar o resultado da investida e concluir algo, que seria a sua conclusão para repetir ou não tal conduta, se deveria alterar a abordagem para conquistar o seu objetivo.

Às vezes, ela saía com Renato para praças ou praias, mas ele era pequeno demais para aproveitar, e acabava sendo um estorvo tal situação, já que a criança não era o único foco. Era necessário levar todo o "acampamento infantil", como fraldas, trocadores, roupas, bercinho, protetor solar, repelente, mosquiteiro, papinhas, mamadeiras etc. Eram tantas coisas que Amanda ficava atribulada, gerando estresse e falta de prazer na atividade. Em vez de criar bons momentos, ela cultivava lembranças agitadas e estressadas, as quais a motivava a evitar passar por situações similares novamente. Amanda sabiamente decidiu esperar Renato ter idade o suficiente para que eles pudessem aproveitar os passeios juntos, visando a usufruir de bons momentos e criar boas memórias com o filho.

REINTERPRETANDO A REALIDADE

O cansaço não dava trégua. Às vezes, os irmãos conseguiam um tempo para relaxar, quando os pais os ajudavam ou, no caso de Amanda, quando as amigas ficavam com Renato.

Eles sobreviveram aos primeiros meses como pais, sendo um sucesso para a espécie humana, embora não fossem valorizados ou reconhecidos pelos integrantes desta, algo que os desmotivava bastante, pois não ter o esforço reconhecido causa uma sensação de desânimo.

Amanda tinha um bom contrato com o chefe e fazia o melhor que podia, como forma de agradecimento a ele por tanta ajuda. As alterações de horários, convênio com a creche e com um plano de saúde fizeram Amanda ter uma vida mais estável e com menos preocupações.

Pablo não teve esta "sorte". "Homem tem que dar conta de tudo", acreditava Pablo e os homens do seu trabalho. Nenhum mexeu um dedo para ajudá-lo. Pablo sentia na pele o que era não ter suporte, como diversas pessoas no mundo encaram o desafio de educar uma criança sozinha e sobrevivendo às constantes críticas das pessoas ao redor.

Muitas foram às vezes em que Pablo teve de sair no meio do expediente para levar Mônica ao médico ou mesmo faltar ao trabalho para ficar com a filha no hospital, fazendo os tratamentos para as doenças que acometem as crianças com mais facilidade, como doenças respiratórias. Por diversas vezes, Pablo teve de deixar a sua pequena aos prantos e com febre na creche, com medo de perder o emprego e, com isso, a sua sustentabilidade e a de sua filha.

Flávia Moraes Schweizer

A vida não estava fácil e os irmãos se viravam do jeito que podiam e conseguiam.

O chefe de Pablo aparentava compreensão, dizendo que entendia que Pablo tinha uma filha para cuidar. No entanto, a linguagem corporal dele não era condizente com as palavras de sua boca. Pablo não entendia o que se passava, apenas não confiava no que o chefe falava.

A linguagem corporal do chefe de Pablo deixava clara a sua insatisfação em relação a ele. Ele apenas não era direto por conta do medo de ser julgado pelas pessoas ao redor como uma pessoa ruim e sem compaixão.

Em seu íntimo, tinha vontade de despedir Pablo logo e mostrar os seus verdadeiros pensamentos e sentimentos, de que a filha de Pablo era problema dele e que o emprego não tinha culpa, portanto, não deveria sofrer com a escolha que Pablo fizera de ter uma filha. Como isso soava muito rude, grosseiro e egoísta, características comuns nas pessoas, porém reprimidas por serem consideradas ruins, negativas ou erradas, o chefe dele também as reprimia, tentando alegar que não era desse jeito.

A mente do chefe de Pablo compreendia a ideia de que uma criança tomava muito tempo e atenção, porém o seu coração não tinha tamanha compreensão. Era como se ele quisesse acreditar naquilo, mas não sentisse esse entendimento de fato.

Mas Pablo sentia que algo não estava bem. Ele sentia medo de ser demitido, ao contrário de Amanda, que era mais recompensada pela benevolência e compaixão dos outros. As pessoas que a viam, mesmo sem conhecê-la, logo tentavam agradá-la de alguma forma. No trabalho, as pessoas perguntavam sobre Renato e pediam para que ela o levasse um dia, para que o conhecessem.

Pablo passava pela rua, com sua filha no colo, dormindo, em direção ao seu lar, sem que um olhar piedoso lhe fosse direcionado, sentindo a indiferença. Algumas vezes, algumas pessoas os olhavam, principalmente as mulheres, as quais são mais aptas a perceberem as pistas comportamentais, mas seus olhares eram de críticas. Pablo sentia esses olhares violentos e sua mente rodava. Será que não teria sido melhor abortar quando no início

ABORTAR?

da gravidez? Certamente, a vida não ficaria tão sofrida e penosa quanto agora. Mas teria coragem de matar a filha agora, depois de nascida, para ter o mesmo resultado que esperava de um aborto meses antes? Não! Depois de conhecer o bebê, de vê-lo, não é possível ser tão cruel assim. Será que era por isso que abortar era mais fácil, por falta de apego? Provavelmente.

Pablo entendia agora o motivo de tantas pessoas abortarem. Era muito mais fácil se livrar de alguém que não se conhece ou não tem apego. Não saber o que acontece com o feto durante o procedimento do aborto é um analgésico mental para lidar com a decisão. Fazer o mesmo depois de a criança nascer, ouvindo o seu choro estridente e sentindo o julgamento das pessoas era algo tão condenável a ponto das pessoas não o fazerem. Dessa forma, praticar o aborto era mais fácil, uma vez que não tinha choro ou olhares recriminatórios, sem ver o que acontecia com o feto e escondido dos julgamentos alheios, dava uma falsa sensação de tranquilidade, isto é, apenas a própria consciência julgaria e caberia à imaginação de cada um saber o que o feto teria passado para deixar de existir.

Apesar de a consciência gritar dentro da mente das pessoas menos egocêntricas, era possível sofrer em silêncio, reprimindo e calando a mente através de experiências emocionais mais intensas e uma vida com mais analgesia da consciência ao usar de muitas práticas que fornecessem bastante prazer e distração. Viver se embriagando, brigando, julgando e criticando outras pessoas, buscando desesperadamente por posses ou poder sobre outras pessoas... Tudo para tentar não pensar sobre si mesmo, numa tentativa de fugir do próprio julgamento, acreditando que, se não pensar sobre o assunto, ele desaparecerá, ou que, ao menos, a sensação que este provoca não será sentida.

Quantas pessoas guardam para si os seus erros, com medo de serem condenadas por outras pessoas, tanto quanto elas próprias se condenam? Quantas fogem de suas responsabilidades por não quererem de deparar com a culpa de seus equívocos? Muitas pessoas focam nos outros para se esquecerem de si mesmas, de suas más lembranças, de seu julgo em relação a si próprio. No entanto, isso não resolve o incômodo, apenas adia o inevitável encontro com a verdade de si mesmo. Até lá, a pessoa sobrevive, aceitando situações penosas e danosas, por serem mais fáceis de lidar do que enfrentar a própria consciência.

Quando o peso for grande demais para suportar, a pessoa sucumbe e libera tudo o que guardou. Enfrenta a consciência, seus medos, a verdade de não ser quem aparenta ser, aceita as mentiras contadas para si mesmo e, a partir daí, refaz a sua vida, tendo, agora, a oportunidade e possibilidade de ser verdadeiramente feliz.

Era o que Pablo fazia e o que Mônica tentou fazer. Pablo tentou esquecer, com noitadas e mulheres, focando em momentos de intensas emoções. Prestes a errar novamente, segundo a sua mente, aceitou a ajuda do pai e evitou cometer o erro de novo. Não era fácil. Na verdade, era muito penoso. Contudo, ele dormia melhor e estava se sentindo melhor consigo mesmo, com mais paz, algo importantíssimo e que ninguém jamais poderia fornecer a ele além dele mesmo.

Mônica se afundou na tristeza, que se transformou em rebeldia com ela mesma. Ela determinou que não passaria por aquela situação novamente e evitaria tudo e qualquer coisa que fosse similar, na tentativa de passar longe do que tinha acontecido. Aceitara se casar com alguém que era totalmente diferente de Pablo para não correr o risco de sofrer novamente. Ela não era feliz, mas seu orgulho estava mais saciado, pois sua infelicidade era sua opção, não de outro. Além disso, essa opção dá a sensação de controle, algo que é percebido como segurança e, assim, oferece um pouco de tranquilidade.

Quando esteve com Pablo, entregou-se completamente, abrindo mão de si mesma. Foi uma grande irresponsabilidade. Como alguém pode ser responsável por nós em vez de nós mesmos? Como exigir que outro escolha tudo por nós e, ainda por cima, agrade-nos, se o outro tem sentimentos, objetivos e pontos de vista diferentes de nós? Nem faz sentido esse pensamento. Mas quando a responsabilidade por nós mesmos nos assusta demais, fazemos de tudo para outorgá-la a outro. É mais fácil criticar o outro por não nos oferecer o que desejamos do que criticar a nós mesmos por nós não fazermos o correto ou o que

ABORTAR?

realmente queremos. Culpar outra pessoa é mais fácil e mais cômodo do que receber culpa, incluindo a própria.

Mônica deixou sua vida nas mãos de Pablo, incumbindo-o de decidir tudo. Quando a decisão dele não foi bem-aceita por ela, por ela discordar do pensamento dele, ela o culpou por sua infelicidade e insatisfação, apesar de seguir a decisão dele. Por não perceber isso, Mônica insistia em acreditar que Pablo fora o errado e que ela era a vítima, uma visão mais fácil de aceitar do que acreditar que ela mesma tinha escolhido a vida que tanto lhe desagradava.

Esse ponto de vista também é proveniente do orgulho, o que faz a pessoa acreditar que é mais do que realmente é, como se tivesse maior capacidade do que de fato tem. Assim, quando uma situação sai do seu controle e a pessoa não fica satisfeita, ela atribui a responsabilidade a outrem, mantendo a sua visão de saber tudo e de ter grande capacidade, que não é comprovada perante a situação. É mais um truque de distorção da realidade que a mente aplica, para manter a crença arraigada, que, no caso, é a visão orgulhosa.

Ela buscou ajuda e grupos de apoio, porém, mantendo o seu pensamento inflexível de que Pablo era o responsável por sua tristeza. Nada tinha capacidade de mudar os seus pensamentos ou sentimentos. Assim, ela passou anos participando de grupos sem ter sucesso e reforçando essa ideia, fazendo-a impregnar em seu íntimo.

Mônica queria ficar bem e "aceitava" ajudas, como as das reuniões. Apesar de fazer o que achava ser possível para resolver o seu mal-estar, ela mantinha a crença. Era dessa forma que nenhum tratamento tinha efeito, já que o que a fazia infeliz era a sua própria visão sobre os fatos.

Agora ela estava com acompanhamento psicológico, que estava ajudando, mas não resolvia nada repentinamente. A psicóloga fazia perguntas-chaves para que Mônica entrasse em contato com as suas reais convicções, não as que desejava acreditar quando repetia o que a sociedade ao seu redor pregava. Com alguém que não a julgava ao seu lado, Mônica se sentia menos reprimida e se permitia ser mais livre, aceitando as suas características, em vez de negá-las.

Raquel oferecia apoio emocional, sem julgamento. Ela sabia que as pessoas sofriam exatamente por se condenarem e se criticarem demais a ponto de não aguentarem conviver com elas mesmas. Quantas fugiam de si mesmas? Quantas não aceitavam ser o que eram? Quantas fingiam serem de um jeito e não eram de fato, apenas aparentavam ser através de boas ações, que não geravam prazer ou satisfação? A psicóloga incentivava Mônica a pensar e a libertar os sentimentos reprimidos.

Mônica não entendia o que se passava. Ela achava, como a maioria das pessoas, que alguns sentimentos eram ruins e, portanto, não deveriam ser expressos. A terapeuta, por outro lado, sabia que alguns sentimentos eram ruins e que não deveriam ser guardados ou calados. Porém, não deveriam ser expressos de qualquer forma.

Uma pessoa com raiva não deve espancar outra para aliviar o seu sentimento, mas pode usar outras ferramentas para aliviar a raiva, como socar uma almofada, gritar ou, simplesmente, verbalizar o sentimento e pensamentos, compreendendo-o. Após a redução da raiva, começa outro trabalho: a mudança do padrão de pensamento para que os estímulos sejam interpretados de outra maneira, a fim de que a pessoa não sinta mais raiva e fique mais tranquila. Como uma doença, não basta aliviar a dor quando fica insuportável, é necessário curar, impedir que ela apareça novamente.

O tratamento psicológico seria longínquo, mas os efeitos seriam permanentes. Reformular toda a estrutura de pensamento e hábitos, desfazer algumas crenças e refazer outras era o que Mônica precisava para sentir paz consigo mesma. Como tais itens costumam ser veementemente evitados pelas pessoas, já que são interpretados como errados pelo orgulho, tomam muito tempo, não saciam instantaneamente e não tem como mostrar a outras pessoas ou comparar com mais ninguém, parece perda de tempo.

Algumas crenças atrapalham o processo, como pensar que se sabe tudo. Esse pensamento "diz" à pessoa que ela está certa,

ABORTAR?

os outros estão errados e mudar de opinião é uma maneira de provar que errou, ou seja, que não estava certa. Motivado pelo orgulho de se achar mais do que é, esse pensamento era muito comum nas pessoas em que essa história se passou.

Mônica saía esgotada mentalmente das consultas. Muitos assuntos abordados e a cada consulta Raquel se aprofundava ainda mais em um tema, alfinetando o interior de Mônica. A cada estímulo da profissional, Mônica resistia, para manter a imagem de quem desejava ser, mas acabava por ceder e responder à profissional, liberando gradualmente a sua essência e descobrindo a si própria. Muitas vezes choros apareciam, raivas e xingamentos, todos acolhidos pela terapeuta, sem qualquer crítica ou retaliação.

Isso era o que mais chamava a atenção de Mônica: acostumada a ouvir constantemente críticas das pessoas que a rodeavam, receber carinho era uma novidade. Por medo do novo, ficava desconfiada de que a terapeuta pudesse usar as informações do consultório para atacar moralmente Mônica num momento futuro, visando a se beneficiar de alguma forma.

Mônica tinha percebido esse comportamento nas pessoas que conhecera ao longo da vida, motivo pelo qual não gostava de compartilhar a sua vida ou sentimentos, engolindo-os todos e sentindo-se sozinha. Apenas Débora era diferente, estendendo a mão do próprio coração, acolhendo-a.

Mônica a achava estranha por conta disso e também desconfiava das intenções de Débora. Apenas após cerca de dois anos de convivência é que Mônica percebeu que era o jeito de Débora: ela gostava de amar e amparar as pessoas, sem que recebesse qualquer coisa em troca. Débora se sentia bem em auxiliar diretamente. Ver alguém se sentir melhor ou resolver algum problema era uma satisfação muito grande para ela, algo muito esquisito neste mundo de pessoas egocêntricas.

Apesar da estranheza e desconfiança de Mônica, as consultas psicológicas eram promissoras e cada vez mais a moça confiava na companheira, que acolhia seu coração sem condição. Ela estava cada vez mais à vontade e se abria com mais facili-

Flávia Moraes Schweizer

dade para Raquel, facilitando o processo de se aceitar por sentir que era aceita por outrem. Mônica estava aprendendo a amar incondicionalmente, através do exemplo que recebia e que via diretamente na sala do consultório.

Cada vez que Mônica saía da sala, um grande peso se desfazia e deixava de existir em sua vida. Viver agora estava se tornando prazeroso e deixando de ser um suplício.

Ela aparentava ser uma pessoa boa, comum e alegre, mas o seu jeito de falar e sua rigidez na postura denunciavam que ela tinha muitos sentimentos dentro dela que a machucavam. Ela era vista como uma pessoa de sucesso por ser batalhadora. Dentro de si, ela era uma pessoa cansada emocionalmente e o sucesso que tinha era proveniente do seu foco nas atividades profissionais e nas amizades, o qual era uma forma de distração para Mônica. Pablo se distraíra com mulheres, Mônica se distraía com trabalho.

Mônica ia animada às consultas. Muitas vezes, ficava ansiosa para contar um determinado assunto, motivo pelo qual a profissional pediu para que ela escrevesse à mão num papel. Esta técnica ajudava Mônica a aliviar as preocupações da cabeça, reduzindo a ansiedade e gerando mais bem-estar. Mônica não tinha entendido no início e ignorou, mas a profissional foi enfática e Mônica acatou. Em poucas semanas ela já se sentia mais leve. A diferença foi tão gradual que Mônica nem reparou, apenas quando avaliou o seu estado no presente e o comparou com o passado é que percebeu que se sentia melhor.

A psicóloga era esperta: ela fornecia técnicas simples para desmanchar lentamente os nós que Mônica tinha feito em sua vida. Por ser gradual, Mônica não percebia a diferença instantaneamente, apenas sentia algo levemente diferente, porém, sem conseguir identificar o quê.

A profissional sabia que a mudança deveria ser aos poucos. Qualquer mudança brusca, mesmo sendo maravilhosa ou milagrosa, é recusada pelas pessoas de forma geral. O choque entre o que a pessoa está habituada a viver, sentir ou pensar e a nova maneira de viver e interpretar a vida causa uma alteração

ABORTAR?

tão brusca que a pessoa não consegue se acostumar com o novo padrão. Se Mônica resolvesse tudo o que a afligia em pouquíssimo tempo, sentir-se-ia bem por um instante, mas não saberia lidar com esse novo sentimento, por melhor que fosse, por ser tão diferente do que estava habituada a cultivar. Sem saber o que fazer, provavelmente voltaria aos hábitos antigos, que eram a origem dos conflitos pelos quais Mônica passava.

A terapeuta também sabia como fazer as perguntas, quais eram as perguntas-chaves, para forçar Mônica a abrir a mente e se libertar de crenças que a faziam sofrer, devido às limitações que a impunham.

Cada pessoa tem um sistema próprio de crenças, que são a base dos pensamentos, interpretações e sentimentos. Saber como cada um processa as informações era crucial para a terapeuta saber como conduzir as sessões, isto é, qual era a melhor forma de estimular o paciente a aceitar os questionamentos e como incentivá-lo a avaliar e concluir as suas próprias ideias.

Mônica traçava uma nova realidade para si: a cada dia se conhecia mais, entendia mais sobre si mesma. Muitas informações foram guardadas em seu íntimo mais profundo, ficando escondidas até dela mesma. Sempre que ela se sentia inquieta, era sinal de que estava agindo contra os seus princípios, mesmo que não os soubesse. Quando ela agia conforme suas reais crenças, sentia-se em paz e tranquila, como que se conectando ao mundo.

A vida dela começou a mudar, embora todos os fatores externos permanecessem os mesmos: era o mesmo trabalho, com as mesmas pessoas, a mesma rotina e os mesmos amigos. A diferença era ela própria: ela estava analisando as situações diferentemente, sentindo-se melhor e, consequentemente, isso refletia em seu comportamento e em tudo em sua vida.

Os olhos dela começaram a brilhar mais, seu tom de voz estava menos agressivo e ela mostrava mais leveza em sua vida, atraindo olhares masculinos, sem que os homens conseguissem entender o que estava diferente nela.

A alma de Mônica estava mudando. Os olhos humanos não tinham capacidade de ver isso, mas outras almas percebiam.

Flávia Moraes Schweizer

Aqueles que contemplavam a presença de Mônica o faziam por responder às próprias almas, como se elas tivessem receptores para outras e captassem informações específicas, provenientes do íntimo do ser.

Quando as informações vindas de uma determinada pessoa eram boas e geravam prazer, naturalmente surgia uma atração aparentemente desconhecida e difusa. O contrário também ocorria: quando não houvesse sintonia de almas entre o receptor e o emissor, uma repulsa entre tais almas e pessoas surgia, aparentemente sem razão.

Muitas pessoas no trabalho, principalmente as que tinham suas vidas fluindo ou aquelas que desejavam ardentemente resolver os seus problemas, sentiam-se atraídas por Mônica e sempre tentavam usufruir de sua companhia.

O círculo de amizade de Mônica estava mudando e ela estava gostando. Pessoas mais agradáveis, otimistas e satisfeitas estavam começando a fazer parte de sua vida. Seus antigos círculos sociais estavam excluindo-a, como se ela estivesse errada ou com defeito, usando de críticas e julgamentos pesados para tentarem diminuir a luz que brilhava cada vez mais em Mônica.

Mônica passou muito tempo cultivando relacionamentos com pessoas críticas e fofoqueiras, como Adriene. Ela sabia que isso não era bom ou certo, mas sempre se pegava prestando atenção nos desaforos que as pessoas criavam e adorava uma briga.

Sua mente sabia que era "errado", porém ela sentia um determinado prazer. Assim, ela participava de tais círculos passivamente, ouvindo e estimulando com a linguagem corporal.

Adriene era uma pessoa que ficava na dela e abria a boca para colocar lenha na fogueira de forma suave, sem que ninguém percebesse. Assim, ela curtia o espetáculo de humilhações sem ser culpada por ninguém, tal como Sofia. Mônica não percebia a sutileza de pessoas como Adriene e aceitava as provocações disfarçadas de comentários ou sugestões, sendo parecida com a própria Adriene, em termos de sentimentos.

Foi quando Amanda surgiu com uma situação similar a dela própria, no passado, que Mônica se compadeceu e se viu

ABORTAR?

no lugar de Amanda, motivo pelo qual houve uma simpatia e ela fez tudo o que pôde para evitar que Amanda sofresse o que ela ainda sentia.

Débora sabia como Mônica era e a aceitava com tal. Não criticava nem a julgava, assim como não fazia isso com ninguém. Ela sabia que tais comportamentos eram feitos para as pessoas parecerem moralmente superiores em relação às outras, sem o esforço de realmente refinarem a sua própria moral. Por esse motivo, tais pessoas são reféns de outras, visto que precisa constantemente de outras opiniões para sustentar a sua crença e a sensação de superiores.

Essas pessoas não conseguem ficar sozinhas, pois elas mesmas não se gostam e não se aceitam. Assim, a solidão, a falta de alguém lhe "puxando o saco", é algo tão penoso que chega a ser dolorido. Para elas, qualquer companhia é melhor do que ficar sozinha, pois arrumam uma distração para não pensarem sobre si mesmas e diminuírem a angústia que sentem, que é o resultado de sua autoestima deformada.

O acolhimento que Débora prestava à Mônica, através da amizade, não era percebido por ela, mas estava começando a dar frutos, pois Mônica estava menos crítica e mais solícita, principalmente com Amanda.

Débora sabia que o que podia fazer de melhor para ajudar outras pessoas era ser um exemplo. Apesar de isso levar muito tempo para gerar algum resultado, como meses ou décadas, ela sabia que essa era a forma mais eficiente de atingir os corações. Palavras são esquecidas ou ignoradas, mas a visão de uma pessoa tranquila, segura, confiante, serena e em paz é para sempre guardada na alma de todos que a veem.

Havia quem sentisse inveja, por desejar o mesmo, mas não tê-lo. Pessoas que desejavam ser como ela, sem abrir mão do que eram ou de seus hábitos, sentiam-se ofendidas ao vê-la tão bem e com sucesso na vida, pois pensavam, inconscientemente, que Débora mostrava as fraquezas ou os erros delas mesmas ao não serem como ela. Essas pessoas sentiam que seus defeitos eram expostos, pelo menos, para

Flávia Moraes Schweizer

elas mesmas. Elas viam o que deviam fazer para alcançar o sucesso, mas não o faziam. Era como se Débora apontasse o erro dessas pessoas.

Contudo, algumas poucas a admiravam, tentando desvendar o que fazia de Débora um ser tão angelical. Ninguém conseguia identificar conscientemente o que Débora tinha, mas ela era esperta e sabia que devia cativar o inconsciente das pessoas através de sutilezas despercebidas aos olhos, embora fossem grandes feitos para as almas que dela se aproximassem.

Mônica sentia a influência de Débora dessa forma e, após uns anos de convivência, algum resultado começava a brotar: Mônica estava sendo cada vez mais amistosa se comparada com ela mesma anos antes.

O trio de amigas se incentivava positivamente. Cada uma oferecia o melhor que tinha e usava das outras opiniões, que nada mais eram do que visões diferentes sobre o mesmo ponto, para serem pensadas e analisadas mais precisamente. Assim, as três se desenvolviam moralmente de forma muito mais ágil e segura, devido às motivações entre elas.

Embora tentassem oferecer o melhor, inevitavelmente críticas surgiam de uma boca ou outra. Débora entendia e aceitava mais as críticas por vê-las como autocríticas de quem falava, em vez de serem direcionadas a ela. Já Amanda e Mônica não conseguiam ter essa visão e as absorvia, o que provocava um dano emocional, abalando-as.

Débora as auxiliava na reinterpretação dos julgamentos, tanto alheios quanto os próprios, para dissipar a energia desconfortável de sentimentos de baixa vibração e incômodos. Ela sabia que guardar para si fazia mal também, motivo pelo qual orientava uma boa e profunda conversa para que todos se entendessem. Dessa forma, sensações incômodas eram rapidamente desfeitas e trocadas por mais compreensão sobre a situação alheia. Quanto mais uma expressava suas emoções e pensamentos, mais as outras tinham capacidade de compreender e, assim, ajudar.

RECONFIGURANDO SENTIMENTOS

Renato e Mônica estavam para completar o primeiro ano de vida. Amanda e Pablo combinaram de fazer uma festinha com a família e os amigos, com a intenção de apresentar seus filhos.

Mônica se preparava psicologicamente para esse encontro. Ela não queria perder a festa de Renato, que seria a mesma de Mônica. Então, sabia que encontraria Pablo.

A psicóloga já tinha diminuído as consultas para uma por semana, mas Mônica pedira ajuda. Ela queria demais conseguir se sentir bem, ou, pelo menos, não se sentir mal, na presença de Pablo, motivo pelo qual voltou a ter três consultas semanais.

Mônica tinha muita coisa do passado ainda sendo remoída dentro dela. Ela parou de remoê-las ou de alimentá-las durante os últimos meses, mas havia cinco anos de intenso aborrecimento com grande fúria, provocados por sua insistência de pensamentos sobre o que não tinha aceitado. Ela queria se desfazer disso, queria se libertar de sua raiva e de seu desgosto para poder sentir paz sobre sua própria história.

Mônica sabia que seria intenso o processo, já que Pablo era um assunto tabu para ela: algo forte, que julgava errado, mas que ela não resistia. Ela se culpava por desejar Pablo por achá-lo errado, embora não conseguisse deixar de querê-lo, causando-lhe um grande mal-estar permanente.

Mônica estava para mergulhar nas suas mais profundas raízes, tão desconhecidas por ela, mas não para Raquel. Ela iniciou o tratamento de reformulação de pensamento e sentimentos sobre o que já tinha acontecido, descobrindo que ainda era apaixonada por Pablo, apesar de não aceitar isso.

Flávia Moraes Schweizer

Raquel tinha estudado a mente humana e a linguagem corporal, informações valiosas para analisar as pessoas e entendê-las, por mais que elas mesmas não se entendessem. Mônica falava algumas coisas, mas a sua linguagem corporal dizia outra, e a soma dessas pistas deixava claro para Raquel o que se passava com a paciente.

Com essas técnicas e análises, Raquel sabia como abordar as pessoas de forma a ser receptiva e conseguir criar um laço de confiança e fraternidade, fundamental para um relacionamento verdadeiro e com objetivos de crescimento para os envolvidos.

Para Mônica, o passado com Pablo fora tão conturbado que ela não desejava vivê-lo novamente, nem mesmo lembrá-lo. Uma das análises que fez, gerou a conclusão de que a culpa era de se apaixonar, de amar, motivo pelo qual "se proibira" de se apaixonar novamente. Embora seu encéfalo tenha decretado isso, sua alma era mais forte e a conduzia a manter-se apaixonada. Então, para acreditar que não estava mais apaixonada por Pablo, ficou com outro e evitava pensar em Pablo. Contudo, sempre que pensava em Pablo, um misto de saudade e angústia surgia, refletindo sua paixão e seu rancor ao culpá-lo pelo aborto e pelas lembranças emocionais que tinha com ele.

Eram muitas emoções ao mesmo tempo, inclusive contraditórias, levando-a a não compreender o que se passava com ela própria. A psicóloga entendia e sabia, mas apenas dizer o que ocorria com Mônica não era suficiente. Era preciso que a própria Mônica chegasse à conclusão sozinha e entendesse que é possível sentir tantas emoções ao mesmo tempo, mesmo que sejam aparentemente contraditórias.

Cada emoção é apenas a conclusão do processamento das informações feitas pelo inconsciente. Como temos a capacidade de interpretar os acontecimentos de várias formas diferentes, chegamos a conclusões diferentes e, portanto, emoções divergentes.

Quando a pessoa não identifica o que sente, apenas reage baseada em suas emoções mais intensas, tendo comportamentos que geram um bem-estar rapidamente, entretanto, criam mais conflitos incômodos no futuro.

ABORTAR?

A terapeuta entendia que era necessário identificar as emoções para, depois, entender o pensamento que levou a pessoa a se sentir de tal maneira. Então, mudar a forma de pensamento, analisando e interpretando de formas diferentes, com outros pontos de vistas e reflexões, era o ponto crucial para mudar as emoções e sentimentos, transformando-os em outros melhores, mais prazerosos e pacíficos. Esse era o resultado em que a profissional focava e que os pacientes não entendiam. Assim como a maioria das pessoas buscam ajuda quando estão desesperadas, Mônica o fazia, e quando estamos mergulhados em penúria, a nossa visão fica muito restrita, dificultando-nos de achar uma solução ou outra abordagem, que era exatamente o que a terapeuta oferecia.

A maioria das pessoas que sofre, isto é, que sente muitas emoções nocivas e desconfortáveis, não consegue perceber nada além disso, fechando-se em si mesmas, como se a única coisa que existisse no mundo fossem os seus sofrimentos. Por esse motivo, não saem do lugar, mantendo o que as incomoda permanentemente em suas vidas, sem buscar uma forma de mudar, sem criar uma solução possível.

Geralmente, tais pessoas não querem viver assim devido à falta de paz, felicidade e saciedade na vida, porém não desejam abrir mão do orgulho, o que as estimula a acreditar que estão corretas. Dessa forma, mantêm-se inflexíveis no modo de pensar e agir, o que preserva o sofrimento. Desejando aliviar o sofrimento, passam a acreditar e a pedir "milagres", que nada mais são do que uma maneira de responsabilizar outra coisa ou pessoa para mudar as suas vidas.

Raquel via essa condição aos montes: diversas pessoas reclamando da vida, dos outros, exigindo que outros mudassem de conduta para que se adequassem ao que a própria pessoa desejava, ou exigindo que outra pessoa fizesse alguma coisa, ou que Deus magicamente resolvesse todos os problemas que a própria pessoa criara na vida.

Era uma maneira fácil de tirar o peso da responsabilidade sobre si, delegando a outras pessoas ou coisas. No entanto, não resolvia os problemas e a pessoa ainda ficava frustrada por conta

Flávia Moraes Schweizer

disso, emoção que era alterada para revolta, quando alimentada por tempos e pensamentos.

Reclamar era outra forma muito comum que muitas pessoas usavam para se aliviarem de seus estresses sem se responsabilizarem por eles. Tal hábito concedia uma pequena atenuação da carga emocional, contudo não resolvia o problema.

Quem usa de desabafo como maneira de reduzir o estresse busca atenção de outra pessoa, pretendendo ganhar o papel de vítima e, com isso, isentar-se de responsabilidade quanto à situação que lhe incomoda, além de manter o orgulho vibrante. Quando outra pessoa entra na jogada, como ouvinte, aceitando esse vitimismo, incentiva quem se queixa a procurar outros culpados, criticar outros e viver se lamentando por não viver o que deseja. Isso também é usado para fazer alianças entre pessoas, muito conhecido como amizade.

No entanto, quando o ouvinte aponta a origem do problema ou busca soluções e não vê aquele que reclama como vítima, este se revolta, por não ser atendido, ou seja, por não ser visto como deseja. Comumente, a "vítima" exclui de seu círculo social a pessoa que não concorda com o seu ponto de vista de vítima, deixando claro o seu objetivo de se relacionar com pessoas que concordem com ela, não quem deseja resolver os problemas em si, para manter a sua interpretação de que a vida é difícil para ela e que alguém deve fazer algo, sem que seja ela própria.

Raquel ouvia muitas reclamações. Aqueles que buscavam a sua ajuda tinham muitas lamúrias e já não as suportavam mais. Ela sabia que o desabafo era necessário no início, para reduzir o peso de tantas emoções danosas presentes. Depois, mais aliviado, o paciente tinha mais capacidade de pensar e buscar maneiras de solucionar suas aflições, que era o momento em que Raquel passava a ser mais ativa durante as consultas, provocando-os com perguntas pontuais e diretas, forçando-os a pensar e a abrir a mente para pensarem diferentes.

A maioria dos pacientes não gostava das perguntas que Raquel fazia, porque os deixavam inquietos e os tiravam da zona de conforto psíquica. Por conta disso, abandonavam o trata-

ABORTAR?

mento, mantendo suas vidas e suas condições, e reclamando. Também era muito comum tais pacientes se frustrarem com Raquel: eles pensavam que a psicóloga faria algo, uma mágica, um milagre, e "consertaria" tudo o que estava errado, segundo a visão do paciente.

Ao constatarem que eles mesmos deviam fazer alguma coisa, alguma mudança em suas próprias vidas, frustravam-se, por não acharem uma cura instantânea e externa a eles próprios. Posteriormente, essa frustração se tornava revolta e Raquel entrava para a lista de "inimigos", por não aceitar estimular o vitimismo desses pacientes.

A terapeuta entendia esse comportamento imaturo de pessoas mimadas, que não aceitavam nada diferente do que desejavam como possibilidade ou alternativa. Eram pessoas egocêntricas demais para pensarem que outros indivíduos pudessem ter interpretações diferentes das delas, e orgulhosas demais para aceitarem que erraram e que precisavam mudar. Para um orgulhoso, mudar significa reconhecer que errou antes, algo que o orgulho não aceita por se considerar sempre certo.

Não era fácil ouvir tantas histórias com a mesma essência, com a mesma problemática, e saber todo o passo a passo que deveria seguir para ajudar o paciente, embora ele não desejasse alterar a forma de ver a vida ou o estilo de vida.

Muitas vezes, Raquel ficava desestimulada. Então buscava aliviar sua mente e se energizar através de atividades prazerosas e que estimulassem outras áreas de seu encéfalo, como ver filmes de ação, conversas frívolas e engraçadas, jogos ou passeios na natureza. Recomposta, ela dava continuidade ao seu trabalho de ajudar as pessoas a melhorarem, que era seu objetivo de vida. Ajudar ao mundo, promovendo o bem-estar como podia, era a sua satisfação de vida, o que lhe proporcionava felicidade, tranquilidade e paz.

Mônica tinha contado a sua versão sobre o passado com Pablo, com muitas lágrimas envolvidas. Após o desabafo repetido, típico de uma pessoa reclamona e que durou duas semanas, Mônica estava mais calma, embora triste. Já não chorava quando falava e estava mais calada, momento em que a psicóloga achou oportuno intervir:

– Então, explique novamente. Ele a ameaçou?

– Sim. Ele disse que se eu não tirasse o nosso filho, ele me deixaria – respondeu Mônica, triste.

– Isso significa que você acreditava que ele não tinha o direito de ficar sem você, já que você entendeu isso como ameaça. Correto? – falou Raquel calmamente e olhando diretamente para Mônica, encarando-a.

Mônica começou a ouvir a frase com o rosto voltado para o chão, mas, no fim, levantou e olhou para Raquel, expressando a sua indignação por Raquel não concordar com ela. Raquel percebeu isso e usou a maneira de Mônica agir para explicar a situação:

– Não foi assim que você agiu com a sua amiga Amanda? Você foi direta e não aceitou incentivar o ponto de vista dela, como se o mundo conspirasse contra ela. Você mesma apontou a responsabilidade dela.

Mônica estava encasquetada: ela nunca tinha pensado que agia de uma forma, mas que não gostava de ser tratada da mesma maneira. Ela tinha ficado mais séria e "insensível" após as brigas e amarguras com Pablo. Ela guardava para si seus problemas, mas cuspia em todos ao seu redor a sua revolta, com o seu tom de voz e suas diretas, as quais eram entendidas como grosseria pela maior parte das pessoas que ouvia.

Em essência, ela buscava ajudar o outro através da conscientização das palavras que eles mesmos verbalizavam, mas os seus sentimentos alteravam a forma de fazer isso, influenciando e dando a carga pesada da direta, aparentando grosseria.

Raquel percebeu a expressão no rosto da paciente e ficou calada, aguardando o processamento. Depois de uns minutos, resolveu falar:

– Está descobrindo algo? Compartilhe para debatermos o assunto – falou carinhosamente.

– Eu nunca tinha pensado nisso... Eu não tive pena de Amanda. Ela tinha se metido na confusão em que estava, isso

ABORTAR?

era bem claro. E buscava desesperadamente culpar alguém sem ser ela mesma. Se eu agi assim com ela e você também agiu assim comigo, significa que eu estou buscando culpar alguém e fugir da minha parcela de culpa? – falou pensativa.

Raquel a olhou com brilho nos olhos, admirando-a. Esse momento era o início do real tratamento, algo que não era rotineiro acontecer, pois muitos desistiam antes de chegarem nessa etapa. Raquel via que alguém nasceria novamente e estava começando a se entender.

Era delicado: Mônica estava para enfrentar seus maiores medos, dos quais sempre fugira, e isso era assustador e extremamente doloroso. Era muito importante que Mônica tivesse suporte psicológico para não deixar que a sua autoestima a destruísse. Os próximos passos seriam os mais difíceis e cruciais, momento em que Raquel se disponibilizava 24 horas do dia para atender se o paciente precisasse.

– Será, então, que eu também sou culpada pelo que aconteceu? – continuou Mônica, questionando.

Raquel ouvia e expressava um semblante de confirmação e leveza ao mesmo tempo.

– Nunca tinha pensado nisso. Eu não fazia ideia do que fazer! Confiei nele! – Mônica falava entristecida e com leve ar de raiva, ainda se apegando à ideia de culpar Pablo pelo passado.

– Acha que ele tinha ideia do que fazer ou que estava tão apavorado quanto você? – perguntou Raquel.

Mônica ficou assustada com essa constatação. Será que Pablo também estava tão apavorado quanto ela e ainda por cima com a responsabilidade de resolver tudo? Eram muitas ideias de que Mônica fugira por anos a fio por não querer aceitar a sua parcela de responsabilidade.

– Mas ele era mais velho! – argumentou, tentando achar uma maneira de responsabilizá-lo. – Ele sabia mais do que eu!

– Sua amiga engravidou aos 28 anos e ficou tão apavorada quanto você, quando você tinha 23. Acha que poucos anos assim são suficientes para uma pessoa ser madura sobre tudo?

Flávia Moraes Schweizer

Mais uma vez, um baque contra a ideia de Mônica de que Pablo era culpado por seu sofrimento.

Após uns minutos, tentou argumentar:

– Mas doutora, não é possível! Ele devia saber...

– Devia saber? – interrompeu a terapeuta. – Então você ainda acha que as pessoas devem ser como você deseja e não como elas são? – ficou em silêncio para Mônica processar e voltou a falar. – E se ele pensasse a mesma coisa de você? Talvez ele esperasse que você, como a grávida, tomasse uma decisão por vocês dois...

Outro choque para Mônica: será que ele esperava mais dela?

Mônica não estava aguentando tantos argumentos lógicos contra a sua ideia e partiu para outra estratégia: mudar de assunto, tentar culpá-lo de algo para manter o seu orgulho de que ela era a vítima e devia ser ressarcida de alguma forma.

– Doutora, ele me fez abortar e agora tem um filho com outra! Você percebe?! – falou exaltada, alto e levantando da cadeira.

– Então você está dizendo que ele está agindo como você desejava que tivesse agido no passado com você e está culpando-o exatamente por isso? – falou calmamente Raquel.

Era a segunda pessoa que falava isso. Amanda tinha falado isso meses antes e Mônica tinha se esforçado para ignorar.

Mônica começou a chorar copiosamente. Raquel a abraçou e com carinho disse:

– Entendo o que sente. Você entende o que você sente?

Mônica a olhou sem compreender. Ela era uma mistura de muitas emoções intensas e não conseguia identificar o que sentia.

– Acho que você está se sentindo traída e menos amada. – Mônica olhava Raquel como se visse Jesus lendo a sua alma. – Ele fez algo que você não gostou, o que doeu muito e ainda dói. Quando ele resolveu cuidar da filha dele agora, você sentiu que ele amava mais a moça de agora do que você, anos atrás, já que ele não a fez sofrer como fez como você. Por se comparar com a moça de agora e baseando-se no que você sofreu, julga que ele

ABORTAR?

não a amou, ideia que parte o seu coração por lhe fazer acreditar que seu amor não foi correspondido por ele.

Sem conseguir explicar, Mônica sentiu o maior alívio de sua vida. Raquel havia esclarecido o que ela mesma ainda não tinha entendido, mas sentia. Sem receber crítica e sendo amparada, Mônica constatava a sua realidade: sofria por achar que não fora amada como acreditava no passado, o que reduzia a sua autoestima, aumentava o seu próprio julgamento, e isso fazia a sua alma viver em permanente penúria e sofrimento.

Raquel a confortou por muitos minutos sem soltar nenhuma palavra, mostrando a sua solidariedade e compreensão. Então falou olhando profundamente nos olhos de Mônica:

– Quero que me ligue a qualquer momento que precisar. QUALQUER momento, você entende isso?

Mônica ficou sem graça com tal defrontação de Raquel e desviou os olhos. Raquel, então, virou o rosto da moça para si, forçando-a a olhá-la também, e disse:

– Repita: vou ligar quando eu precisar.

– Vou ligar quando eu precisar.

– Mônica, pode ser no meio da madrugada ou em horas que você julga mais inoportunas possível. Não importa: LIGUE! Você entendeu?

– Sim.

– Então repita!

Mônica repetiu e saiu do consultório.

Raquel sabia que quando alguém desviava o olhar era por não levar a sério ou ficar constrangido para seguir o conselho, dentro desse contexto que elas passaram, motivo pelo qual forçou a paciente repetir para que se conscientizasse da informação.

Mônica tinha muitas informações para processar e pensar. Eram muitas teorias novas e Mônica não conseguia ignorar. Sua cabeça estava a mil, tentando entender todas as palavras que a psicóloga havia falado. Sem conseguir processar tudo em uma única tarde, sua mente fugiu do trabalho, que ficou prejudicado. Compreendendo a importância desse momento para o restante

Flávia Moraes Schweizer

de sua vida, julgou ser melhor valorizar a chance de resolver o que tanto a incomodava por tanto tempo. Assim, Mônica pediu 15 dias de férias no trabalho, para poder se dedicar à sua saúde emocional, que estava duramente debilitada após anos de açoitamento por ela mesma. Após esse tempo, ela avaliaria se tiraria mais 15 dias ou não.

Durante essas duas semanas, Mônica ficou profundamente abalada por suas descobertas sobre si mesma. Ela alternava entre dois estágios de consciência: um se questionava o tempo inteiro, levando em conta o que a psicóloga tinha falado, e o outro não pensava em nada e não focava em nada, que era quando o seu inconsciente analisava tudo o que acontecia, requisitando grande parte da atenção de Mônica.

Mônica teve momentos de profundo desespero por não saber o que fazer, muito sofrimento e necessidade de fugir. Sem saber o que fazer e a ideia de se matar começando a surgir, visando ao término de tão profundo sentimento, ligava para Raquel, que sempre atendia, mesmo quando era de madrugada ou durante outras consultas.

Cada pessoa tem necessidades diferentes e de intensidades diferentes. Alguns pacientes não entendiam e, por conta disso, não aceitavam que suas consultas fossem interrompidas por conta de outrem, mostrando o seu profundo egocentrismo. Raquel entendia isso, mas julgava ser mais importante dar assistência a quem mais precisava e queria do que a quem desejava reclamar exclusivamente. Alguns pacientes, os mais humildes e com progresso no tratamento, não se incomodavam com tais telefonemas, pois compreendiam que havia pessoas em piores situações do que eles e que precisavam de auxílio.

Apesar desses momentos de grande aflição, provocados pela não aceitação do que era e de suas faltas com ela mesma, Mônica progredia. Era lento, contudo, o resultado seria permanente: uma vez resolvidos os problemas, ou seja, pensar sobre o que a incomodava e se sentir em paz com isso, nunca mais voltaria a sofrer por tal motivo.

ABORTAR?

Ela já apresentava um comportamento menos rebelde quando pensava ou falava sobre Pablo. Uma grande tristeza e profunda culpa começavam a surgir, como Raquel já previa, por começar a aceitar que ela era o próprio motivo de não ser feliz.

O psiquismo de Mônica, junto com a sua saúde emocional, estava se decompondo rapidamente e poucas pessoas aguentavam passar por esse momento. Mônica tinha que desconstruir a sua personalidade para poder construir outra, uma melhor. Não é possível se refazer sem alterar nada. Era necessário mudar. Mas mudar o quê? Era isso o que Mônica buscava.

Raquel via muitas pessoas sentirem que algo não estava bem, porém, elas resistiam às mudanças, protelando, assim, o enfrentamento de sua realidade. Muitos dos que a procuravam não gostavam de suas vidas e queriam algo melhor, mais agradável. Essas pessoas sentiam que havia necessidade de que alguma modificação fosse feita, no entanto, pouquíssimas estavam dispostas a investir numa vida mais agradável e satisfatória de fato, aceitando serem os próprios agentes modificadores pelo qual tanto clamavam.

Mônica era uma das corajosas que estava enfrentando todo o processo de identificar o que realmente a incomodava e buscar uma maneira de alterar os seus sentimentos por outros mais satisfatórios em longo prazo, visto que acreditava que uma vida com paz e satisfação era o que desejava.

Com dificuldades emocionais, Mônica estava aprendendo a aceitar que a sua visão dos acontecimentos não a satisfazia, deixando-a transtornada. Embora ela não quisesse abrir mão de "ter" a razão e culpar outro por suas dores, ela já não aguentava mais viver com tais sentimentos tão danosos dentro de si. O primeiro passo era reconhecer que ela era responsável por tudo em sua vida, incluindo os seus sentimentos.

Esse era o momento mais tenso da terapia, em que muitos não aceitavam ter de rever seus conceitos e abandonar a interpretação que cultivaram por tanto tempo. Abrir mão do orgulho, de se achar certo perante outros, é algo muito difícil de se fazer, mas não havia outra maneira. Mônica estava caindo no abismo emocional e todo o seu mundo estava se deteriorando em poucos dias.

Ela se achava forte por não aceitar suas emoções e agir confrontando tudo e todos, incluindo ela mesma, emocionalmente, tentando parecer uma mulher forte e segura. Entretanto, o seu comportamento era justamente para que ninguém visse a sua realidade. Assim, Mônica era mais refém de suas emoções do que imaginava.

Inconscientemente, Mônica fazia de tudo com o propósito de evitar passar pela situação da qual não tinha se recuperado ainda, ou seja, de que outra pessoa a "controlasse", mas fugir disso ou de seus sentimentos não os fazia sumirem ou se resolverem, eles apenas ficavam guardados, de forma latente, até que alguma situação disparasse o gatilho e todas as emoções surgissem à tona, de uma vez só, tomando o controle dela, como acontecera ao ver Pablo em sua frente.

Ela queria resolver isso de uma vez por todas e deixar de sentir medo de topar com Pablo na rua por não saber o que faria. Seu descontrole era o seu maior medo, visto que se esforçava ao máximo para controlar tudo, a fim de que não ficasse "na mão" de outra pessoa, para não sofrer novamente.

Em uma das consultas, Mônica ficou calada. Por duas horas consecutivas, a paciente olhou fixamente para o chão do consultório. Às vezes, levantava a cabeça, olhando para a psicóloga, mostrando que descobrira alguma revelação, e, então, voltava a fitar o chão, ora pensando, ora deixando tudo para o seu inconsciente examinar.

Raquel ficou observando Mônica durante todo esse tempo, sem falar nada, sem expressar nada além de tranquilidade, paz e admiração, fornecendo à Mônica tudo o que ela precisava: acolhimento total. No final da sessão, Raquel abraçou Mônica bem apertado por vários segundos, mostrando o seu apoio e carinho, fazendo Mônica chorar. Foi a primeira vez que Mônica se sentiu totalmente amada: sem cobranças, sem críticas, sem julgamentos, apenas recebida, compreendida e aceita por outra

ABORTAR?

pessoa. Ela não precisou sequer dizer algo para que fosse aceita por Raquel.

Apesar de nenhuma palavra ter sido dita, foi mais uma consulta produtiva. Muitas pessoas, habituadas a quantificar tudo diriam que foi um desperdício, já que ambas ficaram caladas. No entanto, não há formas de quantificar um sentimento ou um amparo. Apenas a própria pessoa pode sentir se é bom ou não, se lhe é importante ou não. Assim, aquele silêncio acolhedor da muda sessão foi de grande importância para Mônica, fazendo a sessão ser um sucesso.

Nesse dia, Mônica voltou para casa leve e decidida que, emocionalmente, seguiria em frente com tudo o que precisasse para formar a sua paz, que tanto buscava através de trabalho e tarefas, mas que nunca encontrava.

Antes, ela tinha de seguir em frente com o tratamento psicológico através do raciocínio, contudo, suas emoções eram contra, mostrando a sua grande resistência, assim como tantos outros que iniciam e desistem quando ficam desconfortáveis em saber de seus próprios podres. Mônica se sentiu tão bem recebida que gerou confiança o suficiente para seguir. Seu muro de orgulho, que estava sendo quebrado por grandes choques de realidade, tinha sido implodido com tanto amor que recebera.

Não seria fácil o próximo período da terapia, contudo, o pior já havia passado. Agora, tudo melhoraria de forma muito devagar, porém exponencial, ou seja, não sentiria diferença no início, mas os resultados se somariam de forma sinérgica, levando a sensações cada vez mais prazerosas e em longo prazo. Uma velhice boa e tranquila era a nova perspectiva. Mônica traçava o início de sua nova vida.

Na consulta seguinte, Mônica já apresentava um semblante mais tranquilo. Aceitar suas fraquezas a levou a um patamar mais alto de segurança em relação a ela mesma.

– Como se sente hoje? – perguntou a terapeuta.

– Estou bem. Triste, mas mais tranquila.

– Isso é muito bom!

Depois de uns minutos de silêncio, Mônica perguntou:

– Doutora, como fazemos para nos perdoar?

– Você quer dizer, como fazer para aceitar que errou?

– Sim.

– Você conhece alguém que saiba tudo e que nunca tenha errado? – perguntou Raquel docemente.

– Não...

– Então, por que você acha que você é obrigada a ser a exceção?

Mônica, mais uma vez, ficou encasquetada: realmente, por que ela deveria ser perfeita se ninguém mais era? Por que se cobrava tanto em ser o que não era e sequer tinha exemplo de que isso era possível? Por que gastava tanta energia em ser o impossível? Apenas o ego podia responder: a grande necessidade de impor suas crenças e desejos sobre os outros, e a maneira para fazer isso era através da "razão".

Estar certa era a maneira que ela conhecia de convencer os outros a seguirem o que ela falava e ganhar admiração e opiniões positivas dos demais. Isso dava um grande prazer no momento, anestesiando os gritos desesperados que sua alma fazia por estar vazia e ser abandonada.

No início do acompanhamento psicológico, Mônica explodiu, vomitando tudo o que a incomodava, deixando a sua alma falar. Em nenhum momento ela realmente quis falar dos outros, apenas o seu íntimo não aguentava mais ser ignorado por ela mesma. Tudo que ela havia reclamado era sobre a sua própria conduta, sobre suas próprias faltas com ela mesma, e agora ela percebia isso. Lágrimas costumavam sair por seus olhos durante todo esse processo, contudo, já havia sinais de progressão: cada vez menos choros e mais tranquilidade com si própria.

Mônica fez os exercícios sugeridos por Raquel durante vários dias, para aceitar que errara e que não fazia sentido se castigar a vida toda por isso. O importante era ela aprender e não fazer novamente. Enquanto fazia isso, as consultas davam sequência.

ABORTAR?

Mônica pensou sobre voltar ao trabalho e questionou a terapeuta a respeito:

– Você se sente bem para voltar a trabalhar ou ficará com a atenção dispersa? – Raquel perguntou, incentivando Mônica a pensar por si mesma.

– Acho que ficarei dispersa... Mas não quero dar prejuízo! – respondeu, tentando se "defender" do que sentiu ser um ataque.

– Acha que ir ao trabalho e ficar dispersa não será produtivo, correto?

Fazia sentido. Mônica concordava, embora ainda se sentisse devendo algo ao trabalho.

– Vamos analisar – disse Raquel. – Quanto tempo você vai gastar refazendo a sua saúde mental e emocional? – Deixou que Mônica pensasse um pouco e prosseguiu. – Alguns meses, talvez um ano.

Mônica ouviu e se preocupou. Claramente, julgava ser muito tempo, e Raquel continuou com o raciocínio:

– Quanto tempo você provavelmente viverá? Uns 70, 80 anos? Vamos analisar: você está com 29 agora. Se gastar um ano para cuidar de si ganhará (80 – 30 = 50) uns 50 anos de saúde psicológica e emocional... Será não que vale a pena? Acho que você terá mais capacidade de oferecer ao seu trabalho... O que acha?

Realmente, fazia sentido. Mônica nunca tinha pensado sobre o futuro, exceto aqueles que pudessem saciar seus desejos mais intensos e momentâneos, como uma promoção ou casamento, a fim de mostrar a todos que tinha conseguido achar alguém que a desejasse, manobra que fazia para tentar ter um julgamento melhor sobre si mesma.

Mais tranquila sobre a volta ao trabalho, decidiu conversar com o chefe e contar-lhe o que se passava e seus objetivos. Marcou uma reunião com Advaldo e explicou tudo isso.

O senhor Advaldo viu que Mônica estava sendo verdadeira. Ela não era como a maioria dos funcionários, que trabalhavam contra a vontade, reclamando. Ela gostava do trabalho desde que entrara na empresa, porém não tinha condição de dar prosseguimento naquele momento por falta de foco.

O senhor Advaldo compreendeu e ficou de pensar. Marcou com Raquel para saber mais sobre a funcionária, pois não era possível dar à Mônica uma licença por "motivos banais", segundo os critérios legais do momento.

Segundo as leis nesta história, conflitos emocionais não são considerados importantes o suficiente para afastar alguém do serviço, mesmo que tais conflitos fossem a essência de quase todos os problemas da pessoa.

O senhor Advaldo manteve o restante das férias de Mônica, enquanto buscava achar uma solução agradável a todos.

Raquel recebeu seu Advaldo assim que pôde e explicou a situação de acordo com os objetivos de Advaldo. Ele soube que Mônica precisava de mais tempo do que as férias para se refazer, mas ele não sabia qual saída poderia usar para mantê-la no emprego e afastada pelo prazo que necessitava. Ele pensaria sobre isso nas duas semanas seguintes, nas quais Mônica manter-se-ia afastada.

Mônica estava concentrada em explorar e entender as suas emoções, pensamentos e crenças mais profundos e desconhecidos por ela mesma até então. Cancelou tudo o que pôde para usar o tempo para se analisar e refazer seu comportamento.

Diversas vezes ao dia fazia os exercícios que Raquel tinha sugerido, a fim de que se perdoasse e se sentisse em paz ao se lembrar de seus erros. A cada vez que exercitava a sua mente, grande parte de seu coração brilhava mais, provocando bem-estar duradouro, porém sutil.

Ao final da semana, Mônica concluiu que ela era muito imatura emocionalmente, tal como uma criança. Ela não aceitava os fatos ocorridos e não sabia lidar com a frustração de que Pablo não fosse o herói como ela tinha idealizado. Sua frustração se tornou raiva e ressentimento, como uma criança fazendo birra por não ter seus desejos realizados. Agora ela enxergava que ela tinha decidido dar o poder de escolha para ele e que ele havia usado conforme tinha julgado ser melhor. Então, se ele aceitara

ABORTAR?

o que ela oferecera, por que ela tinha essa mágoa tão grande? Era a desilusão.

Criar um personagem na mente e exigir que a pessoa seja tal personagem é muita imaturidade, é fugir da realidade e se agarrar ao orgulho de querer mandar nos outros. Quando Mônica tinha se apaixonado por Pablo, ela o via como um príncipe que resolveria tudo, que se casariam e seriam felizes para sempre. Porém, Mônica estava percebendo que Pablo era um simples ser humano, que não era perfeito, que tinha cometidos erros, que sentia medo e que agora tentava fazer as coisas de maneira que julgava ser correta.

Assim, Mônica já conseguia pensar nele de outra maneira: agora ele estava mais maduro e comprometido a cuidar da filha, que carecia de assistência, assim como qualquer bebê.

Mônica tinha fixado Pablo em sua mente como o rapaz com quem tinha tido o relacionamento romântico e acreditava que ele ainda tivesse a mesma personalidade, como se ele fosse imutável. Percebê-lo como alguém mais maduro a deixava confusa, o que fez sua mente acreditar, erroneamente, que ele a tinha enganado enquanto estavam juntos e que aquele que ela via no presente era o verdadeiro Pablo.

Aceitar que as pessoas mudam, ou que, pelo menos, têm a possibilidade de mudar, fez Mônica conseguir reconhecer que Pablo a amava antes, mas não sabia como gerenciar suas emoções, assim como ela própria, o que causava conflitos devido aos choques de sentimentos e ideias.

Mônica estava se livrando do ressentimento, sentindo-se aliviada. Ela já conseguia pensar em Pablo sem tanta raiva e vê-lo como uma pessoa comum. Vê-lo dessa maneira também a ajudou a ver-se como tal: com acertos e erros. Sem cobrar a perfeição dos outros por compreender que ninguém sabe tudo, Mônica se dava a oportunidade de se aceitar como era, não como achava que deveria ser.

Agora ela tinha juntado as pontas: ela havia dado total controle a Pablo no passado e havia se frustrado. Para evitar que tal sensação se repetisse, foi para o extremo oposto: queria controlar tudo, motivo pelo qual aceitou namorar e noivar com Carlos, embora não tivessem atração sexual, algo que ambos julgavam importante e necessário num casal. A relação entre eles era como uma receita, em que todos de fora os viam como um casal perfeito, mas eles não sentiam isso, apenas aparentavam ser. Eram ótimos companheiros e amigos. Eles tinham afinidade entre mentes, mas Mônica tinha afinidade emocional com Pablo.

Mônica, então, descobriu que nenhum dos extremos a fazia feliz: entregar-se a ponto de obedecer, ignorando a si mesma, causava-lhe dor. Ser rígida com ela mesma e tentar controlar tudo era cansativo e não lhe oferecia nenhum sentimento de prazer, alegria ou felicidade, apenas uma sensação de alívio e saciedade momentânea do ego. Quem sabe, ficar com Pablo, mas sem abrir mão de si mesma, pudesse resolver o que tanto a incomodava, oferecendo amor a sua vida, mas sem se anular? Ela estava começando a cogitar a possibilidade de se relacionar com a única pessoa que tinha acesso integral ao seu coração: Pablo.

Mônica chamou Débora para conversar no sábado, desejando apoio e a opinião da sábia amiga. Débora notou a necessidade de suporte que Mônica precisava naquele momento e aceitou o convite. Ela ouviu os novos pensamentos de Mônica e ficou muito alegre e admirada por ver a amiga sair do fundo do poço emocional finalmente.

– Então é isso. Estou no dilema se tento de novo com ele ou não... – falou Mônica depois de contar tudo o que tinha acontecido nos últimos dias. – Não sei vou conseguir. Eu queria viver um conto de fadas, que ele ficasse comigo, mas agora ele tem uma filha para cuidar... – falou, desanimada, por constatar que seu sonho não era possível.

– Deixe-me ver se eu entendi: você criou uma história na sua mente, na qual alguém realiza os seus desejos. Então você está buscando por essa pessoa e cismou que essa pessoa tem de ser o Pablo, é isso? – perguntou Débora, usando do método de Mônica para que ela entendesse a falta de coerência na própria ideia.

Mônica ficou pensativa quando ouviu a afirmação. Realmente, não fazia sentido.

ABORTAR?

– Você acha que existe alguma pessoa no mundo, uma única que seja, capaz de fazer isso, de saciar integralmente os desejos de outra? – Débora perguntou de forma amistosa, mas confrontando a ideia de Mônica.

Mônica sabia que não fazia sentido, mas sentia essa vontade. Ela sonhara com isso por tanto tempo que buscava incessantemente viver, literalmente, o que era um sonho.

– Como você disse, ele é um homem comum, com erros e acertos, e tem uma filha. Ele não tem apenas uma filha como muitos por aí, ele cuida dela como um bom pai faz! Você procura um homem maduro, responsável e que te ame, e já sabe que ele é isso tudo agora.

Mônica ouvia calada. Ela sabia que tudo aquilo era verdade, porém, teimava em se agarrar ao ínfimo orgulho que ainda tinha.

– Já até sei o que você deve estar pensando... – alegou Débora. – Você quer que ele abandone tudo por você, que faça uma loucura de amor por você para provar o quanto te ama, não é?

Mônica ficou pasma. Débora tinha lido sua mente.

– Querida, você imagina ele abrir mão de tudo para ficar com você? Como você se sentirá ao saber que quem te ama não se importa com a filha? Acha que você vai querer ter filhos com ele sabendo que ele não liga para a própria filha? – Débora fez uma pausa e voltou a falar. – Talvez, você devesse olhar para esse fato como algo bom: ele está mostrando ser um bom pai, o que é algo positivo, não é? Você não deseja um bom pai para os filhos que você quer ter?

Realmente, fazia sentido. Era uma maneira diferente e melhor de analisar os fatos. Mônica pensou e o sentimento de traição abandonou o seu peito. Pablo estava sendo tudo o que ela queria que ele fosse, apesar de não ser no tempo em que estiveram juntos.

– Sei que o que você fala faz sentido e concordo, mas tenho medo... – alegou Mônica, cabisbaixa.

– Medo de quê?

– De não dar certo.

– Bem, se não tentar o fracasso será garantido, não é mesmo?

Mônica ouviu e concluiu: já era uma fracassada por não tentar.

– O que de pior pode acontecer se você tentar um relacionamento com ele? Não dar certo e vocês se separarem, não é verdade? E o que vocês vivem hoje não é exatamente isso? – perguntou Débora.

Tais palavras entraram com força total na mente e no coração de Mônica, deixando-a pensativa. Débora julgou melhor não falar mais sobre o assunto para que a amiga pensasse a respeito tanto quanto precisasse. Conversaram sobre futilidades para aliviar a cabeça e descontrair o humor. No fim do dia, Débora foi para a sua casa e Mônica ficou na dela, fechada em seus pensamentos e apática.

A semana transcorreu com as consultas e mais mudanças de percepção para Mônica. Ela estava decidida de que queria tentar ficar com Pablo novamente, mas, para ter possibilidade de dar certo, precisaria curar todos os seus sentimentos negativos referentes a ele primeiro. Afinal, como começar um relacionamento e desejar que desse certo se a própria pessoa não está bem? Isso não fazia sentido.

Mônica falou com seu Advaldo e juntos chegaram a um acordo: Mônica trabalharia em outro setor, com menos necessidade mental, com carga horária reduzida e salário proporcional. Claro que Mônica não gostou da ideia de ganhar menos, mas achou justo e aceitou. Posteriormente, ela voltaria ao seu posto original, quando tivesse capacidade para tal.

O fim de semana chegou e Mônica sentia uma tranquilidade que jamais tinha experimentado: ela se aceitava e a sua própria companhia já não lhe era mais um peso.

Ela acordou no sábado motivada e confiante: "É hoje", pensou. Decidida a tentar mudar a sua própria vida e a se desafiar, ligou para Amanda avisando que iria visitá-la.

Amanda ficou preocupada. Sabia que Mônica não a visitava por causa de seu irmão e essa decisão de ir vê-la significava possibilidade de vê-lo também, o que não era uma boa coisa, segundo pensava.

ABORTAR?

Mônica se arrumou e foi. Abraçou Amanda com alegria e rapidamente foi brincar com Renato.

Como era relativamente cedo, Pablo ainda estava na casa dele. Os pais de Amanda estavam com ela e Mônica percebeu que, embora Sofia ficasse quieta, já não havia o clima pesado de antes. Agora havia alguma harmonia, como se todos estivessem se esforçando para fazer os relacionamentos funcionarem bem.

Sofia ficava calada a maior parte do tempo, mas já trocava uma palavra ou outra, convidando para refeições ou cumprimentando. Pode não parecer grande coisa, porém, para essa mulher, era uma vitória gigantesca.

Sofia estava remodelando sua maneira de agir. Por décadas alimentara críticas pesadas em sua forma de viver e deixar de fazer isso era difícil. Jonatan a incentivava com carinho, que era a única ferramenta capaz de fazer Sofia se conter e não agir como o habitual.

Os olhares de Sofia também já tinham mudado, expressando menos reclamações. Sempre que a vontade de criticar surgia, ela respirava e se retirava do ambiente. Jonatan percebia isso e oferecia o aconchego de seu abraço como reconhecimento de que uma boa decisão tinha sido tomada, o que estimulava Sofia a evitar depreciar os outros.

Mônica percebeu como todos na casa estavam bem melhores do que meses antes. Parecia até que Renato tinha chegado para forçar as pessoas a se esforçarem a fazer o melhor que podiam em vez de fugirem dos conflitos como faziam.

Quando o relógio marcou 13 horas, Mônica resolveu visitar Pablo com os pais dele. Amanda ficou apreensiva e chegou a chamar Mônica para conversar particularmente, mas esta logo afirmou:

— Está tudo bem. Não se preocupe.

Mônica tinha em sua mente a vontade de enfrentar os seus sentimentos e queria tentar ver Pablo para saber o que sentiria. Ela tinha pensado: "E se eu não gostar? E se der errado? Qual é a pior coisa que pode acontecer? Se der errado, volto para casa, me acalmo e ligo para Raquel. Não

Flávia Moraes Schweizer

vou morrer nem serei torturada. Está tudo sob controle, e se ficar muito desconfortável, não preciso me forçar a ficar". Esse pensamento de que não precisava seguir com algo do qual não gostava libertou Mônica de si mesma, relaxando-a mais e favorecendo a calma.

Sofia, Jonatan, Amanda, Renato e Mônica apareceram na porta de Pablo. Quando ele a abriu, já sabia que eram eles, mas se surpreendeu com a presença de Mônica.

Ambos se olharam como recém-apaixonados, com aquela cara boba típica, em que um contempla o outro, como se nada mais existisse. O coração de ambos batia forte. Os parentes olhavam, torcendo para que o inevitável beijo apaixonado acontecesse, enquanto ficavam calados para evitar estragar o clima, o qual era, notoriamente, de grande atração.

A vontade de ambos era se beijarem e se abraçarem até se fundirem, mas se controlaram. Pablo não faria nada que Mônica não quisesse e, até então, ele sabia que ela queria distância dele. Mônica não queria ser impulsiva para evitar arrependimentos. Ambos respiraram fundo, tentando acalmar a ânsia de se agarrarem e, depois de 30 segundos, que pareceram uma eternidade de tão marcante que fora para ambos, se apreciando pelo olhar e pela alma, Mônica quebrou o silêncio:

– Boa tarde.

– Boa tarde! – Pablo falou sem jeito e saindo da hipnose. – Entre!

Mônica entrou sem graça e viu todos na expectativa de que algo acontece. Rapidamente, as pessoas tentaram fingir que não tinham percebido nada para aliviar o clima de expectativa e questionamentos, e o falatório começou.

A pequena Mônica estava dormindo no quarto, mas começou a chorar e Pablo foi buscá-la. Era um momento de grande ansiedade para a outra Mônica, pois conheceria a "rival" que havia roubado o seu homem, já que era assim que ela se sentia. Para a sua surpresa, a filha de Pablo era linda e a cara dele. Vê-lo cuidar tão bem de um bebê fez seu coração se derreter em amor e

ABORTAR?

Mônica ficou apreciando o incrível pai que Pablo estava provando ser. Realmente, ele tinha mudado: estava muito melhor!

Mônica ficou introvertida a tarde inteira, observando Pablo. O bolo de sentimentos negativos que sentira por anos já não tinha uma presença tão marcante. A sua cabeça começou a analisar Pablo de outra maneira, apreciando-o. Ele era um bom pai. Será que seria um bom companheiro também? Esse pensamento desencadeou a criação de novas emoções, como a alegria e a esperança de que algo bom pudesse surgir.

Mônica ficou pensativa e estava mais calma. A ansiedade que a fazia passar mal tinha passado e a cada minuto que passava se sentia mais tranquila, uma tranquilidade que não tinha experimentado até então.

Ela ainda não se sentia segura para conversar ou interagir com Pablo, no entanto, já tinha conseguido progredir bastante a ponto de permanecer no mesmo ambiente que ele sem que seus sentimentos a dominassem. Esse era o objetivo dela para que conseguisse ir à festa de aniversário das crianças sem ter um chilique.

Pablo dividia a sua atenção entre as duas Mônicas, seus dois amores. A filha era o seu xodó e a amava a cada dia mais. A outra Mônica era quem fazia seu coração bater mais forte e o mundo sumir do alcance de sua vista. Ele queria ter tempo para contemplar mais aquela que mexia com todos os seus sentimentos, mas sua filha necessitava de sua atenção e ele se comprometera a ser uma pessoa mais responsável.

A tarde passou e Mônica deixou o apartamento de Pablo ao mesmo tempo em que os pais dele. Ela se despediu a distância, assim como o tinha cumprimentado, e estava satisfeita com ela mesma, por sua reação e por conseguir enfrentar o seu medo de vê-lo.

Como se tivesse flutuando, Mônica foi para a sua casa radiante por ter enfrentado o seu maior medo. Agora ela sabia que não mais perderia o controle, o que lhe dava segurança sobre si, que é um sentimento confortável. Além disso, novos

Flávia Moraes Schweizer

sentimentos começaram a ser criados em seu íntimo, melhores dos que ela estava habituada a cultivar.

O fim de semana passou com tranquilidade para Mônica, mas, para Pablo, tudo estava confuso e intenso. Ele não sabia qual era a motivação que levara Mônica para o seu apartamento e expectativas começaram a florescer a sua mente, o que inundava o seu coração de ansiedade. Será que ela queria uma aproximação? Ou ela não queria mais nada com ele? Se isso fosse verdade, por que o clima e o intenso desejo de se beijarem tinha surgido? Ela tinha sentido o mesmo que ele, mas se conteve. Ela iria à festa de aniversário de sua filha? Muitas perguntas dominaram a sua mente, enquanto cuidava de sua filhinha.

Pablo dormiu por causa do cansaço físico que se somava por se dedicar tanto à filhinha, contudo, a sua mente não parou: ele sonhou com Mônica. No sonho, passearam numa praia linda de areia branca e suave, com águas verde-cristalinas, sol que aquecia seus corpos e uma brisa agradável contornando seus corpos.

De mãos dadas, aproveitaram o momento, que foi acompanhado de palavras carinhosas e olhares de desejo misturados com afeto. Fizeram amor e passaram horas apreciando a presença um do outro.

Pablo começou ouvir sua filha chorar, despertando-o do sonho. Focou rapidamente em atendê-la e acabou esquecendo o belo sonho, mas ele deixou suas marcas: Pablo se sentia feliz e renovado, como se tivesse passeado por entre as estrelas.

Após cuidar de sua filha, voltou para a cama e tentou focar-se em Mônica. No entanto, adormeceu rapidamente devido ao cansaço e acordou mais uma vez, horas depois, com a sua filha desperta e querendo brincar.

Amanda ligou para Mônica no dia seguinte, perguntando o que tinha acontecido. Mônica apenas falou que estava tudo indo bem e que provavelmente um bom futuro estava para ser concretizado. Amanda ficou desconfiada, contudo, a entonação de voz de Mônica era gostosa e confortável de ouvir, demonstrando paz. Isso fez com que Amanda ficasse tranquila e cuidou de sua vida e de Renato no domingo.

ABORTAR?

Jonatan tinha percebido tudo e estava feliz: havia uma esperança de dias melhores para seu filho, que tanto tinha errado, mas que buscava ardentemente ser um homem melhor.

Sofia percebera algo, mas não compreendia. Presa a ver sempre defeitos, não tinha a capacidade de contemplar prazeres simples, como um olhar. A única coisa que ela tinha percebido era a apreensão, que ela interpretava como desejo de fazer algo errado. Sofia se sentia estranha por não manter o seu padrão comportamental, embora essa sensação fosse boa.

Na verdade, Sofia sentia falta de agir como estava acostumada, embora ela experimentava emoções novas, mais agradáveis. Por serem novas, ela não as entendia e não sabia como reagir ou se comportar, deixando uma sensação de desconforto devido à novidade.

Ela também sentia que as pessoas já não a viam com tanta desconfiança e eram mais amistosas com ela, o que gerava um sentimento de ser mais querida, em vez de temida. Mais uma vez, ela gostava dessa sensação, embora fosse nova e ela não estivesse habituada com isso, motivo pelo qual se sentia insegura.

Todos estavam melhorando emocionalmente em pouco tempo. Em cerca de um ano, todos estavam aprendendo mais a respeito de si mesmos e mudando de atitudes, criando hábitos melhores e mais saudáveis, que tornavam suas vidas mais leves e prazerosas, além de criarem menos problemas e cultivarem menos conflitos.

AMOR X EGO

A segunda-feira chegou e Mônica estava radiante por ter enfrentado o seu maior medo e estar completa. Não perdera nenhum membro e não havia se humilhado. Finalmente ela tinha desistido de fugir da situação que tanto a incomodava e isso era mostrado a todos: ela estava confiante de si.

Mônica se sentia bem e seu sorriso estava cada vez mais presente.

Ter ido até Pablo e ter "sobrevivido" ao encontro que tanto temia fora a sua maior libertação até então.

A consulta com a psicóloga estava marcada para aquele dia e Mônica estava animada para contar tudo. Na verdade, Mônica estava animada com tudo, com a vida, e estava confiante de que boas novidades estavam por vir.

Mônica contou tudo e Raquel, que ficou admirada e muito alegre com a postura de Mônica. Ela realmente estava disposta a resolver tudo para se libertar de sua própria prisão emocional, que cultivara por bastante tempo.

Poucas semanas se passam e Mônica já estava confiante de que conseguiria aproveitar a festa dos "sobrinhos", que já estava para acontecer, já que Pablo fazia parte de sua vida emocionalmente e Amanda era uma de suas melhores amigas. Surpresa com tamanha melhoria em tão pouco tempo, Raquel falou que ela estava apta a voltar ao trabalho habitual, visto que estava emocionalmente mais leve e sua cabeça já conseguia se concentrar em outras atividades.

O senhor Advaldo também tinha percebido que Mônica estava diferente para melhor e passou a semana observando-a. Ele entrou em contato com Raquel para saber mais de sua funcionária e a psicóloga relatou a sua opinião profissional. Com

Flávia Moraes Schweizer

isso, seu Advaldo realocou Mônica em sua origem e ela voltaria à antiga rotina na segunda-feira seguinte.

Mônica estava animada com tudo e se sentia incrivelmente bem. Era a primeira vez que se sentia assim, a ponto de não saber explicar o que realmente sentia.

A semana iniciou com um belo dia ensolarado e fresco, como se anunciasse boas novas para Mônica. Ela foi para o trabalho empolgada por voltar ao seu antigo cargo, do qual tanto gostava. Muitas das mulheres com quem Mônica costumava trabalhar a olharam com desdém, discriminando-a. Tais pessoas julgaram Mônica como incapaz, errada ou inadequada, já que ela tinha sido transferida para outro setor, avaliado como inferior por tais pessoas. Ela aprendera a ignorar esses olhares e fofocas, que não incentivavam nada de positivo em si. Quando voltou ao seu antigo posto, essas mulheres sentiram uma espécie de inveja por acreditarem que estavam competindo com Mônica e, assim, sua presença era sentida como ameaça.

Já os colegas de trabalho não percebiam o mundo feminino, que acontecia entre sutis palavras ou gestos e a indireta representava quase todo o meio de comunicação. Acostumados a usar o impulso da agressividade proveniente das características corporais masculinas, os homens eram adaptados a lidar com relacionamentos de outra forma, com suas próprias regras.

Eles costumavam ser mais diretos em alguns aspectos e compreender outros, os quais as mulheres não entendiam. Por conta dessa diferença, as fofocas não foram bem recebidas por eles, fazendo com que a volta de Mônica fosse mais agradável devido ao grande número de funcionários homens nesse setor.

Os colegas do trabalho se sentiram atraídos por ela assim que a viram, já que Mônica fornecia companhia mais agradável do que nunca, oferecendo palavras mais amistosas e carinhosas, assim como mais afeto por parte de sua linguagem corporal. Resolver os seus conflitos lhe dava mais tranquilidade e a sua agressividade, que era a forma dela falar diretamente com palavras e entonação mais ríspidas, já tinha tido grande redução.

ABORTAR?

Mônica estava mais parecida com Débora, com mais sutileza e delicadeza, impregnando o ar a sua volta com leveza e alegria. Por viver com menos sentimentos intensos, Mônica abriu a sua mente, permitindo que o seu inconsciente absorvesse e processasse mais informações diretas e indiretas.

Ela estava aceitando mais os sinais que a linguagem corporal exibia, em vez de focar somente nas palavras que saíam da boca das pessoas, como fazia antes, que era uma técnica usada para conseguir desarmar o outro rapidamente, visto que, rotineiramente, as pessoas demonstram incoerência entre as palavras que falam e a linguagem corporal que expressam.

Apesar dessa forma de se comportar evitar brigas entre pessoas, ela também as afasta, pois o outro percebe essa forma de agir como uma ameaça a sua integridade moral e, portanto, busca evitar tal situação por meio da distância com a pessoa que age assim.

A semana foi transcorrendo com animação pela volta de Mônica. Aqueles que a cercavam não sabiam o que estava acontecendo, já que as mudanças se faziam em sua mente e em seu coração, não em seu corpo, o qual era visível. Eles apenas sentiam, sem que percebessem, as novas emoções que Mônica exalava, sendo que uma parte era transmitida pelo corpo, através do comportamento, e outra parte era emitida por meios que os sentidos do corpo físico não detectam.

Tiago era um dos colegas de trabalho de Mônica e trabalhava diretamente com ela. Ele costumava ficar na dele e não gostava do jeito dela, mas tolerava a presença dela por ser imposição do emprego. Ele a via muito fechada e sem paciência para os demais. Apesar ser bonita e sorridente, seus sorrisos não lhe eram atraentes, entretanto, isso tinha mudado: agora seu sorriso era autêntico e vê-lo era apreciar uma linda obra de arte.

Ele admirava a responsabilidade de Mônica e a sua postura no trabalho, mostrando sempre a sua competência, porém se sentira aliviado quando ela se afastara, reduzindo o receio que tinha em relação a ela.

Mônica sempre fora muito focada no trabalho e usava isso para provar o seu valor a si mesma, tentando convencer a sua mente de que era alguém que valia a pena, muito embora ela não concordasse com isso, já que se maltratava emocionalmente com críticas severas e julgamentos muito rigorosos, o que gerava e mantinha a sua baixa autoestima constante. A separação com Pablo não tinha sido amistosa e resultara na sensação de ter sido rejeitada, colaborando para a sua baixa autoestima. Agora ela estava mais leve, menos sisuda e alegre. Parecia que sua vida tinha mudado, apesar de tudo parecer como estava, perante os olhos dos demais.

Esse novo jeito de ver e sentir a vida chamava atenção de muitos, incluindo a de Tiago, que começou a apreciá-la; seu comportamento também mudou com Mônica, sendo mais solícito e carinhoso.

Mônica percebia as sutis investidas que Tiago fazia com seus olhares e ela o correspondia. Era ótimo sentir-se querida e Mônica experimentava o melhor momento de sua vida.

A festa das crianças chegou em poucos dias e Mônica se arrumava para ela. Sua animação era grande o suficiente para espantar a ansiedade de encontrar Pablo, seu eterno amor.

Amanda se aprontava para a festa de seu filho, animada com a comemoração.

Na verdade, a festa era uma múltipla comemoração: as crianças completando um ano de vida e os pais tinham aprendido a serem pais, ganhando confiança em si mesmos e se desenvolvendo como pessoas, investindo intensamente em seus filhos.

Pablo também se arrumava. Os irmãos se preparavam para a festinha, que seria num local reservado, e se apreciavam em frente ao espelho.

Há quanto tempo não apreciavam o momento de se arrumar e se sentirem bonitos! Era como um ritual de libertação, saindo do cativeiro de dar a vida por um filho e indo para um momento em que poderiam voltar a viver as coisas da vida, como conversar, assistir a um filme, entrosar-se socialmente...

ABORTAR?

Quantas coisas perdidas por um ano, enquanto se dedicavam aos filhos, sem que a sociedade percebesse isso.

O momento chegara e a festa teve início. Era algo pequeno, já que bebês dessa idade não passam muitas horas acordados. Mônica chegou, cumprimentou a todos da família e se dirigiu a Pablo. Ele esperou os movimentos dela, para entender qual tipo de aproximação ela aceitaria. Foi então que Mônica se aproximou dele para beijar suas bochechas, como um tradicional cumprimento. Nesse momento, Pablo sentiu o cheiro de Mônica e sua pele macia em sua bochecha, levando-o a outro mundo, onde tudo era magia e feito de algodão-doce.

Mônica, por outro lado, lutou para não deixar seus lábios encontrarem os de Pablo, usando de todas as forças possíveis e imagináveis para se controlar. Senti-lo tão perto e receptivo a fez pensar em tantas opções futuras boas que fez a sua cabeça ficar leve e vazia. Por um instante, o casal usufruiu de um amor profundo, sem julgamento, sem restrição e sem culpa.

Ao se afastarem, seus olhares cruzaram e todo o amor foi declarado sem que nenhuma palavra fosse pronunciada. Foi tão intenso e sutil que todos ao redor perceberam e se questionaram o motivo de tanta resistência, já que ambos se gostavam. Era evidente como ambos se queriam e lutavam para não fazê-lo.

Então, o casal voltou ao planeta Terra, conectando-se à festa e às pessoas que chegavam.

Dessa vez, Mônica estava um pouco mais à vontade com a presença de Pablo, arriscando-se a brincar com a pequena Mônica e até a fazer comentários em conversas com várias pessoas e na presença de Pablo, sem fugir tanto.

Débora foi com Carlos, seu amigo, que muitos julgavam ser seu namorado devido ao entrosamento perfeito que tinham. Mônica falou com Carlos e percebeu que ele não tinha nenhuma raiva ou mágoa. Ele tinha entendido o que acontecia e o que se passara com Mônica, e escolheu não julgá-la nem ter uma opinião negativa em relação a ela por ela não ser quem ele desejava que fosse.

Flávia Moraes Schweizer

Carlos falava muito com Débora e passou a compreender bastante tudo o que estava acontecendo com aquela família. A forma carinhosa e respeitosa de Débora sempre mostrava a ele que, por mais que ela não entendesse as escolhas alheias, certamente todos tinham seus motivos para fazê-las. Dessa forma, Carlos trabalhou sua mente para aceitar esse pensamento tão libertador que Débora cultivava.

A festa foi aproveitada por todos, inclusive por Sofia, que abriu um sorriso, enquanto seus olhos brilhavam enquanto via os netos brincando. O seu coração de pedra já estava mais amolecido e seu egocentrismo e indiferença com os demais já estavam mais brandos, o suficiente para não ser repudiada por sua própria família. Ela ainda não era uma presença querida, mas já não causava tantas mágoas e desavenças como antes.

Jonatan contemplou o momento, apreciando a todos. Sua esposa estava se tornando aquilo que ele tinha visto nela quando a conhecera, como se ele tivesse visto toda a beleza que ela tinha no coração, mas que não mostrava, ao teimar em manter um comportamento controlador, motivado por medo. Seu filho estava se refazendo emocionalmente e os olhares entre ele e Mônica noticiavam um futuro promissor. Além disso, ele estava se revelando ser um ótimo pai, enfrentando todos os preconceitos e discriminações para cuidar de sua filha, com quem cultivavam um laço que crescia a cada segundo. Amanda também estava bem. Quem diria que há mais de um ano antes ela estava tão perdida na vida?

Jonatan tinha orgulho de todos os seus familiares. Todos estavam crescendo e era notável como tinham se transformado.

Ainda bem que ele tinha acordado para a realidade e percebido como estavam as pessoas que o cercavam e que, no caso, ele amava.

Por muito tempo, Jonatan acreditou que sua esposa era o que ele via, não o que ela mostrava, caindo na ilusão de que a realidade não era tão ruim como seus filhos sentiam. Ele tinha a convicção de que Sofia era uma boa pessoa, apesar de ela nunca ter demonstrado isso. Ele sentia a essência dela, mas

ABORTAR?

não sabia, até então, como fazer essa essência florescer para que todos pudessem apreciá-la.

Jonatan tentou ser carinhoso e delicado, mas Sofia não entendia o que ele desejava. Ela entendia comportamentos brutos e fortes, como o que Jonatan havia feito ao impor a sua presença em sua própria casa, a fim de ajudar os filhos. Somente com isso Sofia entendera, embora de forma inconsciente ainda, que algo em seu comportamento não agradava aos demais. Até então, ela se impunha sobre os demais e entendia isso como ser aceita, como algo bom e positivo.

Fora um ano de muitas provações e muitos desafios. Tinha começado com cada um no seu canto, todos presos em suas próprias amarguras e aflições, esquecendo-se de ver os demais. Amanda fugia de casa para deixar de receber as perturbações da mãe. Pablo já não fazia parte da família e Jonatan vivia num mundo que somente existia em sua mente.

O choque de perceber que estava perdendo aqueles que amava criou um sentimento muito intenso a ponto de motivar Jonatan a mudar o seu comportamento. Conseguira, com esforço, dedicação e convicção, ajudar seus filhos e sua esposa. Como teria sido se não chegasse a esse ponto? Será que, se ele estivesse sempre estado emocionalmente com seus filhos, tudo seria diferente? Teria sido melhor?

Jonatan se culpava por não ter reparado no que fazia e como ignorava a situação familiar, sentindo-se péssimo. Entretanto, poupou mais decepções ao acordar para a vida que o rodeava, tomando uma atitude, em vez de permanecer da mesma maneira. Agora, nutrindo bons relacionamentos com os amores da sua vida, Jonatan criava, junto deles, um futuro promissor, com alegrias e sucessos.

A festa foi um marco para todos que acompanhavam a situação de Pablo e Amanda. Dois solteiros, cheios de decepções amorosas, por falta de amadurecimento deles mesmos, tinham conseguido cuidar de dois bebês que não haviam sido planejados. Aqueles que conhecem esse cenário sabem da importância de se comemorar. E os que não o conhecem, têm

Flávia Moraes Schweizer

a oportunidade de compreender como é dispendioso cuidar de tantos afazeres, como casa, trabalho e filho.

Mais uma semana se iniciava: Amanda estava feliz pela festa de Renato. Fora ótima e amigos e colegas foram, momento em que Amanda pôde apresentar o seu filho com orgulho. Os olhares carismáticos de seus convidados fortaleceram o seu coração, já que demonstravam admiração por ela ter feito tanto, mesmo que não fosse visto no cotidiano.

Para Pablo já não tinha sido tão bom. Seus colegas até foram, mas não havia aproximação com ele. Para os colegas dele, Pablo estava muito afeminado, preocupando-se demais com crianças e curtindo papos femininos, como comidas infantis, consultas médicas, vacinas e tantas outras coisas que não faziam parte do "mundo masculino", em que o homem trabalhava e a mulher cuidava dos filhos.

No último ano, Pablo fora excluído dos círculos sociais por não ter as mesmas afinidades. Ele se preocupava com o desenvolvimento de sua filha e tudo o que tinha a ver com ela. Não tinha tempo nem energia para sair com amigos e não se permitia sequer beber, visto que tinha que estar à disposição 24 horas por dia para sua pequena bebê, a qual não entendia nada do mundo nem de si mesma.

Programas infantis passavam em sua televisão e, quando Mônica dormia, Pablo também dormia. Já não tinha tempo para aproveitar filmes ou jogos. Apesar disso tudo, Pablo sentia uma satisfação muito grande ao ver a sua pequenina crescendo, sorrindo e balbuciando, o que lhe conferia prazer maior do que os que tinha antes, com noitadas, bebidas e jogos para adultos. Cuidar de Mônica era dispendioso, mas preenchia o seu coração. Era um prazer sutil, mas que era carregado dentro dele, confortando-o e saciando-o de uma forma que fazia a sua mente flutuar.

Seus colegas se esforçavam um pouco para manter a amizade, mas era difícil, pois estavam muito diferentes. Eles foram à festa de Mônica por consideração, mas não se sentiram à vontade com o ambiente.

ABORTAR?

Já Mônica estava exultante. Ela já não sentia o nó em sua garganta, não nutria sentimentos desagradáveis, trabalhava onde gostava e mantinha as consultas psicológicas, as quais já tinham sido reduzidas para uma vez por semana, novamente.

Apesar de o sonho dela fosse ficar com Pablo, o medo de não dar certo ainda existia, embora já tivesse diminuído. Ela imaginava ser possível, mas o medo mostrava que não estava pronta para tentar fazer diferente. Assim, ficou confusa sobre o que de fato estava disposta a fazer e aceitou o convite de Tiago para saírem após o expediente, para beber e relaxar as mentes.

Débora chegou a avisá-la sobre o que estava fazendo e a incentivou a pensar mais a respeito, já que sabia o que se passava com a amiga:

— Não acha melhor você descobrir o que você de fato quer para depois decidir?

— Do que está falando? — respondeu Mônica, tentando desconversar.

— Você sabe que é apaixonada por Pablo... E vai sair com outro?

Mônica ficou com raiva. Sabia que era verdade, mas preferia mergulhar na ilusão de que conseguiria mudar sua grande atração por Pablo se ficasse com outro, apesar de já ter vivido essa experiência sem o sucesso que desejava quando ficou com Carlos.

Ela construíra esse padrão de pensamento e, embora já soubesse que não era o mais adequado, era o mais forte em si. Então, ao surgir a oportunidade de tentar um relacionamento com outra pessoa, Mônica aceitou embasada na esperança de se desvincular emocionalmente de Pablo.

— Pablo é complicado. Não é justo eu ficar esperando por ele — retrucou, voltando ao padrão comportamental anterior, de culpar o outro.

— Sério? — falou Débora sem acreditar no que ouvira. — Ele não é complicado. Você que é! Ele não está com ninguém, ama você e está sendo tudo o que você desejava. É ele quem está te esperando! Ele não busca ninguém, está apenas esperando você decidir ficar com ele!

Mônica ouvia o que ela já sabia, mas lutava para não acreditar. Tentou contra-argumentar, buscando qualquer informação para tentar invalidar a amiga:

– Ele tem uma filha!

– Sim, e daí? – falou Débora calmamente.

– Como e daí?

– Repita isso e ouça o que você fala.

– Ele... tem... uma... filha – falou Mônica devagar e firme, enfrentando Débora, mas se ouvindo.

– Percebeu que ele tem uma filha e não uma namorada ou esposa?

Mônica ficou pensativa e constatou que Débora estava certa. Entretanto preferiu tentar ignorar isso e foi se encontrar com Tiago.

Ela entendia que não fazia sentido o seu comportamento e a sua mente compreendia que não havia nenhum empecilho para que eles ficassem juntos, mas o seu coração já tinha idealizado o que desejava e não aceitava menos que isso. Para Mônica, haveria uma paixão, um grande amor, desimpedido e totalmente ao seu dispor que a faria feliz, completa e lhe desse atenção total. Ela tinha essa paixão com Pablo, mas o restante não se encaixava em seu intenso desejo.

Mônica estava cega de paixão por sua idealização de vida e felicidade. Embora soubesse não ser possível ou que sequer tivesse lógica, era o que ela desejava tão ardentemente que não conseguia aceitar não viver o que tanto desejava. Assim, optou por aceitar o convite de Tiago e investir no relacionamento com ele, imaginando poder viver o seu tão clamado sonho.

Débora já previa o que estava por vir. Certamente, Mônica tentaria "esquecer" um amor ao se relacionar com outra pessoa. Entretanto não se esquece quem, de fato, nos marca.

Muitas pessoas acreditam que seja possível trocar um objeto de paixão por outro porque quando o desejo é intenso

ABORTAR?

demais e a rejeição a impede de se satisfazer, a pessoa busca por outro objeto que forneça tanto prazer quanto o primeiro, o qual não possui. No contexto de relacionamento, a pessoa busca uma outra pessoa, outra paixão, outro "amor", para substituir aquele que não mais possui. É uma forma da mente buscar o prazer que a primeira pessoa fornecia dentro do contexto que a pessoa vive: se não há possibilidade de conquistar quem se deseja, busca-se alguém similar para fornecer prazeres similares.

Mônica curtiu a noite com Tiago, aproveitando a conversa e os flertes, que se intensificaram ao longo das horas. Mônica se sentia apreciada novamente, algo que não sentia há muito tempo, e levou o relacionamento adiante, usufruindo do prazer de se sentir desejada e querida. Há quanto tempo não sentia um toque masculino com carinho? Tempo demais!

Carlos tentava ser carinhoso, porém não havia nenhuma atração física em relação a Mônica e essa ausência de atração era correspondida pela noiva, à época. A atração deles era entre personalidades, o que configurava grande entrosamento, criando a amizade que tinham. Apesar de não terem mais convivência, preservavam o carinho pelo outro.

Assim, entre uma bebida e outra, Mônica se soltava, ficando desinibida e mais receptiva às investidas de Tiago. Beijos começaram a acontecer e rapidamente evoluíram para amassos de tirar o fôlego, levando-os ao apartamento de Tiago. Roupas foram jogadas no chão e o casal, cheio de tesão, fizeram sexo, que satisfez seus instintos.

Tiago estava gostando de Mônica, mas não estava apaixonado, embora desejasse isso. Por tal motivo, começaram a namorar, na tentativa de se conhecerem e buscarem se apaixonarem. Mônica, em seu mais profundo íntimo, sabia que isso não aconteceria com ela, já que ainda estava presa a uma paixão anterior não resolvida. No entanto, por não saber como se resolver em relação a Pablo, acreditou que, tentando novamente um relacionamento, conseguiria superar o seu "antigo" amor.

Flávia Moraes Schweizer

Tiago não sabia sobre os sentimentos de Mônica a respeito de Pablo e ela não contara, por medo de que isso assustasse Tiago e ele fugisse.

As semanas foram passando e Tiago percebia que Mônica mantinha certa distância emocional. Havia algo que ela escondia e ele não entendia. Apesar de mostrar a sua disposição em ouvi-la e entendê-la, Mônica se fechava em si mesma, tentando ser o que não era, para ter um relacionamento que não desejava, na tentativa de esquecer o que sonhava e não tinha disposição de buscar.

Débora e Carlos visitavam constantemente Amanda e Pablo, criando forte amizade entre os quatro. Débora estava constantemente com Carlos, numa harmonia tão majestosa que não era compreendida pelas pessoas que os viam. Até Amanda e Pablo tinham perguntado sobre eles e o motivo de não namorarem. Eles sabiam o motivo, mas não esclareciam para ninguém, pois sabiam que a incompreensão alheia costumava gerar indignação e críticas, as quais não estavam dispostos a ouvir. Assim, afirmavam que se gostavam como amigos, somente.

Débora e Carlos conversavam muito e tinham total honestidade e acolhimento um com o outro. Eles se amavam realmente, mas não tinha nenhuma atração sexual. Suas mentes e corações se complementavam, mas não seus corpos. O toque que tinham era amistoso, sem nenhuma conotação sexual. Suas carícias eram palavras, abraços, toques nos braços, como amigos fazem.

Sofia estava mais carinhosa e arriscava algumas frases amistosas e carinhosas com Jonatan, que incentivava e elogiava a progressão da esposa. Ela ganhava confiança em si mesma e já não sentia tanta vontade de rebaixar os outros. Receber olhares carinhosos e elogios gerava sensações melhores do que se impor à custa de insultos a outras pessoas.

Sofia e Jonatan já não iam com tanta frequência visitar os filhos e os netos, embora fosse comum eles irem aos fins de semana. Agora eles estavam aprendendo a namorar "de novo",

ABORTAR?

curtindo um dia ou outro em casa, na companhia um do outro, ou passeando.

As crianças já estavam maiores e Amanda e Pablo decidiram que seria bom ter uma babá uma vez ou outra para que eles pudessem sair e relaxar a mente, afinal, "quando a cabeça não pensa ou não relaxa, o corpo padece". Eles precisavam dar-se um tempo e cuidar de si mesmos, não apenas fisicamente, mas emocionalmente também. Uma saída rendia uma semana inteira de atenção, paciência e cuidados com seus filhos, o que era um ótimo investimento. Quem não quer apreciar os seus filhos em vez de vê-los como uma obrigação? Dessa forma, uma vez por semana eles saíam, cuidando de suas saúdes mentais.

Mônica estava com Tiago e ele estava se apaixonando por ela, apesar de sentir que ela impunha uma determinada distância emocional, que ele não entendia, apenas sentia que não podia se aproximar muito.

Em três meses, o namoro de Mônica já era conhecido no trabalho. Pablo soube e ficou triste, por acreditar que ela o tinha esquecido. Como uma criança, ele pensou em fazer o mesmo, para tentar criar ciúme em Mônica, na esperança de provocá-la a agir, declarar-se para ele e atirar-se em seus braços, mas Amanda advertiu:

— Irmão, eu sei que você gosta dela e não há como negar. Ela está com outro, tentando esquecer você e você sabe disso! Acha mesmo que agir com imaturidade vai ajudar? Acha que envolver mais alguém nessa história vai resolver ou facilitar? – Pablo ficou pensativo. – Se você realmente tiver superado essa história com Mônica e não desejar mais ficar com ela, beleza, eu até te apoio, porém, se for por essa motivação estúpida de imaturidade, esqueça! Vai dar mais nó na sua vida! Imagina se a mulher se apaixona por você, como você é apaixonado por Mônica? Como você vai se sentir depois que constatar que usou alguém? Pense bem!

Pablo sabia daquilo tudo, entretanto, o seu ego não queria ceder. Além disso, ele sentia um desespero terrível por sentir que perdia o amor da sua vida e tentar fazer ciúme seria

Flávia Moraes Schweizer

a última cartada, para fazer Mônica reagir e procurá-lo. Foi então que, num sábado, quando seus pais foram visitá-los, que ele resolveu contar para o seu pai, buscando conselho e suporte emocional.

Jonatan não abria mais a mão de seus filhos: fosse o que fosse, daria o melhor de si para ajudá-los. Assim, ouviu cuidadosamente as aflições de seu filho, ajudando-o a pensar sobre o que se passava, enquanto Sofia ficava no apartamento de Amanda, com Mônica e Renato.

Após contar tudo, Jonatan apenas olhou para o filho sem falar nada, já que Pablo tinha falado tudo. Pablo o olhou, buscando uma positividade sobre o seu ponto de vista de que buscar outra companhia, entretanto, foi em vão. Jonatan estava disposto a dar ao filho o que ele precisava, não o que ele queria no momento, para ajudar a criar uma vida mais prazerosa e um futuro mais promissor, e manteve-se firme em seu olhar, confirmando que Pablo não deveria se envolver com outra pessoa se não estivesse pronto e com o coração livre para isso.

Para Pablo, foi o silêncio mais difícil de escutar até então. Ele respirou fundo e concordou que não seria uma boa conduta se envolver em um relacionamento para provocar aquela com quem desejava realmente ficar. Seu ego diminuiu um pouco e ele se acalmou.

Não seria fácil. Pablo sabia que Mônica o amava, mas estava com outro. Ele começou a andar ansioso pela sala, quando seu pai disse:

– Filho, compreendo o que sente. Já se perguntou o motivo de Mônica estar com outro se ela quer ficar com você? E se ela está fazendo o mesmo que você quer fazer, provocando você? Olhe-se! É isso que você quer fazer com a mulher que ama, ao deixá-la ainda mais confusa e aflita? Acha que amar é isso?

Pablo ouviu calado. Seu coração concordava com as palavras do pai, mas algo dentro dele não sentia dessa forma. Pablo era apaixonado por Mônica e seu sentimento era intenso. Ele sabia que amar era liberdade e apreciar a felicidade alheia, porém, não era o que sentia, mesmo que desejasse. Ele sentia

ABORTAR?

vontade de que Mônica ficasse com ele e fosse feliz com ele, não com outro.

– Filho, deixe-a livre. Assim, vocês voltarão a ficar juntos quando ambos estiverem maduros para isso. Ela precisa aprender a amar também. Dê a ela o tempo que ela precisar. Cuide da sua pequena Mônica, como tem feito. Você já percebeu o bom resultado que deu. Mônica já não olha você com rejeição.

Jonatan estava certo. Provar a Mônica que Pablo estava se tornando uma pessoa melhor levaria mais tempo, mas, certamente, conquistaria o coração da moça novamente. A dificuldade estava na intensidade do sentimento que Pablo sentia. Ele queria ficar com ela naquele momento, sem esperar. No entanto, era mais sábio dar a Mônica o tempo que ela precisava para se descobrir.

Alguns meses se passaram. Pablo permanecia sendo um bom pai e um funcionário não tão bom, devido à filha, que carecia de atenção e tempo, roubando a sua atenção do serviço diversas vezes.

Amanda, por outro lado, recebia compaixão de alguns colegas do trabalho, recebendo incentivos e colaborações para suas funções. Apesar de ser cansativo fisicamente, emocionalmente era muito bom, já que se sentia acolhida.

Sofia já expressava pequenos elogios e oferecia ajuda, recebendo gratidão e admiração por parte dos seus familiares, o que provocava sensações boas e novas. Agora ela se sentia mais importante na vida dos outros, não por impor seus desejos ou ideias ou por provocar medo, mas por ser querida. Isso a fazia sentir-se entrosada, sentimento gratificante e acolhedor.

Jonatan atendia ao telefone de Pablo quando ele estava em momentos de crise emocional, sentindo falta de Mônica e imaginando-a com outro, dando suporte para que o filho conseguisse permanecer em sua escolha de amá-la verdadeiramente sem ceder à paixão insana, que ilude e cria problemas posteriores.

Quando a filha de Pablo era pequena, ele não tinha tempo para sentir falta de Mônica. Eram tantas coisas a fazer que ele não tinha um minuto sequer para lembrar de sua amada, e, antes disso, vivia de alegrias fúteis para tentar esquecê-la e esquecer a falta que sentia dela.

Mônica estava com Tiago, mas não sentia o que desejava. A novidade de um novo relacionamento já tinha desaparecido e Tiago passou a ser alguém inconveniente, mesmo que permanecesse o mesmo. O que mudara era a própria Mônica. Sua carência de afeto fora suprimida por atenção de Tiago e a falta de Pablo já mostrava as caras novamente em sua vida.

Tiago percebia que, muitas vezes, Mônica sonhava acordada, expressando que sua mente estava com outra pessoa e em outro lugar. O tesão dela já tinha diminuído a ponto de praticamente não existir mais e Tiago percebia que ela não queria ficar com ele. Dia após dia nessa situação, Tiago começou a se afastar. No início, ele perguntava a ela o que se passava, mas ela se recusava a dizer. Ele era carinhoso, porém, Mônica já não o correspondia mais. Então, ele foi parando de investir nela e eles foram se afastando emocionalmente.

No trabalho, eles já não se relacionavam como antes, e outras pessoas notaram que algo acontecia. Eles ficaram frios um com o outro, já que Tiago não sabia mais o que fazer para conseguir a atenção de Mônica e desistira de buscar a companhia dela. O relacionamento foi morrendo a cada segundo, pelo silêncio corrosivo que ambos forneciam.

Um dia, eles falaram somente sobre o trabalho e, durante o expediente, nada mais. Isso se repetiu no dia seguinte, assim como no seguinte e no outro. Tiago desistiu por vez, já que seus esforços para manter a conexão com a namorada, até então, eram inúteis. Dentro dele havia um sentimento de frustração por não conseguir fazer o relacionamento com Mônica vingar e brotar. Já Mônica não tinha muita ciência do que acontecia, pois sua mente tinha voltado para Pablo novamente ou ficava desligada, apenas divagando entre pensamentos inconscientes.

Tiago e Mônica se separaram e depois de mais dois meses e na terapia foi que Mônica percebeu o que tinha acontecido: a sua indiferença e a sua ausência tinham afastado Tiago.

ABORTAR?

Mônica percebia que Tiago não a via com bons olhos, tentando esconder a sua mágoa das pessoas, sem ter sucesso. Ela se sentia culpada e, junto à psicóloga, concluiu que deveria falar com ele e dar uma explicação, já que ele simplesmente não entendia o que tinha acontecido para que ela mudasse a sua conduta perante o namorado.

Assim, numa sexta-feira, Mônica convidou Tiago para jantarem após o expediente de trabalho, alegando que precisavam conversar.

– Não tenho nada a dizer – Tiago falou secamente, mostrando a sua repulsa.

– Talvez você não tenha, mas eu tenho, e peço-lhe uma chance para dizer o que preciso. Por favor. – ela falou com honestidade e humildade, torcendo para ter uma chance, a fim de esclarecer tudo e evitar que a mágoa de Tiago se perpetuasse.

Tiago aceitou contrariado, pois sentiu que seria mal visto socialmente se rejeitasse tal pedido. Assim, saíram do trabalho e foram a um restaurante.

Eles se sentaram e ficaram se olhando, enquanto os pedidos eram preparados. Tiago a encarava e ela tentava desviar do olhar confrontador dele. Ela sabia que era importante passar por aquilo, para não acumular mais nenhum rolo para resolver no futuro, mas era difícil. Expor-se, explicar-se e pedir desculpas a fazia sentir vulnerável e nas mãos do outro, embora tivesse trabalhado sobre essa ideia com a psicóloga.

Ela chegara à conclusão de que ser verdadeira com ela mesma permitiria ser honesta com os outros também, o que era importante para criar relacionamentos saudáveis e duradouros, o que desejava em sua vida. Apesar de sentir-se vulnerável, sabia que era corajosa para se expor e segura de si a ponto de não ficar dependente da opinião do outro e se libertar dessa amarra.

Suas mãos estavam trêmulas, seus pés suavam, sua bochecha estava corada, sua voz travada na garganta, e Tiago a encarava com repúdio. Estava tudo um grande caos emocional, de onde ela apenas queria fugir. Entretanto, ela sabia que uma fuga seria apenas adiar a resolução de tal conflito, sem resolvê-lo de fato. Decidida a não mais complicar a sua vida futura que estava por vir, pegou fôlego e falou:

— Eu... eu... — mas sua voz travou.

— Você... Você... — falou Tiago sério, confrontando-a.

— Eu quero pedir desculpas – Mônica falou de olhos fechados, por ser um recurso que diminuía a ansiedade, já que a impedia de ver a ameaça que o outro representa.

Tiago ficou sem palavras, sem entender e incrédulo. Então, Mônica começou a desembuchar:

— Há muito tempo você perguntava o que eu tinha, falava que eu escondia algo. Pois bem: é verdade. Quando começamos a namorar eu estava muito feliz por estar com você e tal, mas descobri recentemente que era carência afetiva. Você é carinhoso e me fazia companhia, o que me fazia bem, mas eu sentia falta de outra pessoa. No início, eu estava animada com o nosso namoro, contudo, em pouco tempo eu não conseguia parar de pensar nessa outra pessoa, fazendo com que você não fosse mais suficiente para mim. Eu não queria contar porque você ficaria com ciúme ou magoado, coisas que eu não queria que acontecesse. No entanto, eu não conseguia pensar em outra coisa, a ponto de não conseguir focar em nós ou aceitar as suas investidas, e acabei por me afastar de você. Quero pedir desculpas por tudo: você pediu para que eu contasse e eu não contei. Você tentou manter a nossa relação, mas fui eu quem me afastei e me descuidei de nós. Eu fiquei no meu canto e terminamos por simplesmente pararmos de nos falar. Peço desculpas por tudo isso.

Mônica falava com lágrimas rolando por suas bochechas. Ela realmente estava se sentindo culpada e pedia desculpas sinceras, e Tiago percebeu a sua honestidade. Após alguns minutos de silêncio, Tiago falou:

— Então, começamos um relacionamento que não havia possibilidade de sucesso... — falou triste e sentindo-se traído.

— Como assim? — Mônica perguntou por não entender.

ABORTAR?

— Você acha possível ter um bom relacionamento com alguém quando a sua cabeça não está com essa pessoa? — falou direto.

Mônica já tinha ouvido essa ideia da psicóloga e de Débora, mas não de uma forma tão emotiva, direta e sincera quanto daquela maneira. Nesse momento ela percebeu que não tinha resolvido suas pendências em relação a Pablo. Ela tinha aprendido a controlar seu corpo quando na presença dele, algo bem diferente do que mudar os sentimentos em relação a querer ficar com Pablo.

A comida chegou e ambos jantaram e saíram do restaurante em silêncio, cada um com seus pensamentos.

Durante as semanas seguintes, Débora falou com Tiago, pois percebeu um clima desagradável entre ele e Mônica, já prevendo o que tinha acontecido.

— Mônica insiste em ficar com outras pessoas, acreditando que isso ocupará o seu coração e resolverá a mente dela. Ela ainda não aprendeu que só dá pra começar um relacionamento novo com previsão de sucesso se ela mesma estiver bem e se dedicar ao relacionamento...

— Ela é muito imatura... — Tiago falou, triste.

Ele gostava dela e acreditava que ela estivesse bem devido ao jeito como estava no trabalho, mas ela ainda tinha vínculos emocionais que a prendiam a outra pessoa, a ponto de ela não conseguir focar em mais ninguém

Passando o tempo com Débora, Tiago compreendeu Mônica e se resolveu, desfazendo qualquer pensamento ou sentimento negativo ou desagradável em relação a ela.

Mônica trabalhava a ideia de conversar com Pablo e buscar uma aproximação, o que desejava intensamente, apesar de ainda sentir medo de se relacionar com ele, ainda mais porque ele não tinha o tempo todo para ficar com ela devido à filha.

Mônica estava com Débora num domingo, batendo papo, quando Débora resolveu confrontá-la:

— Sério: você acha tão importante assim ficar longe de quem ama?

Mônica não entendeu.

— Poxa, pensa só, qual é o pior cenário que pode acontecer? Seria vocês se separarem, o que já é realidade. Ou seja, você está com medo de viver o que você já vive! Isso faz sentido? — falou Débora tentando ser mais enfática, embora ainda usasse um tom de voz suave e carinhoso.

Mônica ouviu aquelas palavras como se fossem um grande tapa na cara. Apesar de Débora já ter falado isso anteriormente, só agora Mônica sentia o sentido daquelas palavras. Dessa vez, seu coração ficou mexido e uma vontade louca de ficar com Pablo e se arriscar inundou o seu peito e sua cabeça. Um sorriso enorme apareceu em seus lábios e ela se levantou:

— Você tem razão! Não dá mais para continuar fugindo do que não consigo escapar!

Débora até levou um susto com a reação de Mônica, ficando surpresa com a atitude da amiga, que foi mais rápida do que o previsto.

Mônica ficou enérgica e animada repentinamente, e Débora viu que o desfecho dessa história finalmente estava chegando.

Feliz e animada, Mônica mudou o assunto:

— E você e Carlos? Vocês se dão tão bem! — falou, empolgada.

Débora percebeu que Mônica tinha tomado uma decisão positiva, seguindo o que desejava, a ponto de ficar feliz e focar em outra coisa, como na sua relação com Carlos.

— Estamos bem.

— Só isso? Nada mais sério? — falou Mônica, provocando, com tom de brincadeira, querendo saber se eles tinham assumido um namoro.

— Mônica, lembra que você não tinha atração sexual por ele?

— Sim, e daí?

— Pois então, nós também não temos. Eu não tenho por ele e nem ele por mim.

ABORTAR?

Mônica achou estranho. Como era possível duas pessoas com tanta afinidade não sentirem tesão? Que coisa estranha. Ela ficou com uma cara pensativa e Débora falou:

— Faz parte. Não vamos forçar algo que não sentimos.

Foi aí que Mônica teve um *insight* e disse, na inocência:

— De repente vocês serão um casal revolucionário, que se casam por se darem bem, mas têm relacionamentos com outros...

Nesse momento, foi Débora quem ficou pensativa. Essas palavras percorreram a sua cabeça, dando asas à sua imaginação, e ela pôde "ver" um futuro com Carlos tal como Mônica tinha falado. Nem todos os casamentos têm sexo, muitos têm sexo fora do casamento... Por que não juntar ambos?

Mônica percebeu o olhar de Débora e ambas ficaram sem falar, embora se compreendessem perfeitamente. Cada uma tinha "mostrado" a solução do "problema" da outra por terem perspectivas diferentes. Quase como se fosse mágica, a vida parecia solucionada. Agora era questão de tempo para pôr em prática as soluções encontradas.

Faltando um mês para a segunda festa de aniversário das crianças, Mônica convidou Pablo para conversar.

Falar com Tiago tinha sido um ótimo desafio e exercício para aprender a se expressar e aceitar se sentir vulnerável, um momento incômodo, mas controlável.

Pablo não pensou duas vezes e aceitou. Com animação, arrumou-se para ver Mônica. Ele estava otimista e esperançoso, já que não pisara mais na bola com ela, conforme julgava ter feito. Mônica, por outro lado, estava ansiosa e aflita, contudo, estava convicta de que era o melhor a fazer: encarar a situação, dizer tudo para que terminasse essa história de medo e ansie-dade em relação a Pablo e sentir, finalmente, a paz que tanto buscava ao fugir dele.

Finalmente, encontraram-se. E o primeiro impasse surgiu: como cumprimentar? Pablo queria que Mônica desse o primeiro passo para que ele soubesse como agir de forma a respeitá-la e agradá-la, e Mônica testava Pablo. Até onde ele iria para agradá-

-la e respeitá-la? De acordo com a sua conduta, ela julgaria se ele estava pronto para "merecê-la" ou não. Claro que nenhum dos dois tinha ciência disso, pois tudo acontecia rapidamente e eles não estavam acostumados a analisar a linguagem corporal de forma consciente. Por uns instantes, eles se entreolharam envergonhados e embaraçados com a situação.

Pablo percebeu a insegurança de Mônica e ofereceu acolhimento emocional, olhando nos olhos dela, completamente apaixonado, por não conseguir evitar olhá-la de tal forma, o que deu mais confiança para a moça, e disse:

— Acho que talvez um aperto de mão esteja de bom tamanho – falou, com um sorriso descontraído.

Mônica o olhou com mais tranquilidade e apertaram as mãos.

Eles estavam numa praça da cidade, onde havia bancos em que poderiam se sentar e a paisagem ajudava a relaxar. Pablo a olhava o tempo inteiro, usando de todo o tempo que tinha para apreciar aquela que mais admirava no mundo.

Mônica ficava envergonhada por ele a olhar tanto, mas sentia que não era confronto, mas simplesmente por amá-la. O olhar fixo dele para ela a deixava inibida, ao mesmo tempo em que ela gostava, por se sentir querida e apreciada. Da mesma forma que da última vez, ela começou:

— Bom... Eu queria falar...

E olhou para Pablo, que estava parado, apenas contemplando aquele momento de poder ficar perto dela. Mônica sentiu que não tinha nenhuma ameaça. Pablo estava aparentemente relaxado e já tinha aceitado toda a culpa sobre as decisões do passado, tal como Mônica tinha incumbido a ele. Apesar de ter sido muita coisa, Pablo tinha trabalhado em sua mente que não podia mudar o que havia feito, apenas prestar atenção para não errar novamente, que era o que estava fazendo e mostrando a todos, inclusive para si mesmo.

— Sabe, eu venho tentando esquecer você e seguir com a minha vida, mas não tenho conseguido... — falou Mônica, meio

ABORTAR?

triste. – E você? – questionou, buscando formar um laço emocional para seguir com a conversa.

– Não quero esquecer você. Você foi, é e sempre será a melhor coisa na minha vida – Pablo respondeu, deixando seu coração falar, apesar do medo de ser rejeitado.

Ele estava tão apaixonado, apesar de estarem separados há muito tempo, que Pablo não conseguia controlar o que dizia, como se não tivesse domínio sobre si mesmo. Ele aceitara que a amava e que nada mudaria isso. Então, ele parou de tentar esconder o que sentia e resolveu assumir seus sentimentos.

Mônica ficou sem graça. Ela não tinha imaginado nada disso. Tinha pensado que ele também quisesse se desvencilhar dela, porém tinha acabado de constatar que ele estava disposto a reconquistá-la e estava esperando por ela.

Ela tinha imaginado o que falar e como falar. Ela tinha se planejado e havia imaginado a reação hostil dele e como se defenderia dessa atitude. Porém, ele mostrou cordialidade, e não existe como se "defender" de gentileza.

O contra-ataque de qualquer atitude é repeti-la, intensificando-a. Quando alguém nos trata mal, tratamos mal de volta, como se fosse um contra-ataque, visando a nos defender. Assim, o "contra-ataque" de gentileza é ser gentil também, o que ela não tinha previsto e não sabia como reagir a isso.

Mônica se preparou para uma batalha e se deparou com a ausência de inimigo ou ameaça. Sendo tão bem tratada, ela acabou por se desarmar, algo que aconteceu de forma inconsciente.

Pablo percebeu que Mônica tinha ficado desarmada e isso lhe causava insegurança, uma emoção bem desconfortável a ponto de ser evitada a qualquer custo. Ele também se sentia inseguro, com medo dela rejeitá-lo novamente ou ridicularizar seus sentimentos, mas já não aguentava mais esconder. Visto que houve uma brecha para falar, ele prosseguiu:

– Sei que eu errei e me arrependo do que fiz – falou, cabisbaixo, e com medo da reação de Mônica.

Flávia Moraes Schweizer

Como sabia que era importante ser verdadeiro para que pudesse existir alguma possibilidade de um futuro feliz com ela, ele julgou melhor agir de tal forma. Além disso, ele não aguentava mais fugir de si próprio ou tentar mostrar que estava bem quando não estava de fato. Ele prosseguiu:

— Eu tentei te esquecer de várias formas. Na verdade, de esquecer que não estava mais com você, do mal que te fiz e dos bons momentos que vivi com você e não vivo mais... Porém todas as maneiras para esquecer tudo isso durava pouco tempo. As lembranças ruins me castigam até hoje. Ainda vejo sua tristeza e suas lágrimas quando fecho meus olhos e isso me perturba.

Mônica não tinha palavras. Tudo estava fora de seu controle, causando-lhe ansiedade. Apesar disso, ela ouvia o quanto era amada por quem amava, afagando seu coração. Como uma estátua, ela ficou parada, olhando para Pablo e sua fisionomia, que confirmava a veracidade do que falava. Em poucos segundos, Mônica aproximou-se de Pablo, segurou a mão dele, cativando-o. Ele a olhou, segurando-se ao máximo para não beijá-la por medo de como ela interpretaria tal ação, mas ela própria o beijou. Foi um beijo que começou com carinho e cuidado, mas que rapidamente ficou ardente, mostrando a saudade que ambos sentiam, juntamente com o desejo que guardavam havia tanto tempo dentro de cada um.

Após alguns instantes, seus lábios se distanciaram e ambos estavam sem fôlego, enquanto tentavam entender o que se passava.

Era claro o quanto queriam ficar juntos. Seus corações se desejavam, porém, a mente inconsciente de Mônica ainda se prendia ao ego, acreditando que a responsabilidade de sua infelicidade era de Pablo. Ela olhou para a praça onde estavam, para as pessoas, para o céu, buscando aliviar a intensidade das emoções recém-afloradas para que pudesse pensar.

Pablo já não estava nem aí. Ele sentia muito a falta de Mônica e já não dava crédito ao ego. Para ele, tudo valeria a pena se ela voltasse para a sua vida.

ABORTAR?

Ele viu como Mônica tinha ficado confusa com o beijo, pois revelara suas emoções, as quais ela desejava esconder para não se sentir controlada por outra pessoa. Ele entendeu o quanto era amado e desejado por ela. Carinhosamente, Pablo segurou na mão de Mônica e falou:

— O que falta para você para que volte para mim?

Mônica se derreteu por inteira e seu coração batia forte e rápido. Ela sabia que a única coisa que a impedia de ficar com ele era a sua própria decisão. Apesar de concordar com sua amiga e sua psicóloga, era muito difícil para ela abandonar a ideia que havia cultivado por tanto tempo. Mesmo que os argumentos delas fossem lógicos, o medo de se machucar ainda existia, visto que a experiência pretérita fora traumática, causando danos que Mônica ainda carregava dentro de si. Era preciso um voto de confiança e esperança de que poderia ser diferente e melhor dessa vez.

Como Pablo expusera seus sentimentos, permitindo-se ficar vulnerável, Mônica se sentiu mais confortável para fazer o mesmo. Essa conexão de confiança é percebida de forma inconsciente, mas é profundamente marcante.

— Pablo... Ainda estou machucada – começou a falar. – Tenho feito terapia há um tempo. Até estou melhorando e compreendo mais as coisas, no entanto, ainda sinto medo.

Pablo ia começar a falar, mas Mônica continuou:

— Sei que a culpa não foi sua e estou trabalhando isso. Embora meu cérebro entenda isso, ainda não consigo sentir isso realmente. Também tenho feito várias coisas para tirar você da minha cabeça, mas nada funciona. Quero muito ficar com você, mas meu medo me bloqueia. Você entende? Foi muito doloroso para mim e não quero passar por aquilo de novo... — começou a chorar.

Pablo a abraçou carinhosamente e ela sentiu-se cativada e amparada.

— Eu sinto muito... — falou, com a voz embargada, carregada de tristeza, por ver quem ama sofrendo. – Se eu pudesse voltar no tempo faria tudo diferente. Enfrentaria tudo, apesar do medo. – E uma lágrima teimosa escorreu em seu rosto.

Mônica se desvencilhou de seus braços, fazendo-o secar o seu rosto rapidamente, para que ela não percebesse o seu choro contido. Ela o olhou diretamente após o ouvir. Pablo correspondeu ao olhar dela, comprovando a veracidade de cada palavra que sua boca tinha emitido. Mônica o abraçou e foi correspondida. Por minutos permaneceram assim, como se fizessem as pazes. Os sentimentos negativos foram se diluindo perante a enxurrada de emoções boas que brotavam a cada instante, no carinhoso abraço. Após alguns minutos silenciosos, em que seus corações falaram tudo, eles se olharam felizes e aliviados: ainda se amavam, apesar de todas as adversidades pelas quais passaram.

Tudo estava como antes, no entanto, eles sentiam tudo de forma diferente, com mais prazer. De mãos dadas, passearam pela praça, como um casal recém-apaixonado, que só enxerga beleza em tudo.

Mônica sabia que era necessário conversar, porém pensou que isso estragaria aquele momento. Seu rosto expressava que estava apreciando o momento, contudo, algo a incomodava.

— Acho que você quer falar alguma coisa... — falou Pablo, com olhar apaixonado e voz carinhosa.

Mônica ficou sem jeito e, apesar da insegurança, decidiu falar. Ela parou, olhou para ele e disse:

— Acho que precisamos conversar.

— Tudo bem. O que quer saber? — falou Pablo abertamente.

— Como vai ser?

— Não sei...

Mônica olhou com preocupação. Ela queria segurança, alguma segurança. Queria ficar com Pablo, mas desejava segurança.

— Querida, não sei o que vai acontecer... Não vejo o futuro. No entanto, não cometerei os mesmos erros novamente, disso você pode ter certeza!

ABORTAR?

Mônica olhava com esperança e receio. Havia muitas coisas que tinham para falar e esclarecer e um dia não seria suficiente. Pablo se ateve aos pontos mais importantes e falou:

— Sei que não fui responsável, porque nada mais importava além de tentar esquecer o que causei a você. Numa dessas tentativas de esquecer que você me faz falta, eu fiquei com uma garota e ela engravidou. Foi uma noite, uma vez. Errei com você no passado, mas não cometi o mesmo erro novamente, então, a minha filha nasceu. A mãe dela sumiu e cuido dela sozinho, como você bem sabe. Não tente se comparar com a minha filha, nem competir com ela, exigindo que eu prove que amo mais você. Amar minha filha não afeta o meu amor por você. — Pablo respirou e prosseguiu: — Então é isso: eu te amo e sou pai solteiro. Quero ficar com você, mas as circunstâncias são essas. Cabe a você decidir se vai aceitar ou não ficar comigo.

Pablo estava nervoso, cheio de medo de Mônica o rejeitar. Ele a desejava mais que tudo, mas não era capaz de abrir mão da filha por ela. Entendia que, provavelmente, Mônica não desejasse nada aquilo, mas era o que ele tinha a oferecer. Ele estava decidido a não mais mentir. Era melhor viver sem Mônica e com paz em sua consciência do que viver de mentiras, as quais gerariam cada vez mais ansiedade e pânico, até um dia estourarem e todos os problemas aparecerem de uma vez, criando uma confusão sem previsão de término.

Mônica não sabia o que fazer. Ela sonhava em ficar com Pablo, mas com ele somente para ela. Depois se casariam e, só então, teriam filhos, que seriam de ambos, não apenas de um. Todo o seu sonho tinha sido uma ilusão, que apenas ela tinha idealizado. Ela tinha se apegado tanto a essa história perfeita de amor que não conseguia aceitar que não a viveria. Contudo tinha a oportunidade de viver parte do que desejava: o amor com Pablo.

Ela não sabia o que falar. Ficou muda e a sua mente e o seu coração brigavam arduamente. Seu coração não queria saber de nada, apenas de ficar com Pablo, mesmo ele tendo uma filha e pouco tempo para romance. A mente teimava com a ideia de um romance perfeito. Visto que demorava para falar algo, Pablo disse com carinho, embora apreensivo:

— Você tem o tempo que precisa para pensar.

— Eu quero ficar com você! Acontece que... — Mônica parou de falar por vergonha.

— Quê? — Pablo questionou.

— É difícil para mim, *ok*? — Mônica soltou o que aprisionava em seu peito. – Eu queria poder namorar você e imaginei toda uma vida com você. Mas nada disso é possível mais e isso me deixa triste.

Pablo a abraçou novamente e disse:

— Talvez você não possa ter tudo o que sonhou, mas não abra mão de ter, pelo menos, parte do que deseja. Eu te amo e isso não vai mudar, você sabe disso. Talvez não seja a vida dos seus sonhos, mas ainda podemos ser felizes juntos. Pense bem.

Eles passaram mais um tempo juntos. Mônica ficou muda, com seu inconsciente processando tudo, enquanto Pablo desfrutava de mais um momento com aquela que mexia com seu coração. Ao anoitecer, Pablo precisava voltar para casa para cuidar de sua filha. Mônica não se sentia a vontade com a situação, então foi para casa, para pensar sobre a oportunidade que lhe surgira de ficar com quem desejava, porém sem que fosse totalmente da forma que ela queria.

Quanto tempo já tinha se passado e a função predominante dos irmãos ainda era cuidar daqueles pequenos. Como criança demanda atenção e tempo! Embora as pessoas digam que sabem disso, não demonstram esse conhecimento, já que exigem bastante tempo e atenção dos pais também.

Pablo chegou em sua casa e Amanda estava lá, junto de seus pais, cuidando das crianças. A alegria na cara de Pablo era impossível de ser contida. Por mais que ele tentasse escondê-la, para evitar perguntas e expectativas, mas foi em vão.

Amanda sabia que ele fora se encontrar com Mônica e que a felicidade, com certeza, era sinal de que eles estavam se aproximando. Rapidamente foi falar com o irmão, animada

ABORTAR?

para saber qual passo tinham dado. Pablo tentou desconversar, alegando que não tinha nada certo, mas a sua linguagem corporal mostrava que estava esperançoso.

Amanda o deixou quieto, pois assim ele desejava, contudo, foi contagiada pela emoção do irmão e ficou animada também.

Jonatan observou tudo. Ele também tinha o ímpeto de querer saber mais, porém, achou mais sábio respeitar a privacidade do filho. Com certeza, ele contaria o que fosse importante quando julgasse adequado.

Sofia, por outro lado, não percebia o que se passava. Acostumada a competir com os demais buscando provar a si mesma que estava melhor na vida, seu encéfalo estava treinado para procurar infelicidade alheia. Ela estava tentando mudar seu comportamento há um tempo. Embora estivesse progredindo, ainda lhe era difícil mudar o hábito de tantos anos. Por conta disso, Sofia tinha imensa dificuldade de ver a alegria nos outros quando esta não era explicitamente expressa. Ela apenas sentia que havia algo diferente, porém não conseguia identificar o que era ou compreender, assim como todos que percebem os sentimentos alheios quando há empatia e compreensão por já os terem sentido, e não compreendem aqueles que nunca experimentaram.

Mônica foi para sua casa para pensar a respeito da proposta. Era o último desafio que a prendia ao orgulho e à infelicidade: ficar com quem amava da forma que era possível ou rejeitar essa opção para não "dar o braço a torcer"? Embora seja uma questão que o raciocínio lógico ofereça uma resposta rapidamente, os sentimentos são muito mais intensos do que a razão, motivo pelo qual tantas pessoas reagem aos estímulos da vida de forma impulsiva, em vez de pensar a respeito antes de tomar uma decisão. Dessa maneira, aliviam os desagrados provocados pelas emoções no momento, no entanto, as decisões feitas rapidamente e sem análise de outras informações conjuntas costumam gerar outras circunstâncias desagradáveis no futuro, vivendo-se num ciclo exaustivo de constante produção de emoções insatisfatórias.

Flávia Moraes Schweizer

Mônica sabia disso de maneira inconsciente, pois era como vivia. Sempre que pensava em Pablo se sentia mal e reagia buscando fuga desse sentimento através de diversões, ou, quando no passado, brigava com ele, responsabilizando-o por seu mal-estar emocional. Quando ela fazia isso e sentia que ganhava a briga, tinha uma sensação prazerosa naquele momento, porém, não resolvia de fato o que a incomodava. Caso sentisse que tinha perdido a briga, ou seja, quando concedia a razão para Pablo, sentia-se ainda pior, com revolta por não ser compreendida. Assim, brigas atrás de brigas faziam parte de sua vida como rotina.

O mesmo valia para Pablo: ele brigava com Mônica exatamente pelo mesmo motivo, tentando aliviar a dor que sentia em seu coração. Quando eles brigavam, o mau humor se instalava e eles se calavam, acreditando que o confronto tinha sido resolvido, porém, era um mero engano, já que, no desentendimento seguinte, as revoltas vinham à tona, criando brigas cada vez mais intensas. Era como se brigassem sobre a última desavença, aumentando a intensidade do confronto e os motivos dele.

Mônica sabia que o melhor era ficar com Pablo. A questão era que, mesmo que ela ficasse com ele, se permanecesse sentindo a frustração de não viver o que sonhara, não seria feliz e em, algum momento, brigas ocorreriam quando ela o culpasse por sua frustração. Ela sabia que deveria se desfazer desse sentimento para poder, finalmente, prezar o que tanto almejava, que era apreciar a vida com Pablo.

Após a exposição clara de Pablo, Mônica tinha consciência de que deveria fazer uma escolha e trabalhar sua mente para se desapegar da sensação de frustração. Manteve-se com a terapia psicológica, que a ajudava a entrar em contato com o seu inconsciente, a fim de se compreender e mudar a sua percepção, que tinha origem em seus sentimentos e conflitos internos.

Pablo vivia a tortura da ansiedade, aguardando por algum contato de Mônica, avisando-o de que ficariam juntos novamente, porém construiriam um relacionamento mais saudável, diferente do que haviam feito no passado.

ABORTAR?

Amanda observava o comportamento de Mônica sem tocar no assunto. De acordo com o humor da amiga, Amanda sabia o que estava se passando e como essa história iria se desenrolar. Ela não contava ao irmão para evitar mais ansiedade, o que já o consumia.

Enquanto isso, Débora e Carlos mantinham-se juntos e Débora resolveu conversar sobre o relacionamento com ele. Eles falaram sobre monogamia, sexo, desejos e necessidades. Eles sentiam que se davam muito bem e que um era o suporte do outro, fazendo uma dupla em perfeita harmonia. Carlos e Débora formavam uma dupla ainda mais fluida do que quando Carlos estava com Mônica. Carlos sempre ajudava Débora e vice-versa, mostrando que eram parceiros únicos, daqueles difíceis de encontrar. Até as pessoas se surpreendiam com o tamanho entrosamento que tinham. O único "defeito", por assim dizer, era a falta de atração sexual um pelo outro. Eles eram bonitos, porém não chamavam atenção um do outro. A atração que tinham era de personalidade e amor, mais conhecido como amor fraternal.

Conversa vai, conversa vem, e lá pelas tantas concluíram que o vínculo que tinham um com outro não era sexual, mas era mais forte do que este. Embora muitas pessoas usem do vínculo sexual para se estabelecerem emocionalmente com alguém, Débora e Carlos iam muito além. Eles se estimulavam tão prazerosamente nos campos da vida, como o mental e espiritual, embora não tivessem consciência disso, que a parte sexual não fazia falta entre eles.

Assim, no fim da conversa, decidiram se casar. Eles teriam o que queriam: estabilidade emocional, companheirismo, segurança e tinham estilo de vida compatível para morarem juntos. Como ambos desejavam crescer financeiramente também, o contrato de casamento seria o elo perfeito para legalizar o que sentiam.

Já na parte sexual, cada um seria livre para fazer o que quisesse, sem promessa de fidelidade sexual. Apenas a fidelidade de sempre se esforçarem para manter o relacionamento era necessária para ambos.

Flávia Moraes Schweizer

Dessa forma, Carlos e Débora se casariam. Como não desejavam festa devido à incompreensão das pessoas, decidiram por apenas assinar o contrato e comemorarem com os amigos próximos que os entendiam, ou que, pelo menos, os aceitassem. Para eles, esse casamento era um marco muito importante em suas vidas, já que rompia com as regras sociais que os rodeavam, e porque selava a parceria que finalmente tinham assumido um com outro para ter anos de duração.

Duas semanas depois, a turma se reuniu para comemorar a consolidação de amizade entre Carlos e Débora, por meio do documento de casamento.

Mônica ficou feliz por eles, já que via que Carlos não sofria por sua conduta anterior e estava mais bem esclarecido de si mesmo. Débora era a mais sábia e entendida de todos, a ponto de parecer ser o guia de todo mundo ali.

Amanda achou esquisito, afinal, casamento é para celebrar, necessariamente, o amor entre um homem e uma mulher, o qual é demonstrado pela relação sexual e afetiva íntima, não é? Amanda presenciava a ruptura dos conceitos tradicionais e sem lógica sobre o casamento, dentro do seu ponto de vista, que fora intensamente estimulado durante toda a sua vida. Ela se esforçou para entender, mas não conseguia. Decidiu aceitar sem questionar, haja vista que ela não era influenciada por aquilo, então, por que se envolver?

Pablo também foi, já que as circunstâncias o fizeram participar do grupo de amigos, principalmente devido à aproximação que ele tinha com Amanda e Renato. Como ele experienciava uma vida similar a que Amanda tinha, muitas vezes compartilhavam de experiências, além de se ajudarem mutuamente. Assim, Pablo, Amanda, Renato e Mônica, a bebê, eram praticamente uma família, unida pela necessidade de apoio ao outro.

Pablo achou muito estranho aquilo, pois, em sua cabeça, tal como na de sua irmã, casamento era para criar uma família e necessariamente haveria sexo entre o casal. Na profundidade de seu ser, ele esperava pela oportunidade de poder se casar com Mônica, dentro dos padrões de ideais sociais sobre casa-

ABORTAR?

mento. Por ser algo muito diferente do que acreditava, Pablo não conseguia aceitar aquilo, optando por tentar ignorar o fato.

O encontro foi animado e divertido, com risadas e comemoração o dia todo. Ao pôr do sol, Mônica pediu para conversar com Pablo a sós, e caminharam um pouco para terem privacidade. Foi, então, que ela surpreendeu Pablo, pois estava com um aspecto sério:

— Pablo, pensei sobre o que você falou e com ajuda da terapeuta eu consegui entender que não posso ter o que sonhei. Vi que as coisas são como são, não como eu quero que sejam. Entendi que criei uma ilusão e exigi que você a realizasse. E eu nem ao menos falei para você o que eu desejava... — falou, triste e cabisbaixa.

— Tudo bem, minha querida... — ele começou a falar para cativá-la, mas ela tomou a palavra.

— Eu queria que você fornecesse tudo para mim, que fosse perfeito e agisse de uma determinada forma, porém, percebi que você também está aprendendo e tem os seus erros, assim como eu. Foi muito difícil o que aconteceu para mim e ainda nem consigo pronunciar a palavra, no entanto, já sinto um pouco mais de paz por ter aceitado, mentalmente, a minha responsabilidade. Mas ainda não sinto propriamente que me perdoei, ainda estou trabalhando nisso. — Mônica suspirou e prosseguiu: — Eu sei que você teve seus motivos e que não é um herói que deve me salvar de minhas próprias escolhas ou dos meus sentimentos. Quero pedir desculpas por colocar toda a culpa em você.

Nesse momento, Pablo olhou sério para Mônica. Ele se sentia culpado e responsável pelo passado turbulento que tinham tido, já que ambos sempre o culparam por tal. A mente lógica de Pablo ouvia as palavras de Mônica e concordava com a grande coerência que ela falava. Parte da culpa que sentia estava sendo amenizada naquele momento, fazendo-o se sensibilizar a ponto de Mônica perceber.

— Você está bem? — perguntou Mônica, preocupada com o semblante triste de Pablo.

Flávia Moraes Schweizer

Ali, o inconsciente dela analisou todas as informações que Pablo emitia através do corpo e da alma, julgando rapidamente e concluindo que ele carregava um grande peso havia muito tempo. Pablo estava contendo as lágrimas e Mônica percebeu o quanto estava sendo difícil para ele também.

Ambos haviam tomado a decisão de cessar a gravidez e ambos sofriam com as consequências psicológicas que ninguém contava sobre esse ato. Por muito tempo e de muitas maneiras, ambos buscaram esquecer a escolha que tanto fazia as suas consciências doerem, fugindo de si mesmos e buscando as desculpas mais infundadas para tal. Tentaram, mas foi em vão.

Nada e nem ninguém é capaz de tirar as nossas responsabilidades sobre nossas escolhas, mesmo que outorguemos a terceiros. O máximo possível de fazermos é tentar fugir e se anestesiar com prazeres intensos e por breves momentos.

Com lágrimas escorrendo pelo rosto, Mônica deixou o seu inconsciente se manifestar:

— Eu sinto muito! — falou, e deixou o choro vir à tona, enquanto abraçava Pablo.

Eles se abraçaram fortemente por minutos e choraram juntos. O vínculo que tinham era maior e mais forte do que imaginavam: eles viviam a mesma dor.

Após acalmar os ânimos, eles se entreolharam e sorriram, por entre as lágrimas. Seus corações se comunicavam por sentimentos, não por palavras.

— Pablo, decidi que quero ficar com você! — Mônica falou no ouvido de Pablo, deixando-o com o coração explodindo de alegria, enquanto um arrepio percorria todo o seu corpo e seus olhos brilhavam, radiantes de felicidade, olhando para a sua amada. — Eu sei da sua filha, sei que não terá muito tempo para mim, mas prefiro ter um pouquinho de você na minha vida do que nada. Prefiro ter um pouco de felicidade e fazer o melhor que posso para dar certo do que ser infeliz sempre e carregar o peso do remorso por não ter tentado seguir o meu coração. Vale mais a pena um dia feliz do que uma vida inteira amarga, remoendo o passado.

ABORTAR?

Pablo não se conteve e beijou Mônica ardentemente, expressando o seu desejo de ficar com ela, que aguardara por tantos anos. Mônica sentiu seu peito queimar de calor com tamanho ardor com que Pablo a segurava sem seus braços, correspondendo ao seu beijo na mesma intensidade, mostrando a imensa saudade que tinha. Um beijo acalorado e demorado pôs fim aos sentimentos negativos dos quais ambos haviam falado antes, renovando-os emocionalmente, com entusiasmo, esperança e satisfação.

Com sorrisos nos lábios e a típica cara de apaixonados, em que os olhos brilham, sorriso "sem motivo" surge e parece que o restante do mundo não existe, eles deram as mãos e foram em direção aos amigos, que entenderam tudo o que tinha acontecido devido ao semblante que o mais novo casal expressava. Todos ficaram ainda mais contentes e, finalmente, Pablo e Mônica estavam dispostos a resolver a pendência emocional que tinham e da qual haviam fugido por tanto tempo.

Pablo e Mônica iniciavam um namoro adulto, com mais maturidade e admitindo suas responsabilidades, comprometendo-se a se esforçarem para fazer o relacionamento funcionar, em vez de esperar que o outro tomasse a iniciativa sempre.

Não seria fácil, porém, seria melhor. Mônica ainda teria de enfrentar momentos de realidade diferente do que idealizara, mostrando a sua frustração, a qual ainda existia. Pablo estaria com ela, dando-lhe amor e apoio para que ela conseguisse passar por tais momentos, até superar completamente a decepção.

A festa de dois anos das crianças tinha chegado: mais um ano havia sido completado e os pais solteiros tiveram o sucesso de não sucumbir às imensas dificuldades que uma criança impõe. Renato e Mônica cresciam bem e os pais estavam começando a apreciar mais os próprios filhos, pois já não estavam tão exaustos.

As pessoas que os auxiliavam eram de fundamental importância. Às vezes eles estavam para ceder, mas o pai os socorria, oferecendo ajuda para ficar com o bebê, ou uma amiga dava uma mão em casa.

Flávia Moraes Schweizer

Embora as pessoas aleguem que o filho é de responsabilidade somente dos pais, a verdade é que a criança exige demais. No tempo desta história, em que há maior preocupação com o desenvolvimento da criança em vez de sua criação, os pais são ainda mais exigidos. Criar um filho é mais fácil, visto que é necessário mantê-lo vivo, dando-lhe abrigo, comida e cuidados com sua higiene. Há tempos era isso o que se exigia dos pais, sem comprometimento de vínculos emocionais.

Contudo, desenvolver uma criança requer muito mais. É necessário atenção, maturidade emocional, tempo e dedicação mental. Brincar, conversar, perceber, preocupar-se, analisar o comportamento do filho e entender a linguagem corporal dele para saber o que fornecer a ele e como fornecer é absurdamente mais exaustivo do que apenas criar.

Por conta disso, é notável a diferença entre crianças e suas famílias quando estas ajudam no desenvolvimento daquelas. Quando há mais suporte emocional aos pais, a criança se desenvolve melhor, pois os pais possuem mais formas de se manterem sãos mentalmente e prover o que o filho necessita.

Amanda e Pablo já tinham mais sorrisos nos rostos e conseguiam aproveitar mais os momentos. A exaustão física, mental e emocional estava começando a se dissipar por entre sonos mais longos, bebês mais independentes e saciedade emocional, que era proveniente de menos fadiga física e melhores relacionamentos.

Pablo agora tinha Mônica ao seu lado, oferecendo atenção com sensibilidade, que é mais vista nas mulheres. Embora seja de grande importância para aqueles que se beneficiam dela e para quem carece desse cuidado e dedicação, não é reconhecida como tal. A maioria das pessoas sente essa gentileza, porém, não a compreendem por não a identificarem conscientemente. Além disso, é algo imensurável e muitas pessoas buscam sempre quantificar algo para avaliar se é bom ou suficiente, já que o encéfalo consegue tomar decisões mais facilmente quando há informações mais precisas, como as que são vinculadas com números. Assim, desprezam da boca para fora, mas suas men-

ABORTAR?

tes as levam a buscarem alguém com esse carinho, cuidado e sensibilidade, que abraça a alma.

Com Mônica ao seu lado, Pablo sentia o amparo emocional que tanto necessitava. Antes, ele buscava em sua irmã, tentando fornecer a ela um pouco de carinho também, pela compreensão. Ao passarem por situações similares, eles renovaram os laços e fortificaram o relacionamento, através da compreensão e ajuda mútua. No entanto, ainda assim, cada um sentia falta de uma companhia ao seu lado, que pudesse fornecer um abraço carinhoso, palavras motivantes ou que tomasse conta da situação por uns minutos, enquanto eles tomassem um banho sem correria, por exemplo.

Apesar de os pais deles os ajudarem, cada um sentia a carência emocional típica do sexo, ou seja, Amanda sentia falta de carinho e atenção masculina, enquanto Pablo sentia falta da feminina, como as gentilezas sutis e delicadezas.

Pablo ainda era emocionalmente preso à Mônica, vivendo de memórias. Muitas vezes, ele se atropelava nas tarefas por não saber lidar com seus sentimentos e carências emocionais, diferente de Amanda, que, embora não se entendesse completamente, tinha mais capacidade de gerenciar a sua saúde emocional, "criando" força para manter-se firme na árdua tarefa de ser apenas mãe e deixar de se sentir mulher.

Amanda sentia falta de se cuidar, de ter tempo para si e de atrair os homens, pois isso reforçava a sua autoestima pelo simples fato de ela ser uma mulher. Pablo também sentia isto: falta de se arrumar, de se relacionar com mulheres e flertar, interação importante para se estabelecer como homem dentro de sua mente.

Por serem humanos, sentiam falta de interações sociais. As que tinham eram poucas e muito limitadas. Suas cabeças tinham carecido de estímulos sociais por muito tempo, o que colaborava para a exaustão mental. Apesar disso, eles estavam vivos e começando a recuperar a saúde mental, visto que começavam a ter um pouco mais de tempo para investir em outras áreas de suas vidas.

Cuidar de filho é um grande desafio. É como investir maciçamente somente em uma única coisa e por um tempo superior do que a cabeça consegue aguentar. Os determinados buscam uma forma de tentar realizar essa tarefa, os medrosos fogem.

Pablo estava se renovando ao lado das Mônicas. Agora, a sua filha era chamada de Moniquinha, para distinguir da outra Mônica. Seu equilíbrio mental estava se restabelecendo e, apesar não entender o que estava acontecendo, via que faltava algo para irmã, e passou a observá-la mais para tentar identificar o que era.

A inconsciência de Pablo sabia que Amanda sentia falta dessa parte social, de um relacionamento mais próximo e que sofria de carências afetivas sexuais, como romantismo e beijos, porém, Pablo não conseguia perceber isso diretamente. O máximo que ele notara foi que ele era parecido com Amanda, tendo sentimentos similares. Quando Mônica voltou para a vida dele, rapidamente ele começou a se recompor, mas via que a sua irmã não. Então, julgou que ela sentia falta de um namorado, ou algo do tipo.

Durante a festa, ele observara a irmã: ela expressava alegria por ter conseguido chegar até aquele instante, mas ele notava que havia uma leve tristeza, que apenas ele percebia. Os demais apenas viam os sorrisos dela, a alegria de brincar com o filho, contudo, Pablo via mais: sua irmã não se cuidava tanto, seus olhos mostravam a falta de algo, a falta de se sentir mulher, de se sentir apreciada e desejada. Embora muitos acreditassem que depois que se tem filho a pessoa deixa de ser mulher e deve abrir mão de si mesma para cuidar de outro, Pablo via que isso não fazia a sua irmã feliz.

Amanda se desdobrava para cuidar de tudo e Pablo também sentia discriminação por ter filho sozinho. Contudo, eram situações diferentes para ambos: Pablo sentia que os homens o ignoravam, enquanto que mulheres se sentiam mais atraídas por eles no âmbito sexual, ou seja, buscando um relacionamento romântico. Apesar disso, no dia a dia, ninguém sentia compaixão para ajudá-lo com as tarefas rotineiras, como no mercado, por exemplo. Já com Amanda era o contrário: os homens não

ABORTAR?

se aproximavam em busca de um relacionamento romântico, mas ofereciam ajuda no cotidiano, ao identificarem que ela era uma pessoa que carecia de atenção para algumas tarefas.

Em essência, os homens se sentiam bem, sentiam-se como homens ao oferecer auxílio para um necessitado incapaz ou fraco, que era a forma como Amanda era vista. Já Pablo não era visto assim, então não se beneficiava com a compaixão alheia masculina.

Como mulheres possuem mais compaixão por crianças de forma geral, ver Pablo cuidando de uma criança causava uma atração, coisa que não acontecia com Amanda. Os homens a viam como alguém atarefada e sem tempo para dar atenção a eles. Era como se eles se sentissem competindo com o filho de Amanda e sabiam que não conseguiriam ganhar tal disputa, então, naturalmente, desistiam de tentar, afastando-se de Amanda e procurando alguém que lhe pudesse oferecer mais atenção e tempo.

Amanda sabia disso e sentia, mas não havia o que fazer. Se não queriam ficar com ela, ela não tinha como obrigá-los.

Observado tais detalhes e com a mente em recuperação, Pablo decidiu que tentaria ajudar a irmã, ficando com Renato às vezes, para que ela pudesse sair, conhecer pessoas e se socializar, saciando a carência de ter um pouco de atenção.

Mônica sentou-se ao seu lado e o tirou do devaneio que levara a sua mente para longe dali, enquanto olhava a irmã:

— O que foi? — falou, com carinho e sorriso no rosto.

— Nada, estou só pensando — respondeu Pablo automaticamente.

— Sabe, andei pensando, acho que devíamos fazer terapia juntos...

Pablo a olhou com estranhamento, enfrentando-a com o olhar.

— A psicóloga tem me ajudado muito e consegui resolver várias coisas com ela. Acho que podemos fazer uma terapia juntos para conseguirmos sanar o passado. Sei que decidi ficar com você, mas quero conseguir falar com você a respeito de tudo, inclusive do nosso erro.

Pablo achou muito interessante o pensamento de Mônica. Se ela achava que poderia ajudar, ele julgou que não custaria tentar, já que, se ele não gostasse por algum motivo, bastaria interromper.

— Tudo bem. Vamos pensar sobre isso amanhã e buscar onde podemos fazer isso, tudo bem? — falou, tranquilo.

Mônica o abraçou com carinho e empolgação. Ela sentia que ele estava disposto a tentar fazer as coisas diferentes e que buscaria uma maneira de serem felizes juntos, sem tentarem ignorar o que os machucava.

A festa foi muito divertida e animada e todos dormiram satisfeitos naquela noite.

ROMANTISMO COM UMA MÃE

Mais um ano cuidando de filho se iniciava para os irmãos e Pablo ofereceria mais assistência à irmã, conforme tinha se decidido.

Em uma ocasião, poucas semanas depois da festa, Pablo estava conversando com Amanda e sugeriu que ela saísse, enquanto ele ficaria como babá de Renato. Amanda não entendeu a intenção dele e disse, tentando aparentar satisfação:

— Tudo bem, irmão. Estou bem.

Pablo, então, pegou as mãos dela, olhou em seus olhos e falou:

— Amanda, vá! Você sabe que precisa sair e conversar com gente da sua idade sem ser Mônica ou Débora.

Ele falou com tanta convicção que o inconsciente de Amanda entendeu o recado de que ela devia para aproveitar um pouco.

Amanda ficou tocada, pois sentiu que Pablo sabia o que ela desejava e não tinha. Sempre tentando suprir todas as necessidades do filho, ela estava se esquecendo de si mesma, depois de abrir mão de si por tanto tempo.

Pablo percebeu que ela tinha ficado na dúvida. Amanda queria um companheiro, sentia falta de toques masculinos, de suas vozes e cheiros, além de seus olhares, algo que muitas pessoas simplesmente ignoram quando a mulher tem um filho. Ela não deixou de ser mulher, nem tinha morrido, motivo pelo qual ainda gostava desses estímulos, exatamente como a maioria das pessoas.

Ele percebeu que Amanda não queria passar pela parte de procurar alguém, de se esforçar em um relacionamento e talvez dar errado, pois era cansativo. No entanto, não havia outro método para conseguir o que desejava, apenas tentando.

Além disso, ele sabia que ter a atenção que ela carecia, por um breve tempo que fosse, já a faria se sentir melhor, o que o levou a falar, enquanto que ela estava pensativa:

— Não importa se for só por uma noite ou um caso breve. Você merece voltar a ser quem nunca deixou de ser! Há quanto tempo você não se arruma? — argumentou, tentando motivar a irmã.

— Claro que me arrumo! — contra-argumentou Amanda.

— Sim, apenas para o trabalho! E como vai a sua vida amorosa? Inexistente! Eu fico com Renato, vai!

Amanda não tinha mais argumentos contra as ideias do irmão e viu o carinho dele com ela, então, decidiu aceitar a oferta.

A próxima etapa era: ir aonde? Fazer o quê? E com quem? A amiga mais próxima era Mônica, já que Débora não curtia tanto locais com muitas pessoas. Amanda olhou para Pablo de tal forma que ele entendeu o que ela queria dizer.

— Vá com a Mônica, sem problema. Moniquinha e Renato vão brincar juntos enquanto vocês vão se divertir.

Amanda achou estranho, já que Mônica não estava mais solteira, e seu rosto expressou o seu pensamento.

— Amanda, nada a impede de ir com você. Você ficar com alguém não significa que ela deva fazer o mesmo. Ela pode te acompanhar e, se você ficar com alguém, ela vai pra casa, é simples.

Amanda ficou orgulhosa do irmão. Nem parecia o garoto problemático de dois anos antes, que fugia de seus sentimentos e de sua consciência. Agora, ele estava mais maduro e confiante.

Assim, Amanda e Mônica passaram a sair uma ou duas vezes por mês. Amanda se interessava por alguns caras, trocava beijos, iam para amassos e, de vez em quando, transavam. Quando ela não queria mais vê-los, falava que era mãe solteira, afugentan-

ABORTAR?

do-os. Quando eles queriam algo mais, ela dizia o mesmo, testando-os para saber se realmente queriam ficar com ela.

Apesar de não conseguir nenhum relacionamento sério e com um prazo maior do que algumas semanas, Amanda já se sentia bem melhor, com mais autoconfiança, o que se refletia em todas as outras áreas de sua vida. Tinha mais paciência com o filho, estava mais dedicada no trabalho e sua rentabilidade havia melhorado bastante, a ponto do chefe notar.

Amanda tinha voltado a ser mulher de novo. Agora era mãe e mulher, algo muito estranho para muitas pessoas.

Muitos homens viam as mulheres como um objeto, não como pessoas que também têm suas dificuldades e carências. Instintivamente, os homens reagiam para conquistar as mulheres, a fim de conseguirem saciar suas diversas necessidades, incluindo a sexual e a psicológica. O jogo da sedução era algo prazeroso para ambos os sexos e em diversos níveis, que culminava com o sexo.

Fazer alguém desejar outra pessoa, cativar a atenção do outro e estimular o outro promovem sensações agradáveis, elevando a autoestima, o que gera mais autoconfiança na pessoa. Por isso, o tempo investido em flerte era tão importante, visto que satisfazia áreas emocionais e psicológicas, que são essenciais para uma boa saúde mental.

Essa excitação estimula a pessoa a ser mais ousada, tentar vencer seus limites, o que a leva a ficar mais encorajada a fazer diferente, aumentando a chance de sucesso. No momento da paquera, esse estímulo incentiva a pessoa a avançar, buscando o entrosamento cada vez mais próximo, para, então, chegar ao sexo. Essa sensação de mais confiança também afeta outras áreas da vida, como Amanda estava sentindo sem perceber, ao se posicionar mais enfaticamente nas discussões de trabalho e ser mais firme com o filho, educando-o melhor.

Dessa forma, tudo ia muito bem com Amanda, até ela falar que tinha um filho. Quando isso acontecia, o interesse masculino por ela minava totalmente e em um piscar de olhos. Quando os homens constatavam que a mulher por quem tinham interesse tinha filho, suas cabeças mudavam de pensamento, mesmo que eles não se dessem conta disso. Em vez de olharem para alguém como algo a ser conquistado, olhavam para uma pessoa com responsabilidade e mais autônoma, o que os assustavam, pois sabiam que seria necessário muito investimento nesse relacionamento, além de terem que lidar com uma pessoa provavelmente mais madura emocionalmente do que eles. Isso causava medo naqueles que buscavam apenas se saciar ou que tinham um pensamento fortemente guiado pelo instinto, haja vista que acreditavam que o homem devesse guiar e proteger a mulher, sendo, portanto, mais forte e maduro.

Ademais, esses homens viam essas mulheres como suas próprias mães, uma pessoa por quem tinham grande estima e que achavam que deviam ser amadas e respeitadas, e não apenas usadas para saciarem seus desejos. Então, para não trair a figura materna que guardam em suas mentes, preferiam se afastar.

Por tudo isso, os homens que permaneciam em um relacionamento com uma mulher que era mãe era porque sentiam grande atração e afinidade, muita coragem para aceitar as adversidades e desafios, além de grande disposição para investir em tal relacionamento. Eles tinham muito carinho em relação à "mulher-mãe", a ponto de desejarem construir um relacionamento com elas, apesar das dificuldades.

Por conta disso, Amanda sentia que era rejeitada por ser mãe. Porém, por estar mais madura e segura de si mesma, ela preferia que isso acontecesse logo no início, para não despender muito esforço em um relacionamento que não teria um futuro longo, evitando, assim, criar expectativas e se desiludir fortemente mais adiante.

O mundo era assim e ela já não se revoltava pelos pensamentos dos homens. Resolveu aceitar as coisas como eram em vez de criticá-las, exigindo que mudassem para saciar o seu ponto de vista, e usar o que tinha e sabia para lidar com as situações da vida da forma mais simples e fácil possível.

RECONSTRUINDO UM RELACIONAMENTO

Pablo e Mônica marcaram uma consulta com outra psicóloga, pois Mônica achava que para falar sobre o aborto do passado, uma mulher teria mais simpatia, mas como Raquel era a sua psicóloga direta, outra seria melhor para adentrar nos assuntos relacionados ao casal. Entretanto, não foi bem assim que aconteceu. Após as primeiras consultas, Mônica sentiu-se repreendida e ainda mais culpada pelo que tinha acontecido.

A psicóloga também era humana e estava inserida na mesma sociedade que Mônica, acreditando em muitas das premissas sociais que as pessoas absorviam rotineiramente. Rapidamente, a psicóloga culpou Mônica e ausentou Pablo da situação, como se ele não tivesse tido nenhuma participação. Mônica sentia o peso novamente da condenação social, mesmo que buscasse por ajuda.

Após a quarta consulta, Mônica estava arrasada e chorava demais. Pablo tentava consolá-la e ele mesmo não concordava com a psicóloga. Para ele, um filho era feito por dois e, assim como uma criança já nascida é de responsabilidade de ambos os pais, a criança não nascida também deveria de ser.

Ele já não era mais o mesmo de quando tinha 25 anos. O tempo passara e ele tinha aprendido mais. Apesar de a criança não estar no colo do pai por ter um corpo incapaz de receber os estímulos externos aos do útero, isso não era motivo para que o pai não tivesse responsabilidade em relação a ela. Ele pode não conseguir cuidar dela diretamente, como Pablo fazia com a filha, porém era possível cuidar do filho em estágio fetal de forma indireta, cuidando da saúde da mãe, visto que esta afeta a saúde do feto.

Se há pensão alimentícia, que nada mais é do que uma tentativa de cuidar do filho indiretamente, ou seja, oferecendo recursos financeiros para que ele seja trocado por recursos materiais a fim de ajudar a criar o filho, por que essa ideia não era passível de ser feita durante a gestação?

Além disso, uma pessoa não é composta apenas pelo físico. Apenas dar comida e banho não era suficiente para a sociedade em que o casal estava inserido. Era necessário prover saúde mental, emocional, afetiva, psicológica e outras, mas o dinheiro não tinha como comprar. Apesar das pessoas não observarem esse detalhe, elas sentiam isso na vida, no dia a dia, sofrendo de carências diversas e estresse, que eram a falta de equilíbrio mental, emocional, psicológico e afins. Se adultos necessitam de tantos estímulos diferentes, por que achar que criança só necessita de comida e de boa higiene?

Visto isso, o pai da criança podia cuidar dela através da mãe, mesmo que não oferecesse recursos financeiros. Massagens, abraços, elogios e pequenas ajudas colaboram para o bem-estar da mãe gestante, ofertando, então, boas sensações para o feto. Uma boa gestação é benéfica tanto para a mãe quanto para o bebê em formação, já que este absorve muito do que o corpo da mãe envia, afetando o seu desenvolvimento.

— Vamos cancelar essa terapia. Essa terapeuta não ajuda em nada. Em vez de nos ajudar a nos perdoar ela está nos condenando ainda mais! — falou Pablo, irritado.

Mônica concordou. Não fazia sentido. Contudo ela falaria com Raquel, quem tanto já a tinha ajudado e ainda ajudava, pois Mônica ainda mantinha a consulta semanal com ela.

Na semana seguinte, Mônica relatou tudo para Raquel, que a compreendeu. Sua paciente estava emocionalmente destruída. Ela buscou ajuda e recebeu pedradas. Mônica perguntou se ela poderia atendê-los, já que ela se sentia bem com Raquel, no entanto, a terapeuta recusou, pois já estava muito envolvida com Mônica e não se julgava apta para fazer a abor-

ABORTAR?

dagem necessária com ela e o namorado, conforme Mônica já havia imaginado.

Então, Raquel indicou outro profissional para que Mônica e Pablo fizessem a terapia e sanassem as dívidas emocionais que guardavam. Mônica estranhou um pouco, porque era um homem o profissional sugerido. Seu olhar desconfiado disse tudo para Raquel, que respondeu:

— Não julgue as pessoas pelo exterior. Às vezes, um homem entende mais a mulher do que outra mulher. Às vezes, a mulher é mais machista do que um homem. Cada um tem sua história e suas características revelam mais sobre as carências deles mesmos. Lembre-se: quando alguém te critica é sinal de que essa pessoa também tem problema sobre o assunto.

Mônica ficou pensativa. Era uma ideia totalmente revolucionária para ela.

— Então acha que essa psicóloga tem problema sobre aborto? Acha que ela abortou e se condena por isso tanto quanto eu?

— Não sei. Mas é muito provável que ela não se sinta em paz sobre esse tema. Somos todos humanos. Os psicólogos também têm seus desafios e seus traumas. Não somos pessoas perfeitas que consertam outras: somos pessoas tanto como as outras. A diferença é que estudamos um pouco mais a mente humana, só isso.

Mônica ouvia um lindo discurso de humildade. Isso significava que ela não estava abaixo de Raquel, apenas sabia menos que Raquel sobre as coisas da mente. Esse pensamento suavizou seu aperto no peito e a energizou, dando vida à esperança mais uma vez.

Mônica foi para casa mais otimista e acreditando que o psicólogo indicado por Raquel poderia ajudá-la com Pablo. "Dar mais uma chance" foi o que pensou. Talvez, o problema realmente fosse a psicóloga, não a psicologia. Ela resolveu tentar mais uma vez e ligou para Pablo, contando sobre a consulta e relatando a sua vontade de tentar mais uma vez.

Pablo achou que o problema fosse a área da psicologia e não a profissional, tal como Mônica avaliara primeiramente a situação. Como Mônica pediu por mais uma chance, ele concedeu, pois notou ser muito importante para ela. No entanto, ele já não tinha boa expectativa, o que influenciou bastante e positivamente o que estava por vir.

Quando criamos expectativas, excedemos em emoções. Criamos realidades em nossas mentes que não condizem com o que pode acontecer ou o que, de fato, ocorre. Assim, quando o que vivemos na mente não se revela igual à realidade que nos cerca, levamos um choque. Quando nossas expectativas são baixas, ou seja, não acreditamos que coisas boas vão acontecer ou que não serão tão boas, ficamos exaltados com bons resultados. Já quando ocorre o inverso, ou seja, vivemos algo que julgamos ser inferior ao que consideramos justo ou que desejamos, emoções desagradáveis surgem, causando o mal-estar da frustração.

A mente funciona comparando o que desejamos com o que vivemos, então, quando temos mais do que desejamos, ficamos animados e alegres. Porém, quando é o inverso, ficamos decepcionados e tristes, e isso costuma se desenvolver para frustração, revolta e, posteriormente, raiva.

Muitas vezes, isso acontece sem que percebamos o que desejamos ou idealizamos. Muitos de nossos pensamentos são inconscientes e profundos demais para que tenhamos conhecimento claro sobre nós mesmos. Com isso, apenas sentimos as emoções, sem identificar o motivo de suas existências, isto é, o que as origina.

É muito comum as pessoas sequer conseguirem identificar o que sentem e se desesperarem para se livrar do incômodo emocional. Usualmente, tentam usar estratégias de críticas alheias, reclamações ou outras técnicas a fim de responsabilizar terceiros por suas emoções desconfortáveis.

Pablo e Mônica sabiam disso. Pablo tinha o pai como suporte emocional e o ajudava a se entender. E Mônica tinha a assistência da psicóloga. Eles não queriam mais viver como

ABORTAR?

antes, de forma inconsequente por não terem conhecimento sobre eles mesmos. Agora, eles desejavam uma vida mais tranquila, realizada e satisfatória, sem o peso do passado, e, para isso, buscavam conhecer mais sobre si próprios para tomarem decisões mais conscientes e, portanto, melhores, criando resultados mais benéficos para o futuro, além de desfazerem-se dos sentimentos que tanto os perturbavam.

Fazer as pazes com eles mesmos, isto é, Pablo aceitar e entender que já era uma pessoa diferente e deixar de se culpar pelo que não podia remediar, assim como Mônica, era o próximo objetivo que eles tinham. Sentirem-se bem com eles mesmos geraria mais paz, coisa que ambos desejavam demais. Eles entendiam o conceito e a teoria de se aceitarem, mas não conseguiam sentir isso de fato. Embora falassem que tinham se perdoado, que compreendiam que tinham ido contra seus próprios princípios e reais desejos, eles sentiam culpa, que os atormentava por onde quer que fossem. Eles não sentiam a satisfação de se perdoarem por não o terem feito realmente. Desejar sentir algo por ter coerência e senti-lo de fato são coisas diferentes, porém a primeira estimula a segunda.

Muitas pessoas acham que a mente consciente domina as emoções, quando, muitas vezes, é exatamente o oposto. Quanto mais inconsciente de si a pessoa é, mais reativa e passional ela é, expressando unicamente suas emoções quase como se vivesse instintivamente. Os pensamentos que tais pessoas têm são o resultado da confusão de emoções não processadas, sendo superficiais demais para que tenham uma lógica, aparentemente.

É comum tais pessoas serem hipócritas. Tal hipocrisia, muitas vezes, é inconsciente para tais indivíduos, já que eles não percebem que falam algo expressando o pensamento consciente, enquanto o inconsciente manda sinais através da linguagem corporal, dizendo exatamente o oposto, revelando que tais ideias expressas não condizem com os reais pensamentos fundamentais da pessoa, que são percebidos através de emoções e sentimentos.

Flávia Moraes Schweizer

Apesar disso, é possível trabalhar mente e emoções de maneira conjunta, já que uma influencia as outras. Apenas repetir palavras da boca para fora não muda nada. Os sentimentos se mantêm e, muitas vezes, apenas se intensificam, pois quando falamos o que não acreditamos, nós nos reprimimos e nos rebaixamos, desacreditando-nos, o que nos leva a ter um comportamento cada vez mais sem confiança. Essa é uma técnica muito boa para intensificar o que já sentimos, pois estimula a incompreensão e a revolta, emoções altamente enérgicas. É como se nós negássemos a nós mesmos e essa parte se sentisse sufocada e fizesse tudo quanto o possível para se expressar, assim como reagimos quando alguém vai contra nós: somos enérgicos e agressivos para tentar nos impor.

Porém, quando aceitamos os sentimentos e os expressamos sem condená-los, um alívio da agonia começa a se fazer presente. Isso é muito visto em reclamações, que são a expressão da frustração e de indignação quanto à vida ou quanto a uma situação. A reclamação alivia, contudo, não resolve, visto que a pessoa permanece criando o mesmo sentimento infeliz.

Ao mudarmos a perspectiva que temos sobre os acontecimentos, alterando a nossa interpretação sobre os fatos, conseguimos criar novas emoções e deixar de gerar outras, dando a oportunidade de gerar sentimentos mais satisfatórios, fazendo a vida ser mais feliz. Era isso o que o casal buscava com a ajuda psicológica, porque não tinham como voltar no tempo e fazer diferente.

Amanda ainda permanecia com a assistência psicológica também. Apesar de estar muito melhor do que no momento que tinha descoberto a gravidez, a psicóloga dela sugeriu manter algumas poucas consultas, pois sabia que a pressão sobre uma mãe era um fardo grande demais para segurar por uma vida inteira, ainda mais se não tinha um companheiro, conforme as regras sociais intitulavam como essencial.

Às vezes, Amanda tinha uns ataques com choros ou gritos, como qualquer pessoa sobrecarregada tem. Faz parte da vida, mas não fazia parte da personalidade dela. Ela não brigava com

ABORTAR?

as pessoas, porém se exaltava como qualquer uma quando a situação exigia mais do que suas capacidades. Resumo: Amanda era uma pessoa normal e criticada por isso.

A assistência com a psicóloga a ajudava a manter-se fiel a si mesma e não ceder aos demais, criando a sua paz mental permanente. Amanda já sabia que ela era a pessoa mais importante de sua própria vida e seria assim para sempre. Cada vez que não cedia às exigências sociais, que exigiam que ela abrisse mão de si mesma, mais confiante em si ficava, desenvolvendo a sua independência emocional ainda mais rapidamente.

Às vezes, ela tinha vontade de ceder e apenas obedecer às pessoas ao seu redor, pois é mais fácil não ter de pensar e se responsabilizar por si, porém, como já tinha vivido por quase a sua vida inteira, sabia que era uma maneira fácil, porém infeliz, de se passar a vida.

A psicóloga dava suporte à Amanda. Agora ela já estava muito mais madura, embora não fosse impecável. Em alguns momentos, quando se juntavam vários assuntos não resolvidos, por exemplo, ela explodia, e a terapeuta entrava como ferramenta para auxiliar a restabelecer o equilíbrio, ajudando Amanda a permanecer sã entre as adversidades que enfrentava.

Pablo também passava por situações similares, mas era mais imaturo e tinha o hábito de guardar seus sentimentos para si. Havia muitos dentro dele e muito lentamente ele os liberava com a ajuda de Mônica, que oferecia carinho sem julgamento, conforme aprendia com Raquel. Ele mesmo nem reparava que fazia isso, assim como Mônica também não tinha ciência de que o ajudava, visto que era instintivo dela ouvir e ofertar amor através de compreensão, assim como muitas mulheres fazem para com os que amam, devido às suas habilidades sociais e perspicácia para compreender o sentimento alheio serem mais bem desenvolvidas do que em muitos homens.

Ele não queria terapia. Ele tinha a crença de que era algo desnecessário ou para fracos. A verdade era que ele tinha preconceito, já que nunca tinha feito ou estudado o assunto para ter uma opinião coerente com a realidade. Contudo, como Mônica tinha pedido para que ele fizesse com ela, ele acatou e resolveu fazer de bom grado para ajudar a sua amada.

As primeiras sessões com o novo psicólogo já tinham acontecido e ambos se sentiam acolhidos pelo terapeuta. Era questão de tempo e esforço para conseguirem os resultados que desejavam.

Pablo ainda se controlava muito, enquanto Mônica vomitava tudo que tinha guardado até aquele momento. Cada um tinha uma maneira de lidar com a situação devido às suas crenças e seus corpos, visto que o estímulo hormonal e o instinto influenciam bastante para o comportamento das pessoas, já que são poderosas influências. Isso significa que, além dos sentimentos, as pessoas são influenciadas por outros fatores, como sociais, psicológicos e biológicos.

A química de remédios influencia bastante a fisiologia e a maneira do corpo reagir, assim como os hormônios. Pablo recebeu grandes doses de testosterona durante a sua vida, como processo natural da vida masculina, fazendo o seu cérebro se desenvolver de uma forma, gerando características determinadas. Já Mônica, por ser mulher, não teve tanto desse hormônio, e seu corpo se desenvolveu de outra forma.

Pablo tinha um pensamento mais prático para resolver os problemas sem se envolver muito emocionalmente, enquanto Mônica tinha mais habilidades de processar suas emoções e ler a linguagem corporal alheia. Além desses fatores, a sociedade em que estavam inseridos também os pressionava a agirem de forma predeterminada, agindo como outro agente influenciador. Em suma, ambos eram produtos de diversos fatores, não apenas de um hormônio ou de como haviam sido tratados pelos pais ou se tinham tido bons estudos acadêmicos. Eles eram a soma de tudo o que sentiam, absorviam, pensavam e decidiam, e estavam descobrindo isso naquele momento, enquanto abriam suas mentes com o psicólogo.

Quanto mais abrimos a cabeça, expandindo a mente e desenvolvendo a própria capacidade de pensar, ganhamos independência intelectual e, indiretamente, emocional, permitindo

ABORTAR?

que não fiquemos a mercê de ideias de outras cabeças. Isso possibilita que novas ideias sejam criadas e que decisões mais satisfatórias sejam tomadas, formando um estável bem-estar. Essa conduta se retroalimenta, como qualquer hábito, gerando cada vez mais independência pessoal do indivíduo.

Mônica já estava com acompanhamento terapêutico havia um bom tempo e já tinha se conscientizado disso, motivo pelo qual já não cultivava rancor de Pablo. Sabia que ele era uma pessoa como as demais e que havia tido suas próprias razões para agir como tinha feito, mesmo que ele as desconhecesse, ou seja, elas ficavam tão guardadas dentro dele a ponto de ele mesmo não saber.

Pablo começava esse processo de abrir os olhos para o que Mônica sentia. O primeiro passo, o de aceitar como ela era, ele já tinha dado, graças à ajuda do pai. Ele sabia que ela tinha seus motivos para estar brigada com o passado, embora não sentisse isso, ou seja, não conseguia sentir compaixão e empatia nem por ela, nem por ele mesmo.

Mônica desejava se sentir conectada emocionalmente com Pablo e, para isso, era necessário que ele abrisse o seu coração para que ela pudesse entender o que ele sentia e como ele percebia o mundo e os acontecimentos ao seu redor. Não saber o que ele pensava ou como se sentia gerava insegurança para ela, visto que isso a fazia vê-lo como um estranho e distante dela, por sentir não conhecê-lo.

Ela sabia que o aborto do passado também ressoava em Pablo de alguma forma negativa e desejava entendê-lo quanto a esse assunto. Apesar disso, ele não falava. Porém, com um psicólogo oferecendo suporte, talvez fosse possível entender o que Pablo guardava para si.

Para ela era difícil, já que se sentia mal pelo passado e ainda pior ao acreditar que não significava nada para Pablo. No entanto, saber que também fora marcante para ele diminuía um pouco o peso que ela carregava, pois sentia ser importante para ele também, coisa que ela desejava.

Flávia Moraes Schweizer

Essa sensação é derivada da empatia e da compreensão. Portanto, saber que outra pessoa sente algo similar, que também sofre por conta de um acontecimento em comum, causa uma amenidade no sofrimento. É como se a pessoa sentisse que as suas angústias são compreendidas ou compartilhadas e isso a faz se sentir menos solitária. Essa empatia forma uma ligação emocional com o outro que ajuda a diminuir o peso que a pessoa sente. Além disso, por se sentir mais compreendida, a pessoa se sente menos criticada, julgada ou exigida, o que também alivia bastante o nível de estresse.

Saber que não sofria sozinha a confortava, dando mais ânimo para enfrentar o desafio e não gastar energia tentando esconder a sua dor. Além do mais, saber como Pablo se sentia ajudaria a criar um vínculo emocional ainda mais forte entre eles, o que ela via como algo muito positivo para o relacionamento que desejava desenvolver com ele.

Pablo não tinha medo de se entregar ao sentimento que tinha por Mônica: a vida dele tinha sido um inferno longe dela e ele não desejava isso novamente. Ele apenas estava mais vigilante para não machucar aquela que morava em seu coração. Contudo, ele tinha ido para o outro extremo: se no passado agia com egoísmo, pensando somente nele mesmo, motivado por medo, agora ele fazia tudo por Mônica, abrindo mão de si e guardando tudo dentro de si que pudesse machucá-la. Essa maneira de agir também não era saudável, visto que ele acumularia muitas cargas negativas e um dia não suportaria mais.

Mônica não desejava isso. Ela tinha ficado muito feliz por saber que ele fazia tudo por ela, pois interpretava isso como prova de amor. Porém, ela sabia que não seria bom a longo prazo. Anular-se em sua própria vida por outra pessoa é insano e ninguém aguenta. A prova disso era Pablo e Amanda, que sobreviveram à maternidade e à paternidade, quando ignoraram as suas próprias necessidades para cuidar dos filhos.

Mônica tinha visto Amanda ter chiliques, perder a paciência pelo que ela julgava ser pouco, ligar chorando em desespero por ajuda... A diferença é que se Pablo agisse assim no relacionamento que estavam formando, reprimindo suas emoções mal

ABORTAR?

vistas pelas pessoas, ele surtaria em alguns anos e ela não queria perdê-lo novamente, ainda mais depois de construir uma vida com ele, como ela acreditava que seria. Todo esse pensamento não era consciente: Mônica apenas sentia isso, sem identificar propriamente a origem do que sentia.

Pablo tentava falar sem expressar emoção durante as consultas. Ele buscava uma forma racional de resolver o problema, como se ele não sentisse nada a respeito. Após três meses de terapia, o psicólogo marcou uma consulta apenas para Pablo, que não entendeu o objetivo, já que, para ele, a terapia era para ajudar Mônica.

O psicólogo ficou olhando-o e isso fez Pablo se sentir cada vez mais inquieto. Ele começou a falar, sendo agressivo:

– O que foi que você tanto olha?

– Apenas olho – respondeu o terapeuta calmamente, o que irritou Pablo ainda mais.

Quando uma pessoa está nervosa, ela fica muita enérgica e deseja o mesmo daquelas que a rodeiam, motivo pela qual costuma provocar os demais para se irritarem também, a fim de que sintam algo similar ao que elas sentem. Portanto, quando uma pessoa calma mantém a calma perante alguém agressivo, funciona como estimulante para essa pessoa ficar ainda mais revoltada e agressiva.

Ficar agressivo a ponto de rebater o outro apenas estimula o outro a ficar mais agressivo também, como um ciclo vicioso em que ambos se estimulam, ficando cada vez mais nervosos. Então, incentivar quem está agressivo a expor sua emoção é uma boa maneira de ajudar, visto que essa pessoa vai se aliviar, tirando de dentro de si o que a incomoda, estabilizando o emocional.

Já confrontar a pessoa que está alterada emocionalmente não costuma ser uma boa opção, enquanto que mostrar que se está ao lado dela, fazendo-a sentir que tem razão, mesmo que por um instante, enquanto desvanece a raiva, é uma abordagem mais eficiente para acalmá-la.

Assim, o psicólogo manteve-se calmo no início, para provocar Pablo, com a finalidade de estimular Pablo a ficar com raiva o suficiente a ponto de não mais se controlar, momento em que os seus sentimentos seriam expostos e, a partir daí, teriam informações para processar e examinar.

Pablo foi ficando inquieto cada vez mais, até começar a falar, momento em que o terapeuta passou a ouvir com muita atenção e a analisar o comportamento do paciente com extrema perspicácia. Quando Pablo se calava, tentando se reprimir mais uma vez, o terapeuta intervinha com provocações agressivas e concordando com Pablo, para que ele se sentisse acolhido e sem pressão para expor o seu ponto de vista.

Pablo falou muito, chorou, e passou muito tempo com o terapeuta, que tinha apenas aquele paciente naquela tarde. Ele já tinha observado Pablo nas consultas anteriores e julgou que ele precisaria de bastante tempo e atenção.

Foi praticamente uma sessão de descarrego, em que Pablo explodiu tudo o que tinha e voltou para casa leve, embora triste.

Durante a semana, Pablo ficou triste e cabisbaixo. Mônica achou estranho e se preocupou, chegando a pensar em falar com o terapeuta. No entanto, pensou novamente e concluiu que era melhor dar suporte e espaço para o namorado. Ele estava triste e isso fazia parte da vida.

Evitar que alguém fique triste ou chateado não faz bem, como ela mesma via em Pablo, que se esforçava para estar sempre feliz com ela, escondendo outros sentimentos. Fingir ser o que não se é ou que sente o que não sente é uma forma de reprimir os sentimentos ou pensamentos, algo muito prejudicial a longo prazo. Os sentimentos e pensamentos reais se estimulam, crescendo a um ponto que se mostram presente em forma de fúria ou raiva. O ideal é expressar a personalidade de maneira clara e sem causar danos, isto é, de forma equilibrada.

Pablo estava emocionalmente esgotado. Entrar em contato com suas emoções e os mais profundos pensamentos era extenuante e ele não sabia como lidar com isso. Ele precisava de tempo e Mônica estava dando a ele. Ela lhe fazia companhia, tentava não perguntar nem falar muito, pois entendia que ele não tinha capacidade de dar atenção para ela, apesar de dese-

ABORTAR?

jar. Era o momento dele. Ela já tinha passado por algo similar, a ponto de ter de se ausentar do emprego, então usou de sua experiência para dar assistência ao namorado.

Pablo ficou muito mais introvertido nas consultas seguintes. Somente após mais dois meses é que ele começou a apresentar melhora e a se abrir durante as consultas, mostrando a pessoa maravilhosa que era, com sensibilidade, ternura, compreensão e compaixão, encantando Mônica ainda mais.

Tratamento psicológico não é rápido, pois requer mexer no mais profundo de cada um, nas origens de seus pensamentos e sentimentos. As pessoas costumam sentir medo de se exporem por acreditar que não serão aceitas ou amadas. Assim, a cada dia que se passa com esse pensamento inconsciente, de que não podem mostrar quem são, mais esse pensamento ganha força e se instaura com mais afinco. Romper isso é difícil e as pessoas mais corajosas ou com mais autoestima é que se permitem fazer isso com mais rapidez.

Em verdade, as pessoas têm uma percepção de seus instintos e costumam julgá-los como errados ou apenas fingem que concordam com as opiniões daqueles que a cercam, inibindo os seus sentimentos. É precisamente isso que as fazem agir de forma incoerente das suas palavras. As suas mentes tentam se encaixar aos moldes sociais, dizendo o que precisam sentir e como devem agir. Entretanto, o inconsciente domina as pessoas, mandando constantes sinais de como realmente se sentem, por meio de mecanismos indiretos. A mente consciente consegue controlar o comportamento mais direto e simples, enquanto que a parte desconhecida controla todo o restante, revelando a verdadeira essência de cada um.

Mudar uma premissa básica, isto é, uma crença básica, em alguém, leva essa pessoa a ter de renovar todos os demais pensamentos derivados desse primeiro, fazendo com que repense tudo sobre a sua vida e abra mão do orgulho de se achar que os outros devem concordar com o seu ponto de vista. Além disso, devem parar de defender sua maneira de pensar e agir sempre, defendendo o passado, pois isso inviabiliza a pessoa a mudar a sua própria maneira de analisar tudo. Esse comportamento a mantém presa ao mesmo padrão comportamental para se reafirmar o tempo inteiro.

Esse processo de alterar a interpretação sobre os acontecimentos demanda muita energia e foco. Ademais, confrontar o orgulho a ponto de escolher abandoná-lo é uma das coisas mais difíceis que se existe, pois é uma emoção extremamente intensa, razão pela qual costuma dominar as pessoas. Por tais motivos, poucas pessoas aceitam passar por tal transformação.

Normalmente, quando não suportam mais conviver com um sentimento que as faz extremamente infelizes é o momento em que cedem ao orgulho e buscam uma maneira de se resolverem. Mônica chegou a esse ponto e aceitou ajuda. Pablo não tinha chegado, mas Mônica não queria esperá-lo chegar ao fundo do poço, com desespero, para aprender a ser feliz. Ela queria prevenir o sofrimento que se instalava muito lentamente dentro dele.

Pablo se abria com muita dificuldade, por medo de não ser compreendido ou aceito bem como por ele mesmo ter estipulado um padrão de como deveria ser. Revelar a si mesmo que não era quem acreditava ser ou se empenhava para tal era-lhe frustrante e ele não desejava sentir tal emoção. Ele ainda sentia o peso da culpa que Mônica tinha colocado sobre ele e que ele tinha aceitado. Apesar de seu raciocínio lógico concordar com a ideia de que ele não era o único culpado pelo que tinham passado, ele não sentia isso, o que demonstrava que não acreditava realmente nisso. Ele queria acreditar, mas não conseguia.

O psicólogo propiciava o ambiente adequado para Pablo se permitir expressar suas profundezas e Mônica não julgava nada. Ela segurava sua mão toda vez que ele cuspia uma mágoa, mostrando que estava com ele, não contra ele, inclusive quando ele falava sobre ela de forma negativa. Isso o estimulava bastante e o diálogo começou a existir entre o casal.

Após mais alguns meses, Pablo já tinha confiança em Mônica o suficiente para contar algumas de suas inseguranças e frustrações, coisa que ocorre com todos. Mônica não reclamava nem criticava. Ela prestava atenção em cada palavra dita e em

ABORTAR?

cada gesto feito, oferecendo amor e compaixão para aquele homem que a fazia sentir que a vida era um presente divino.

Mônica já não o via como um herói que devia consertar tudo. Ela o via como um ser humano, que necessitava de suporte várias vezes, assim como ela mesma. Ela passou a oferecer-lhe segurança emocional, conferindo-lhe tranquilidade. Assim, o medo de "perder" a companheira ou de magoá-la se dirimia aos poucos e Pablo se reconstruía.

Muitas vezes não era fácil, porém, eles deixaram de se afastar quando as coisas pioravam. Em vez de ficarem cada um na sua, esperando um milagre acontecer e resolver o mal entendido ou esperar pela iniciativa do outro, travando uma disputa de ego, eles se esforçavam para se comunicarem e se expressarem, criando um relacionamento muito mais produtivo e amistoso.

Assim, com esforço diário, Mônica e Pablo começaram a perceber que disputar algo entre eles era exaustivo e não colaborava para a vida do casal. Além disso, percebiam que trabalhar em conjunto, deixando o egocentrismo de lado e tentando focar um pouco mais no outro, era uma chave muito boa para destravar quaisquer problemas no relacionamento, como, também, para evitar a produção de novos conflitos entre eles.

Por um ano, Mônica e Pablo mantiveram-se na terapia e trabalharam suas mentes. Pablo estava aprendendo a expressar seus sentimentos, sem reprimi-los. Mônica aprendia a aceitar a vida que tinha com ele, que já tinha uma filha. Eles se dedicaram e conseguiram o sucesso: tinham capacidade de se sentirem seguros o suficiente para falarem de suas inseguranças, expectativas, sonhos, desejos e tristezas. Esse aprendizado foi gradual a ponto de eles não se darem conta. Apenas ao analisar um longo período de tempo é que era possível observar tal mudança.

Apesar disso, eles viviam a mudança: a vida era mais leve e com mais alegrias do que antes, mesmo que nada tivesse mudado externamente. A alteração do ponto de vista deles os levara a produzir sentimentos mais agradáveis e prazerosos, além de mais duradouros também.

Flávia Moraes Schweizer

Mônica convivia com a Moniquinha, visto que passava bastante tempo no apartamento de Pablo. Como ele tinha a filha para cuidar, Mônica aproveitava os poucos instantes livres que eles tinham enquanto que a filha de Pablo brincava.

Era difícil. Pablo queria aproveitar mais o tempo com Mônica, porém, esse tempo que tanto desejava era inexistente. Ele também queria ter mais disposição para passear com Mônica, no entanto, vivia cansado por cuidar da filha e trabalhar. Eles tentavam aproveitar os finais de semana, quando havia um pouco mais de tempo. Eram os dias com mais sorrisos para eles.

Mônica tentava ajudá-lo como podia. Para ela também era difícil, visto que sentia falta de namorar, passear, sair, do romantismo... Mas era o que podia ter mais próximo do que desejava e abrir mão de ficar com Pablo era muito pior do que poder apreciá-lo da forma que era possível.

Mônica percebia como era difícil o relacionamento com quem tem filho pequeno e começou a entender mais e melhor sua amiga Amanda. As mulheres costumam ter um pouco mais de empatia em relação às crianças, motivo pelo qual homens que cuidam de seus filhos serem atraentes para elas. Porém, para a mulher acontecia o contrário. Mônica percebia a solidão de Amanda, assim como o esforço de Pablo para que a irmã pudesse sair um pouco e socializar, aliviando um pouco a carga da solidão e exaustão.

Mônica passou a observar mais Amanda e via que ela tinha um aspecto triste por entre os sorrisos e momentos de alegria. Embora ela fizesse tudo que estivesse ao seu alcance, Amanda sentia falta de algo. Ela tinha ajuda das amigas, dos pais e do irmão. Ela se socializava no trabalho, mas sentia falta de um relacionamento mais profundo, no qual ela pudesse usar suas outras qualidades e trabalhar outras características de sua própria pessoa, além da falta de um relacionamento sexual satisfatório.

Às vezes, ela queria desistir de procurar alguém que desejasse um relacionamento mais sério e longo com ela. Sua frus-

ABORTAR?

tração após cada saída ou cada encontro a desmotivava. Ela se sentia como que se tivesse gastando energia em vão, pois nunca via uma esperança.

As suas tentativas de iniciar um relacionamento já começavam desmotivadas emocionalmente, e isso era captado pelos homens que estavam com ela. Eles não sabiam o que acontecia, apenas sentiam que ela não queria algo sério, que não estava disposta a se esforçar para o relacionamento progredir, e, assim, rapidamente perdiam o interesse e iam embora.

Mônica olhava Amanda e percebia que ela retratava a verdade de muitas outras mulheres, que estavam ocupadas demais com trabalho e filhos a ponto de não terem energia para investirem em relacionamentos conjugais. Será que esse também era o motivo de muitas separações? Mônica cada vez mais olhava as pessoas ao seu redor com mais carinho, buscando ser mais compreensiva.

Mônica passou a ver que as pessoas mais revoltadas e agitadas expressavam suas carências dessas formas, sem que percebessem. Eram pessoas que, muitas vezes, estavam sobrecarregadas emocionalmente e não conseguiam lidar com isso. Assim, sentiam várias emoções ao mesmo tempo, a ponto de não identificarem ou entenderem o que sentiam, o que se refletia nas falas incoerentes com seus comportamentos. Estes revelavam as emoções mais intensas que sentiam, já que o comportamento e a linguagem corporal são controlados pela inconsciência, pelo verdadeiro ser.

Após todo esse processo de aprendizado, Amanda e Pablo eram pessoas completamente diferentes daqueles que haviam sido um dia. Mais maduros, menos egoístas e mais carinhosos, ele tinham maior alcance de visão sobre a saúde emocional das pessoas, o que os permitia compreender mais as angústias alheias e oferecer mais auxílio emocional.

Pablo e Mônica deram por encerrada a terapia psicológica, pois já se sentiam bem um com o outro e com eles mesmos, individualmente. Mônica também encerrou a sua terapia com Raquel, mas tinha em mente que, a qualquer momento que

Flávia Moraes Schweizer

sentisse necessidade de alguma assistência, poderia retornar ao acompanhamento.

Livres de seus próprios julgamentos sobre suas ações do passado e sobre as decisões alheias, Pablo e Mônica sentiam a liberdade emocional, que se refletia nos olhos brilhantes de alegria e suavidade no comportamento, além do carinho, que estava mais aflorado em seus comportamentos e palavras.

Moniquinha e Renato completavam três anos de idade. Pablo e Mônica estavam felizes e sentiam-se realizados, sem mais lástima pelo que não tinham. Eles aproveitavam os momentos de que podiam usufruir, em vez de pensar sobre a vida ideal, imaginada em suas cabeças. Talvez, o ideal seja aproveitar as oportunidades que chegam, em vez de idealizar uma circunstância específica para então aproveitá-la.

Amanda era uma mãe solteira comum, ou seja, cansada por ter de fazer tantas coisas para cuidar do seu pequeno. Apesar de tudo, ela se sentia agraciada por ter o filho com ela. Às vezes, lembrava-se que, no passado, tinha pensado em não tê-lo por medo de tudo o que estava passando, e ficava chocada com a sua ideia, que agora parecia louca. Como deixar de tê-lo em sua vida? Era uma vida puxada, mas ela tinha um laço afetivo com Renato. Então, seria por isso que as pessoas que pensavam em abortar buscassem tanto fazer isso sem conhecer a criança, sem se apegar a esta, para que fosse menos doloroso emocionalmente para a gestante? Afinal, separar-se de um filho é diferente do que se separar de alguém que você não conhece, não é? Era isso que Amanda sentia. Se ela tivesse de escolher no presente momento se teria ou não o filho, não existiria a opção de se afastar dele. No entanto, quando estava focada somente em si, em seu medo de tudo que estava por vir e não se sentia afetivamente ligada à criança, a ideia de se livrar dela parecia muito boa e de fácil aceitação.

Quando ela se pegava com essa ideia na cabeça, julgava-se como a pior mãe do mundo por ter um dia desejado algo que não seria bom para aquele que a fazia rir na vida. Ela se sentia mal e tinha de fazer o exercício mental de entender que ela já não era mais a mesma pessoa de antes. Agora ela era mais

ABORTAR?

madura e entendia mais Mônica, que tanto insistira para que ela mantivesse a gravidez.

Agora Amanda sabia os sentimentos das mulheres que passaram por situação similar e tinha mais compaixão, em vez de simplesmente sair julgando e as desmerecendo. Esse era um fator muito importante visto que, quando se critica alguém, essa pessoa recebe esse estímulo como algo negativo e se reprime, guardando seus pensamentos e sentimentos, que fazem tanto mal a ela.

Infelizmente, muitas pessoas não sabem lidar com os sentimentos e também não querem aprender. Na verdade, por desconhecê-los, elas os temem. É um ciclo vicioso: as pessoas não conhecem e têm medo. Por medo, não querem conhecê-los.

Muitas pessoas se dizem sensatas e racionais, mas se esquecem de que o que nutre esse pensamento é um sentimento: o orgulho, sentimento que gera confiança e segurança. Essa emoção, por sua vez, as faz acreditar que têm controle sobre si mesmas, o que promove uma sensação confortável e um pouco agradável.

A perda de controle é algo muito assustador, motivo pelo qual muitos indivíduos fogem de situações que podem provocar tal desconforto. Assim, muitos prezam por viver situações já conhecidas, mesmo que não sejam tão agradáveis ou satisfatórias, pois a sensação de segurança, de já conhecer o que está por vir, é reconfortante.

É dessa forma que muitas pessoas vivem a vida, com hábitos emocionais prejudiciais a longo prazo, reprimindo seus sentimentos e vivendo brigados com a vida, como Mônica passara a perceber.

Além disso, o que julgamos ser pensamento racional é aquele baseado no conhecido. Todos os pensamentos são lógicos se forem avaliados em sua essência e origem, além de saber acerca de todas as experiências envolvidas. Quando não conhecemos tudo sobre o assunto, muitas vezes não conseguimos fazer a ligação coesa entre a conclusão, que é o sentimento, e a ideia por detrás dele. Por conta disso dizemos ser loucura ou sem sentido, porém não o é. São apenas desconhecidas as causas de tais pensamentos e as emoções oriundas deles.

Essa falta de compreensão a respeito do componente emocional do ser humano leva-o a ser refém de si mesmo. Por desconhecer seus sentimentos, ele apenas reage conforme tais sensações, o que, muitas vezes, gera reações que surpreendem a própria pessoa, por não saber ser capaz de tal coisa, como uma pessoa que tem um ataque de fúria e acaba por agredir fisicamente outra. É quase que viver por instintos, já que não se elabora e não se aprofunda em conhecer a si próprio.

Quando a pessoa recebe uma crítica, ela naturalmente entende que está agindo de forma errada e, para que seja aceita no grupo social, deve alterar a sua maneira de se comportar. Assim, guarda para si as suas emoções e pensamentos e tenta não mostrar a sua verdadeira natureza. Entretanto, guardar para si não faz seus sentimentos desaparecerem.

De tanto guardar emoções e se reprimir, a pessoa vai acumulando incômodos, "engolindo sapos" ao longo do tempo, até um dia não aguentar mais e ter um chilique, que nada mais é do que uma reação exagerada a algum evento especificamente. Nesse momento, as pessoas a sua volta se chocam e criticam, ainda mais por considerarem um comportamento inadequado. A própria pessoa se surpreende e se julga errada, o que piora o seu quadro emocional.

A reação de tal pessoa parece ser exagerada se observado apenas aquele instante e ignorar todos os demais, que antecederam o momento do surto. É a famosa "gota d'água": se observarmos, uma gota não é muita coisa, porém, para um copo que não suporta mais, é o suficiente para transbordar e cair pelas laterais, atingindo o que está por perto.

Não é errado sentir, ao contrário do que muitas pessoas pensam. Sentir é natural das pessoas, é do ser humano. Saber expressar os sentimentos de forma adequada, sem machucar os outros, é o segredo para se desenvolver emocionalmente e não ficar acumulando tanto desconforto dentro de si.

ABORTAR?

Da mesma maneira, é importante expressar o que sente e é importante, também, aprender a ouvir e perceber o que o outro deseja expressar, criando um clima amistoso para que os sentimentos sejam compartilhados e trabalhados, com a assistência da mente racional.

Como Débora e Mônica cativaram o coração de Amanda? Elas ofereceram apoio, em vez de crítica. Deixaram Amanda se expressar e a socorreram, emocionalmente, como puderam, quando Amanda não aguentava mais. Assim, criaram profundos laços de amor, chamado amizade.

Nesse tipo de relacionamento, as pessoas tendem a se aproximarem cada vez mais, pois o estímulo positivo normalmente induz as pessoas a quererem mais, uma vez que elas interpretam de forma edificante e otimista tais incentivos e sentem prazer com eles, consequentemente. Portanto, oferecer auxílio, carinho e elogios eram os componentes básicos dos relacionamentos entre as três.

Mônica tentava ser assim com Pablo, mas era um pouco difícil. Ela ainda estava habituada a cultivar más emoções sobre ele, apesar do seu coração bater forte por ele.

O que muitas pessoas não percebem é que os sentimentos não são um ou outro. Elas têm a capacidade de sentirem esse misto de sensações emocionais, as quais não são mensuráveis tudo ao mesmo tempo. É possível amar e ter raiva ao mesmo tempo, assim como é possível sentir ansiedade, alegria, euforia e insegurança junto.

Devido ao passado conturbado, não era possível começar um relacionamento do zero com Pablo. Muitas pessoas não querem se esforçar para desfazer essa impressão do passado e se desfazer do pensamento que tanto produz sentimentos desagradáveis. Por isso buscam "esquecer" e procuram outra pessoa para começar do zero, pois parece ser mais fácil. No entanto, mesmo que não se relacione mais com uma pessoa com quem não teve um bom relacionamento, não significa que acabou: o relacionamento para, mas não some. Isto é, sempre que a pessoa pensar na outra ou interagir com ela, sentirá as mesmas emoções que ficaram gravadas em sua mente e em seu coração.

Amanda, por exemplo, tinha em sua mente que Ricardo era uma pessoa ruim e aproveitadora. Ela não tinha mais contato com ele, porém o relacionamento com ele estava apenas adormecido. Era necessário ela passar por todo esse processo de reconstrução e uma interpretação em relação a ele para que a relação entre eles melhorasse. Como ela não desejava reatar com ele, seus pensamentos sobre o rapaz ficaram em *stand-by*, o que não significa que foi melhorado.

Amanda estava tão ocupada e não o vira mais que ela acabou por "esquecê-lo". Certamente, se o visse novamente, todas suas emoções adormecidas viriam à tona, revelando a maneira que o envolvimento que tiveram não fez boas lembranças para ela. Não nutrir pensamentos negativos em relação a Ricardo por se manter ocupada já era uma forma de mudar o seu relacionamento com ele, uma vez que não nutria mágoa para com ele.

Para Pablo e Mônica era necessário reconstruir desde o passado, como eles tinham feito durante o último ano com a ajuda psicológica.

É possível fazer uma analogia a uma escala, em que o zero está no meio, sendo neutro, ou indiferente. Ao iniciar um relacionamento, inicia-se no zero. É um momento em que não há simpatia ou antipatia por total desconhecimento do outro. Contudo, um simples olhar ou um gesto de cortesia já é uma forma de se comunicar, criando já algum tipo de vínculo, mesmo que dure breves segundos.

Nesse rápido momento, as pessoas já trocam informações sociais suficientes para criar uma simpatia ou antipatia, que nada mais é do que o julgamento do outro baseado nas próprias ideias e nos próprios valores. Pessoas similares a nós nos são bem-vistas, assim como temos antipatia por aqueles que discordam de nossas crenças, causando-nos algum grau de repugnância.

ABORTAR?

Coisas positivas e o entrelaçamento prazeroso entre as pessoas aumentam a atração, fazendo aumentar o valor nessa escala. Quando ocorre o inverso, criam-se sentimentos negativos e desagradáveis em relação ao outro, o valor se reduz, ficando abaixo de zero, portanto, negativo.

Assim, com Pablo e Mônica era necessário desfazer os sentimentos negativos e produzir os positivos. Ao reduzirem as intensidades dos negativos ou cessá-los, o valor na escala aumenta, aproximando-se do zero. Ao construir sentimentos bons e agradáveis, esse valor também se eleva. É como se os negativos colaborassem com um valor negativo na escala, enquanto que os positivos e prazerosos influenciassem com números positivos.

Essa escala representa a soma de todos os componentes, portanto, ter muitos sentimentos bons e poucos ruins ainda dará um valor acima de zero, fazendo com que as pessoas desejem a companhia uma da outra.

Vale lembrar também que não basta somente a quantidade das emoções. A qualidade, isto é, a intensidade, é um componente de fundamental importância, o que faz tal escala ser totalmente personalizada para cada um e, muitas vezes, incompreendidas pelos que estão de fora, por não entenderem esse grau de intensidade emocional envolvida.

O objetivo era desconstruir os negativos e ampliar os positivos, criando um relacionamento mais saudável e prazeroso ao longo do tempo.

Ainda era difícil implementar tais características no relacionamento com Pablo, mas Mônica estava engajada e a cada conversa, era uma nova oportunidade que ela usava a favor. Pablo percebia que tinha algo diferente, porém, não conseguia identificar o quê propriamente. Sua mente inconsciente sabia o que era e gostava disso, promovendo uma sensação agradável e de segurança para ele, no entanto, a sua mente consciente, que era a menor parte, não sabia, o que o deixava confuso. Isso o induzia a tentar entender o que estava acontecendo, ao

Flávia Moraes Schweizer

mesmo tempo em que uma leve insegurança sobre si mesmo se fazia presente.

Quando não sabemos algo, sentimo-nos inseguros e ansiosos. Nossos encéfalos processam isso com intensa atividade, tentando prever possíveis acontecimentos, a fim de que nos preparemos para tal, para não termos muita surpresa quando o acontecimento de fato se concretizar, dando-nos a chance de poder fazer uma escolha melhor. A falta dessa garantia ou controle sobre o que está por vir faz as pessoas sentirem ansiedade, que não é uma sensação boa, motivo pelo qual, de forma geral, as pessoas não gostam de novidades, exatamente porque não sabem o que está por vir, fazendo-as entrar nesse processo de ansiedade.

Dessa maneira, muitas optam pelo conhecido, apesar de não ser tão bom. Escolher se manter num relacionamento não desejado é mais fácil devido à sensação de segurança por saber como já é, em vez da ansiedade de desenvolver outro, com outra pessoa ou, até mesmo, mudar a interação que possui com a pessoa com quem já se relaciona, criando um relacionamento novo, ainda que com as mesmas pessoas envolvidas.

No caso de Pablo, ele sentia isso, mas a segurança emocional que Mônica transmitia a ele o acalmava ao ponto de se sentir mais confiante e aceitar com tranquilidade esse processo. A soma dessas emoções lhe gerava bem-estar. Assim, o casal construía uma nova relação com interações mais sadias do que as anteriores. O relacionamento era diferente do que um dia havia sido. Ambos também já tinham mudado as suas personalidades, contribuindo para a formação de uma interação mais amistosa.

O encéfalo tem diversos truques e maneiras de funcionar. Eles sabiam que já não eram os mesmos de anos antes, mas a memória ainda guardava as lembranças do passado. O encéfalo tem o poder de reconhecer pessoas e objetos, assim como situações, através da comparação. No caso desse casal, ambos tinham associado a imagem física do outro, isto é, o corpo do outro, a um comportamento determinado, que o outro possuía no passado. Portanto, ver o outro e associar a uma nova forma

ABORTAR?

de ser, pensar e interagir era um passo bem difícil. É como redefinir uma imagem, para associá-la a outra coisa. É possível, mas é trabalhoso.

Quem olhava de fora não entendia. Como era possível duas pessoas que se "odiavam", segundo a narrativa do passado, estarem juntas de novo, e bem? Eles já não eram mais o mesmo Pablo e a mesma Mônica do passado. Estavam mais maduros e fazendo mudanças em suas próprias personalidades, promovendo esse relacionamento que tanto chamava a atenção das pessoas.

Muitos não os reconheciam. Sobre Pablo, a vida de pai solteiro era rapidamente vista e dada como motivo para tal maturação tão rápida. Mas para Mônica, ninguém entendia.

Acostumados a olhar rapidamente sem analisar e já julgar os outros, essas pessoas falavam que Mônica era boba e fraca por ter dado o braço a torcer e aceitar Pablo de novo. Infelizmente, essas mesmas pessoas sofriam do orgulho, acreditando que o casal estava disputando algo, quando, na verdade, estavam crescendo juntos.

Mônica tinha tentado esclarecer isso àqueles que questionavam a sua relação, mas esses indivíduos não conseguiam compreender o que ela dizia. Dizer que o amor é a alavanca para se melhorar, aceitar o outro e perdoar era algo incompreensível para aqueles que não tinham seus corações tocados por tal sentimento. Como falar sobre algo que se desconhece? Como explicar como é a luz para um cego? Como dizer o prazer de enxergar para quem não vê? Era possível explicar a teoria e a mente racional alheia até aceitá-la, porém, essas pessoas ainda tão tinham capacidade de compreender por falta de experiência.

Assim, Mônica também aprendeu outra coisa: por mais que ouçamos os grandes mestres, não compreendemos a essência da mensagem. Podemos estudar e nos esforçar para sentir o que eles falam, porém, é necessário sentir para compreender realmente.

Para quem não a compreendia, Mônica olhava com mais compaixão. No entanto, para quem já tinha vivido ou que estava

Flávia Moraes Schweizer

vivendo aquele sentimento que ela não sabia explicar ou tampouco escapar, ela discutia sobre o assunto, trocando experiências.

Com carinho e sensibilidade, os irmãos se apoiavam e se ajudavam. Os amigos e familiares continuavam a ajudá-los, porém cada vez com menos auxílio braçal e mais amparo emocional, já que as crianças já estavam maiores e mais independentes, necessitando de menos cuidados físicos.

No ano seguinte, Pablo chamou Mônica para morar com ele. A única certeza que eles tinham é que desejavam ficar juntos para sempre. Eles estavam cada vez mais confiantes em si mesmos, retratando o desenvolvimento emocional, o que era refletido em suas palavras e comportamento. Todos os relacionamentos que tinham passaram a ser ainda mais agradáveis e sua capacidade de compreensão em relação aos demais aumentava muito.

Amanda ainda não evoluíra tanto, visto que não tinha alguém constantemente com ela para trabalhar o aspecto emocional mais intensamente numa vida cotidiana e familiar, isto é, com grande interação diária. Apesar disso, ela progredia de forma indireta, ou seja, através da experiência, da vida. Ela não tinha muito estímulo ou tempo para trabalhar a sua saúde emocional através de aprendizado com teorias para depois aplicá-las na prática, porém, o seu inconsciente absorvia muita coisa e processava tudo. Era assim que Amanda aprendia: com a vida.

Sofia também tinha tido grande mudança, embora fosse ainda mais devagar que a filha. Por ter vivido muito tempo presa aos mesmos hábitos emocionais e sociais, ela sentia muita dificuldade de refazê-los. Contudo, com a ajuda constante de Jonatan, ela progredia e já não era mais a mesma mulher que um dia fora, com amargura e críticas severas. Ela estava aprendendo a apreciar as coisas boas em vez de se focar nas ruins. Os elogios de Jonatan, principalmente, e de outras pessoas, eram prazeres que a motivavam a se manter firme nessa difícil tarefa de mudar a perspectiva de vida.

Ao encontrar os filhos e netos, Sofia já conseguia se comunicar melhor. Às vezes, algumas censuras ainda escapavam

ABORTAR?

e com grande esforço ela se desculpava, recolhendo o seu orgulho. Acostumada a seguir o orgulho, como muitos, pedir desculpas era algo que ela encarava como humilhação, o que lhe causava um grande desconforto. Porém, após fazê-lo, Sofia recebia carinho e incentivo, tornando o hábito de se desculpar quando ofendesse alguém algo não tão emocionalmente negativo. A cada vez que fazia, mais fácil ficava, como se fosse um treinamento.

Jonatan se orgulhava da esposa e dos filhos. Ele percebia o progresso e não os comparava entre eles. Ele os comparava com eles mesmos, no passado. Sofia era muito agressiva e egocêntrica. Agora estava muita mais carinhosa e se esforçava para se relacionar bem com os filhos.

Amanda estava fazendo o seu próprio caminho. Antes era insegura e aceitava os péssimos comentários da mãe, acreditando que ela não era boa, o que minava sua autoestima. Pablo estava desesperado, fugindo de si mesmo por não se perdoar e por estar longe de Mônica. Mas ele amadurecera bastante, o suficiente para reconquistar aquela que teria para sempre o seu coração.

Mônica também tinha evoluído muito, deixando de ser vítima de sua própria vida e refazendo em si o que não gostava. Era trabalhoso, mas a paz da qual desfrutava fazia valer a pena cada segundo investido em seu desenvolvimento.

Jonatan também melhorou: passara muitos anos fugindo de sua responsabilidade como pai, de educar os filhos e ensinar o que sabia, auxiliando-os. Ele não gostava da maneira como Sofia os tratava, porém tinha medo de que um confronto com ela tornaria tudo ainda pior. Realmente, isso tinha ocorrido, porém, mantendo-se firme em seu propósito de dar assistência aos filhos, Jonatan surgiu como o estímulo que Sofia tanto procurou para mudar a si mesma, apesar de ter sido de forma indireta, ou seja, através de comportamento inconsciente.

Todos eram vitoriosos em suas próprias vidas e a cada dia a vida parecia mais um mar de rosas perfumadas do que um lamaçal fétido, como era quando esta história foi iniciada.

No trabalho, seu Advaldo convocou Amanda para uma reunião. Por ele apresentar uma feição agradável, Amanda não temeu. Ela, com graciosidade, dirigiu-se ao escritório dele, onde o cumprimentou e se sentou em uma cadeira.

Fora da sala do chefe, as pessoas cochichavam. Fofoca ainda é um vício tão forte que vende mais que qualquer droga existente. Burburinhos se espalhavam, sempre falando mal, é claro. É muito raro encontrar pessoas que torçam para o sucesso alheio, já que estão focadas em seus próprios infortúnios e desprezar os outros alivia esse incômodo por breves segundos.

Muitos homens não gostavam desse tipo de comunicação. Eles não se sentiam como competidores com Amanda. Muitos tinham simpatia por ela, já que ela era extrovertida, engraçada e ótima no que fazia. Na verdade, quando fofocas começaram a chegar aos seus ouvidos, eles não reagiram, ou seja, ignoraram, ou até expressaram a sua opinião:

— Acho que ela vai conseguir uma promoção – disse um.

— Ela trabalha muito bem. Deve estar recebendo uma recompensa – falou outro.

— Acho que o chefe quer a opinião dela para alguma coisa na empresa – outro comentou.

Esse era um dos motivos que levavam as mulheres a não gostarem muito de homens no trabalho: eles não incentivavam a sua forma de agir, o que era interpretado como se eles estivessem contra elas.

Esse sentimento as levava a acreditar que deviam competir e que, se estivessem perdendo, era por que eles estavam trapaceando. Isso criava um clima de briga entre as mulheres contra os homens, enquanto eles sequer entendiam o comportamento hostil e dissimulado delas.

Na empresa em que as três amigas trabalhavam, era comum os homens se sobressaírem nas tarefas, recebendo mais recompensas financeiras e sociais no meio de trabalho. Por inveja, muitas mulheres não gostavam e se sentiam diminuídas, o que as motivava a acusar os homens de trapacearem ou alegarem que elas tinham muita coisa a fazer, isto é, vitimizando-se.

ABORTAR?

O fato é que os homens tinham mais capacidade no trabalho por focarem mais em uma tarefa por vez, realizando-a de uma maneira mais produtiva. Já as mulheres conseguiam fazer muitas coisas ao mesmo tempo, o que não era fundamental para o trabalho da empresa em questão. Em suma, as qualidades que as mulheres possuíam não eram importantes nesse tipo trabalho, ao contrário dos homens. Entretanto, suas habilidades sociais eram essenciais para o desenvolvimento de relações sociais, as quais, infelizmente, eram desprezadas diretamente na sociedade em que estavam inseridas.

As mulheres não percebiam isso, apenas sentiam que faziam muito e não tinham o devido reconhecimento. De fato, será possível imaginar um mundo sem mulheres? Provavelmente, seriam homens brigando ou brincando o dia todo!

As mulheres são o pilar emocional da sociedade, contudo, as pessoas não percebem isso de forma consciente, elas apenas sentem que mulheres são mais sensíveis, delicadas, agradáveis, com capacidade de abrandar diversas rixas e achar outras maneiras de resolver os conflitos de forma mais equilibrada e gentil.

Homens são mais práticos e brutos e, dentro de uma sociedade bruta e sem muita sensibilidade e com pensamentos muito limitantes, é lógico que pessoas com tais características se sobressaíam mais. Nesse caso, a maioria era homem.

Homens e mulheres são diferentes e não faz sentido competir para saber qual é o melhor. Em algumas áreas, a mulher se sobressai devido às suas características. É possível observar isso nas áreas de relacionamentos, por exemplo. É raro ver um homem trabalhando como babá ou numa creche, por exemplo. Provavelmente, aquele que o fizer sofrerá discriminação e as pessoas ficarão desconfiadas, pois, inconscientemente, sabem que mulher tem mais capacidade para tal tarefa, conferindo-lhe mais confiança para tal.

Assim como as mulheres não são comumente confiáveis para realizar tarefas que requerem muita força física, pelo simples fato de elas não a terem tanto quanto os homens, estes não são confiáveis para realizarem tarefas que necessitam de características mais facilmente encontradas nas mulheres. Claro que sempre existem exceções, mas exceção não é a regra.

Num mundo em que se preza o dinheiro e se despreza relacionamentos, aqueles que produzem mais capital levam crédito, enquanto que aqueles que realizam assistência emocional ficam na penumbra, mesmo que seja um trabalho essencial para que a sociedade permaneça produtiva.

Na empresa onde Amanda trabalhava, em relação às mulheres, algumas focavam na carreira apenas, outras tinham famílias... Todas pensando em diversas coisas ao mesmo tempo, fazendo muito o tempo inteiro, porém, não tinham o mesmo resultado que os homens. Elas careciam de atenção. Essa era a realidade. Ninguém as parabenizava por fazerem tudo o que faziam, enquanto os homens eram promovidos por fazerem menos, segundo suas visões. Elas não queriam promoções, apenas reconhecimento. Talvez, essa seja a ideia por trás do feriado do Dia das Mães: uma forma de tentar reconhecer o que as mulheres fazem sempre. Quem sabe?

Enquanto as pessoas se perguntavam o que estava acontecendo dentro da sala de Advaldo, Amanda recebia um convite:

— Amanda, estou impressionado com a sua capacidade de administrar o seu setor. Eu tenho observado o seu empenho há um tempo, mas não tinha oportunidade de lhe conceder nada mais. No entanto, agora, abriremos uma filial em outra cidade e quero que você seja a responsável. Será uma filial pequena, pelo menos no início, já que vamos testar o mercado lá.

Amanda estava com seus olhos brilhando. Ela realmente gostava do que fazia e fazia muito bem. Agora recebia a oportunidade de mostrar ainda mais a sua competência, além de melhorar a sua qualidade de vida através da bonificação salarial.

— Entendo que você tem um filho pequeno e cuida dele sozinha. Então eu vou tentar fazer o máximo possível para tudo ser mais tranquilo para vocês. Sei que tem despesas de mudança, creche e tudo. Verei o que mais posso fazer para aliviar o estresse de ser realocada, tudo bem?

ABORTAR?

— Claro! — ela respondeu, feliz.

Seu Advaldo sabia como Amanda funcionava. Ela era uma das melhores funcionárias que ele dispunha e a usaria como ferramenta na nova empreitada de ampliar a empresa. Por saber que o estresse emocional diminuía a sua produção, era fundamental diminuir esse fator ao máximo para que ela continuasse a render bem no trabalho.

Amanda saiu da sala com um sorriso enorme e Mônica logo entendeu: ela tinha recebido uma ótima notícia. Para aqueles que torciam para ela, uma celebração começou a tocar dentro deles. Para os que a invejavam, retorciam-se por não terem sido escolhidos.

Agora era só contagem do tempo. O seu Advaldo tinha falado que tudo seria relativamente rápido e que reduziria a carga horária de Amanda nas próximas semanas para que ela pudesse se organizar com a mudança.

Amanda estava confiante e animada. Morar longe do irmão e dos pais já não a assustava mais. Ela já tinha sobrevivido ao período mais difícil de ser mãe: os primeiros meses. Nada mais seria capaz de amedrontá-la a ponto de ela se travar.

Mônica ficou com muita vontade de ir falar com ela, mas acreditou não ser propício. Ela iria para a casa de Amanda após o expediente, onde poderiam conversar mais. Como morava com Pablo, a poucos andares de distância, não teria problema de tirar alguns momentos para ficar com a amiga.

Assim foi feito. Mônica ficou radiante e empolgada com a boa notícia da amiga. Ela chegou a pensar que não poderia mais dar tanta assistência à amiga para que Amanda saísse de vez enquanto, porém achou mais prudente não falar a respeito. Amanda não tinha mais interesse em procurar por homem e estava feliz com a notícia. Talvez, ela o encontrasse quando estivesse na hora certa, pensou.

Mônica contou a Pablo, que também logo se alegrou. Ela também comentou sobre essa preocupação que tinha, que Amanda não teria mais tempo algum para sair. Pablo, então, respondeu:

Flávia Moraes Schweizer

— Sabe, estive pensando... Ela sai e vai para bares e boates. Já pensou que as pessoas que vão para tais lugares buscam se divertir e não algo mais profundo?

Mônica ficou pensativa, tentando acompanhar o raciocínio do companheiro. Ele continuou:

— Estou começando a acreditar que cada lugar tem um tipo de pessoas diferentes... Se ela busca alguém mais sério, dificilmente o encontrará em um lugar em que as pessoas vão apenas para se divertir, não é verdade? Não sei bem onde ela deve ir, mas acho que essa tática já se comprovou ineficaz.

Realmente, fazia todo sentido. Ela ficou calada, já que não tinha nada de bom ou nenhum argumento forte para falar e sua cabeça procurava outra forma de solucionar o problema.

Em poucos minutos, eles foram para o apartamento de Amanda para parabenizá-la. Conversaram um pouco e cada um seguiu a sua vida, cuidando dos pequeninos, que cresciam com saúde.

Pablo resolveu marcar um encontro no final de semana com a família e amigos, a fim de contar e comemorar a ótima novidade da irmã. Em meio a um churrasco num clube, Amanda revelou a novidade e uma grande comemoração foi feita.

Pela primeira vez, Sofia sentiu algum tipo de animação ou felicidade por uma conquista alheia. Apesar disso, também se sentia triste, porém não sabia o motivo. Ver a filha crescendo profissionalmente lembrava a Sofia que ela não tinha tido isso, o que tanto desejara. Esse era o motivo da tristeza, que conservou consigo e somente em casa revelou a Jonatan. Ela comemorou e abraçou a filha. Foi algo muito inesperado para todos, já que eles ainda não tinham se acostumado com a nova versão de Sofia, mais amistosa. Foi uma surpresa feliz e mais um motivo para comemoração.

O interior de todos percebeu a importância desse momento para ambas. Recriar o relacionamento entre ambas era a maior vitória que elas poderiam conquistar na vida, mas não havia recompensa social, ou seja, era algo que se sentia, porém, sem capacidade de mensurar ou mostrar a outros.

ABORTAR?

Amanda iniciava o processo de transferência e organizava tudo, buscando moradia, escola, mudança etc. A carga horária reduzida ajudava muito nesse momento tão atarefado em sua vida. Seu Advaldo era perspicaz e sabia do que os funcionários necessitavam. Para os que se dedicavam ao trabalho, ele tentava recompensar, numa tentativa de valorizá-los. No entanto, a maioria não desejava o trabalho, apenas o fazia por necessidade de pagar as contas. Para estes, seu Advaldo sabia que qualquer benefício concedido seria recebido de forma ineficaz, atiçando o ego do empregado, e isso era algo complicado de lidar.

Os empregados orgulhosos costumavam dar muito trabalho, pois faziam o mínimo possível e sempre davam um jeito de responsabilizar alguém por suas faltas, além de criar tumultos e climas negativos. Contudo, devido às leis que regiam a sociedade nesta história, era muito burocrático e dispendioso o processo de demissão e contratação, fazendo com que valesse mais a pena suportar os encrenqueiros.

A cidade para onde Amanda estava se mudando não era tão longe. Era perfeitamente possível ir para lá, passar o dia e retornar à noite. Portanto a família poderia se reunir com frequência. Isso também a motivava a se mudar, visto que ela não estaria completamente sozinha por muito tempo. Se houvesse necessidade, seus familiares poderiam ajudá-la. Isso também aliviava a preocupação do irmão e dos pais, permitindo que a alegria predominasse no momento.

Em dois meses, Amanda se mudou e se instalou na nova cidade em que moraria.

Mônica sentiu falta dela, pois eram bem próximas devido à convivência no trabalho e por morarem perto, o que as fazia se verem sempre fora do ambiente de trabalho. Apesar disso, estava feliz por saber que a amiga estava bem.

Débora também conquistava novos horizontes. Ela tinha o sonho de abrir a própria empresa desde adolescente e agora o trâmite já tinha sido iniciado. Carlos a ajudava na empreitada, animado, como se fosse um sonho dele mesmo. Era uma questão de meses até a conclusão de tudo e a empresa iniciar os trabalhos.

CASAMENTO

Mais cinco meses se passaram e Mônica começou a dar sinais de ansiedade. Pablo sabia o que era: ela queria se casar.

Pablo sabia que Mônica sonhava em se casar. Ela desejava viver o tão conhecido sonho de usar um vestido de noiva e todos a olharem. Ela já não viveria o sonho de um romance intenso e sem competição, já que Pablo já tinha a Moniquinha. Pablo sabia disso, motivo pelo qual estava planejando se casar com ela. Para ele, nada mudaria no cotidiano, mas achava que valeria a pena pagar um casamento para satisfazer Mônica e vê-la feliz. Portanto, começou a ver sobre casamento às escondidas de Mônica, planejando fazer surpresa.

Ele já não era mais o zumbi de anos antes, quando Moniquinha era recém-nascida e demandava muita atenção e tempo. Ele já estava mais recuperado e, tendo a ajuda de Mônica ao seu lado, também cuidando de sua filha, ele tinha conseguido progredir no emprego e ainda fazia alguns trabalhos por fora. Dessa forma, ele tinha juntado dinheiro.

Ele preferia guardar para futuramente usarem em sua casa, juntos, mas o casamento era muito importante para Mônica. Ela já tinha segurança no relacionamento que tinha com ele, porém, o desejo de viver esse momento não a deixava.

Nos meses seguintes, Mônica ficava cada vez mais ansiosa. Em sua cabeça passava o seguinte: se está tudo bem, por que não casamos? Já para Pablo, ele pensava: se já moramos juntos, para quê casar?

Ela não queria falar a respeito. Ainda acreditava que a ideia tinha de partir do homem, numa forma de reconhecer a importância da mulher na vida dele. O casamento era uma prova de amor e não se casar era percebido por ela como falta de amor ou falta de compromisso, como se ele não quisesse assumi-la publicamente como sua companheira. Ela tentava se convencer de que já estavam juntos e isso era o suficiente, mas o seu coração teimava em não ficar tranquilo com essa ideia. Ela resolveu voltar a consultar Raquel, procurando aliviar a ansiedade.

Durante as consultas, elas chegaram à conclusão de que esse sentimento não passaria mesmo que Mônica teimasse em pensar que tudo estava bem. Também concluíram que ela deveria falar a respeito com Pablo, pois, obviamente, ele não lia pensamentos, ou seja, era necessário fazer a comunicação para que ele ficasse ciente do que acontecia com ela.

Mônica sabia que era preciso fazer isso, mas ainda se agarrava à ideia de que o homem deveria tomar a iniciativa, pois isso era interpretado por ela como um "eu te amo demais e quero ficar contigo para sempre". Ela queria essa declaração e conversar com ele para que eles decidissem se casar seria estragar esse sonho, estragar a maior declaração de amor que ela conseguia imaginar ser possível.

Mas Mônica não via outra saída além de falar com ele e expressar a sua imensa vontade de se casar. Arruinaria o sonho de ouvir a declaração, mas talvez ainda houvesse a possibilidade de viver o momento do casamento. Ela já tinha feito isso uma vez, ao assumir o relacionamento e seu amor por Pablo, e aceitar que não seria como ela tinha idealizado, ainda era melhor do que ficar longe dele. Então, era possível fazer isso de novo.

Mônica tentou trabalhar a sua mente para conversar com ele, tentando ganhar confiança em si mesma. Ela estava muito estressada com essa situação e resolveu passar um fim de semana com Amanda, para tentar acalmar a mente e mudar de ambiente. Ela aproveitou e falou tudo para a amiga.

— Realmente... Também acho que você deve falar com ele. Entendo o seu sonho de que ele queira se casar, mas deve ser melhor tentar aceitar o meu irmão como ele é. Já viu como deu ruim na última vez em que você esperou ele decidir algo e

ABORTAR?

depois o culpou por não ter feito o que você desejava... — Amanda falou, referenciando-se ao aborto.

Mônica sabia disso. Sua mente concordava com a razão, porém, suas emoções cismavam intensamente em não segui-la.

— Por que será que quero tanto que seja assim? Nem eu entendo! Não faz sentido, mas não consigo mudar! — Mônica falou chorando, desesperada.

Enquanto isso, Pablo já via os locais e data para o tão sonhado dia para Mônica. Ele sabia como as noivas costumavam ficar estressadas com o evento e não queria isso para Mônica: ele só queria o melhor para ela. Em sua cabeça, já estava tudo decidido: ele a pediria em casamento de uma forma romântica, como ela sonhava, e o casamento já estaria marcado com tudo pronto. Só faltaria eles chegarem ao lugar e dar início à cerimônia. Com certeza, Mônica ficaria encantada com o gesto de amor dele por ela e se derreteria mais que manteiga no fogo.

Mônica voltou para casa entristecida. A sua essência buscava alguém que falasse que tudo daria certo, porém, ouviu uma negativa. E pior: uma negativa que ela sabia ser verdadeira.

Não havia outra forma de se casar com quem amava se não falasse com ele. Agora Mônica tomaria coragem para falar com ele e discutir o assunto. Certamente, seria uma discussão de grande porte, na qual ele falaria que não queria ou que não era preciso, e ela teria de convencê-lo a realizar o desejo dela. Nossa, como doía desejar algo que dependia de outras pessoas!

Pablo percebeu o humor dela, sendo mais ríspida e seca somente com ele. Com outras pessoas, ela permanecia doce, delicada e alegre. Ele sabia que esse comportamento era sinal de frustração por algo e que esse algo era ele não ter feito o que ela tinha imaginado. Com certeza, era sobre se casarem.

Mônica ficou distante emocionalmente por uns meses e Pablo não a procurou. Deu a ela o espaço que ela queria. Eles tinham firmado o compromisso do diálogo e, portanto, qualquer que fosse o problema, ela poderia falar. Se ela se fechava, era a escolha dela.

Flávia Moraes Schweizer

Apesar disso, ele se divertia com a situação, pois, em seu ponto de vista, não era real, já que ele estava planejando tudo, ou seja, eles se casariam.

Mônica decidiu falar com ele e Pablo notou que ela buscava uma maneira de iniciar a conversa. No entanto, ainda faltava uma última reunião sobre o casamento para tudo ficar acertado. Por conta disso, ele ainda não queria pedi-la em casamento: ele queria fazer tudo certo, com tudo já pronto e surpreendê-la, como ela tanto desejava.

Assim, ele passou a desconversar. Sempre que ela tentava conduzir a conversa para o assunto, ele fugia do tema e alegava várias desculpas. Mônica estranhou esse comportamento, apesar das desculpas serem verdadeiras. Numa hora era Moniquinha que precisava de atenção, na outra era a irmã que queria conversar, em outra, os pais ou algo do trabalho... Ela não conseguia contra-argumentar as desculpas deles através da lógica e usando o senso comum.

Ela entendia essa dificuldade de encontrar tempo com ele, o que a deixava ainda mais apreensiva e a começar a sonhar em encontrar outro amor, alguém que fosse Pablo, porém que quisesse casar. É nestes momentos que a mente alça voo, a criatividade aparece e começa a ganhar força, afastando a mente do relacionamento e começando a buscar outro que se encaixe nos sonhos que se têm, visando saciar os intensos desejos.

A festa de Moniquinha tinha chegado mais uma vez e Pablo já tinha acertado tudo sobre o casamento. Só restava fazer o pedido. Que ideia melhor do que fazer na festa da filha, em que todos estariam reunidos e as duas pessoas que mais amava poderiam comemorar, ao mesmo tempo, aniversário e noivado? Seria perfeito e Mônica jamais imaginaria.

Assim, a festa teve início. Mônica se esforçava para não aparentar a sua melancolia na festa, mas era difícil sorrir quando acreditava que sua relação com Pablo estava para terminar ou que ele não a amasse tanto quanto ela desejava.

Após uma hora do início da comemoração, o som foi interrompido e Pablo pegou o microfone, começando um discurso:

ABORTAR?

— Muito obrigado a todos que estão aqui, que vieram comemorar comigo o aniversário da minha princesa. É muito importante para mim este momento por diversos motivos, e este é apenas um.

Mônica ouvia aquilo com alegria e tristeza. Ela sabia que a filha de Pablo era importante para ele, mas ela não se sentia amada, o que a deixava triste. Com esforço, mantinha um sorriso no rosto, mantendo o seu papel de boa moça e companheira daquele pai solteiro repleto de responsabilidades e sempre atarefado.

Mônica sentia que investia muito na relação com Pablo, mas que o resultado não era satisfatório ou proporcional. Ela o ajudava em tudo e já eram uma família, porém não se sentia totalmente parte da família. Ela se sentia uma intrusa que colaborava e a formalização da união por meio do casamento era uma maneira de fazê-la se sentir como um membro familiar propriamente, sendo mais um motivo pelo qual desejava casar.

Para seu alívio, ninguém a olhava.

Pablo continuou:

— Como bem sabem, Moniquinha é a minha princesa. Entretanto, existe uma rainha na minha vida, que é o motivo de Moniquinha ter o nome que tem.

Nesse momento, o coração de Mônica bateu tanto forte que ela o sentiu na boca. Seus olhos brilhavam, seu sorriso se fez sozinho, suas mãos tremiam e seus pés começaram a suar. Era muita ansiedade repentina. Todos também a fitaram com surpresa e alegria, mas Mônica estava num estado inebriante que nada mais existia além de Pablo.

Pablo continuou falando:

— Querida, minha querida Mônica, você não é a única no meu coração, mas você é metade dele e essencial para mim. Eu amo você há muito tempo e, infelizmente, naquela época, eu não tinha maturidade. Porém, a vida me deu uma nova chance e você voltou para mim, fazendo com que eu conseguisse ser feliz novamente. Você não é apenas a mulher da minha vida. Já percebi que você também é uma mãe para a minha filha, e isso é algo de extrema importância para mim, a ponto de não saber descrever. Vocês duas são as pessoas mais importantes para mim!

Pablo começou a caminhar em direção a ela, enquanto todos o acompanhavam com o olhar.

— Hoje comemoramos mais um aniversário de Moniquinha, mas quero outro, para comemorar com você. Quer se casar comigo? — falou Pablo, enquanto mostrava um lindo anel, com o estilo que Mônica se encantava.

Ele tinha observado o gosto dela e encomendara um que mexesse com o coração dela, contendo um recado profundo para Mônica, sendo feito especificamente para ela.

Mônica ficou sem palavras. Seus lábios tremiam e sua voz sumiu por cinco segundos, enquanto lágrimas de alegria escorriam por suas bochechas. Ela o abraçou tão intensamente que todos no salão de festa sentiram as emoções do casal, criando um enorme ambiente de exaltação. Eles se beijaram intensamente, como se fosse num filme, e, então, ela finalmente conseguiu dizer:

— Sim!

Os garçons da festa trouxeram um bolo enfeitado com os noivos para comemorar a ocasião, deixando Mônica ainda mais extasiada de alegria, pois ela viu que ele tinha planejado e pensado nela.

Os momentos seguintes foram os mais alegres até então, com convidados perguntando sobre o pedido, o planejamento e mais coisas sobre o casamento. Foi, então, que uma convidada disse para Mônica:

— Agora está na hora de planejar!

Mônica estava para falar, mas Pablo tomou a atenção, já respondendo:

— Já está tudo planejado! Só falta o vestido, que achei que seria melhor que ela mesma escolhesse.

Mônica arregalou os olhos e não acreditou:

— Como assim?

ABORTAR?

— Isso mesmo. Não quero você estressada, só feliz! Dia 16 de maio temos compromisso com Deus e um com o outro.

Quanto mais Mônica ouvia, menos acreditava. Era tudo muito melhor que o seu sonho!

— Mas... como? — Mônica tentava perguntar, mas estava tão surpresa que não conseguia elaborar uma frase sequer.

— Sabe a casa de festa que você gosta? Comemoraremos lá! O resto também já está pronto. Sei qual o seu gosto para os petiscos e comida para a festa. Só falta o vestido! Esse eu não me arrisquei planejar – falou com um tom de brincadeira no final.

Mônica o abraçou fortemente e não tinha palavras para expressar a sua alegria e satisfação com tudo o que estava acontecendo.

A festa foi um grande sucesso, sendo infantil e de noivado ao mesmo tempo. Só então que Mônica percebeu que a decoração também tinha muitas flores e detalhes que ela apreciava, tendo sido planejada também para ela.

Mônica estava tão feliz que se sentia flutuar. Tudo estava leve e seu semblante estava completamente diferente de quando tinha chegado à festa. Ela aproveitou, riu, brincou e conversou como nunca antes. Parecia que sua vida estava completa e que nada mais faltava. Era o auge de sua mais profunda fantasia de amor e romance.

Pablo tinha ciência disso e apreciava cada olhar que Mônica emitia. Cada sorrido dela parecia que fazia o mundo parar, como se nada mais existisse e a vida fosse um paraíso. Encantado pela mulher que mais o motivava a ser sempre o melhor possível, Pablo se sentia realizado por poder apreciar a sua dama feliz.

Felicitar-se por ver outras pessoas felizes é um degrau na caminhada do amor muito difícil de alcançar. É mais comum esse aprendizado acontecer através do instinto materno para as mulheres, mais conhecido como amor de mãe. Para os homens, o mais rotineiro é acontecer pelo romance, quando eles se apaixonam.

Pode-se observar que a mulher está envolvida em ambos, sendo uma importante ferramenta para estimular a simpatia, o afeto e a alegria nos demais envolvidos. Mesmo que muitas pessoas não se deem conta disso, elas sentem dessa forma.

O inconsciente processa muito mais informações e estímulos do que temos ideia e acabamos por desconsiderá-los exatamente por falta de compreensão. Apesar disso, estamos à mercê dele, como cegos que são guiados e acreditam que são livres, como se escolhessem o caminho que percorrem, embora alguém os conduza.

A dupla festa foi um sucesso. Mônica voltou para casa num estado de vibração que nunca tinha sentido antes, pois era a soma de muitas sensações boas, como a realização do sonho de se relacionar bem com o homem que amava, estar livre de culpa do passado e ser reconhecida publicamente...

Foi então, que Mônica se deu conta do motivo de querer tanto um pedido de casamento e uma grande festa: ela queria ser reconhecida socialmente por seus esforços diários, os quais passavam despercebidos pelas pessoas em seu cotidiano. Embora acreditasse que não devesse depender dos demais, ela ainda sentia essa dependência emocional em algum nível. Já não era tanto como antes, mas ainda existia.

Ela percebeu que todas as pessoas que ela já tinha conhecido também tinham essa carência, sempre buscando algum tipo de elogio ou reconhecimento externo. Mas, por que será que isso existia? Talvez, fosse a baixa autoestima ou a falta de confiança em si, ou, ainda, o próprio julgamento extremamente rígido. Assim, para tentar suprir essa carência, que não conseguiam saciar por si só, buscavam nos demais, assim como quaisquer outras.

Mônica passou a pensar um pouco. Seu ânimo entusiasmado fez a sua mente expandir um pouco mais, libertando-a de ideias já fixas ou absorvidas pelo cotidiano social. Ela se analisou e viu que buscava alguém que fornecesse a ela o que ela mesma não conseguia suprir. A sua insegurança a levava a buscar alguém que ofertasse algum tipo de segurança ou, até

ABORTAR?

mesmo, exigir que as pessoas que se relacionavam com ela dessem isso a ela, através da linguagem corporal.

Ela buscava estabilidade emocional, pois não a tinha. Entretanto, depois de trabalhar a sua mente e emoções com auxílio psicológico, ela se sentia tranquila e confiante, a ponto de essa característica não ser tão importante em seu companheiro. Sentindo-se mais firme em si mesma, tinha mais coragem de fazer o que realmente desejava, como tentar mais uma vez com Pablo e dar assistência a ele também, em vez de apenas exigir dele.

Seria isso? Buscamos nos outros o que nós não temos? É isso que exigimos das pessoas ao nosso redor? Se for, essas pessoas também fazem o mesmo, ou seja, o comportamento delas também revela o que elas não conseguem fazer por si mesmas? Mônica expandia a sua mente além de si. Sua visão de mundo já não era mais restrita somente à sua própria vida ou prazeres. Ela começou a ver em cada um, um conjunto de informações que diziam o que a pessoa carecia. Assim, Mônica passou a elaborar outro sentimento dentro de si: compaixão.

Pablo estava feliz e, após a rotina de cuidados em casa com a família, deitou-se e dormiu rapidamente. Enquanto isso, a mente de Mônica percorria e explorava novos mundos de ideias e pensamentos, indo além dos muros das regras implantadas ao longo de sua vida.

Ali nascia mais uma nova Mônica, mais madura e carinhosa do que antes, dando prosseguimento ao processo de melhoria de si mesma. Ela demorou a dormir e, por isso, quando Pablo acordou de manhã, ela ainda estava cansada. Era um domingo e, motivado por amor, Pablo se levantou e cuidou da filha, deixando Mônica dormir mais um pouco. Embora ele não entendesse o motivo de ela estar tão cansada, visto que acreditava que ela tinha dormido tanto quanto ele, Pablo escolheu não a julgar. Em vez disso, resolveu ajudá-la, mesmo que não a compreendesse.

Ele passou a manhã com a filha e deixou Mônica dormir tudo o que precisava. Por volta das 13 horas, Mônica acordou, despertando lentamente e com muita alegria e satisfação. O dia anterior tinha sido perfeito e os pensamentos que ela tinha desenvolvido posteriormente à festa a levaram para uma boa noite de sono, porque estimularam sentimentos bons e agradáveis nela.

Mônica ainda não tinha se dado conta de que os últimos sentimentos antes de dormir ou aqueles que são marcantes devido à intensidade influenciam fortemente o sono. Era a primeira vez que ela sentia que havia alguma ligação entre o sono e suas emoções. Ela se questionou sobre isso e resolveu fazer a prova nos meses seguintes, tentando pensar em coisas boas antes de dormir de fato.

Para Pablo, sono era apenas uma necessidade física, que se iniciava ao fechar os olhos e terminava quando estes se abriam. Ele era menos sensível aos sentidos estimulados durante o sono, o que o deixava desatento para essa parte. Já, Mônica, sentia que algo acontecia, mas não conseguia identificar o que era.

Feliz, ela se levantou e se juntou ao recém-noivo e à enteada, que era sua filha na prática. Ela tinha desenvolvido um relacionamento próximo com a menina por morar com Pablo.

Pablo a viu linda, com o rosto todo amassado e cabelo bagunçado, mas com um semblante de alegria que retratava o seu íntimo. Para ele, nada era mais belo do que a felicidade dela.

Com carinho, ele a abraçou e eles passaram um ótimo domingo juntos, brincando com os brinquedos novos que Moniquinha havia ganhado.

Amanda e Renato tinham passado a noite na casa dos pais para descansar da festa e voltar com calma no domingo. Como a família estava se relacionando melhor devido aos esforços de todos, a noite fora agradável e eles tomaram o café da manhã juntos. Foi a primeira vez que ficar juntos, sem convidados de fora da linhagem genética, tinha sido agradável.

Amanda tomou sua refeição admirando a sua mãe. Ela, com certeza, já não era mais a mesma de outros tempos. Agora estava mais simples e carinhosa. As críticas escapavam com raridade e usufruir de sua companhia passou a ser agradável. Quem diria que uma pessoa tão arrogante poderia se tornar

ABORTAR?

tão amável? Ela era a prova de que as pessoas podem mudar caso se esforcem para tal.

Com carinho, eles se despediram e foram para casa, na outra cidade.

Os contatos foram reduzindo com o tempo, como é comum acontecer. Quanto mais nos desenvolvemos, menos dependemos dos outros. Assim, a necessidade de manter contato também se reduz, porém, as pessoas de quem gostamos vivem em nossos corações, não em nossas mentes.

Maio chegou rapidamente e Mônica tinha escolhido o seu vestido. O dia 15 já era uma realidade e a felicidade e a ansiedade pelo dia seguinte se faziam presentes em Mônica. Ela estava muito animada e Pablo a ajudou com a ansiedade, que ela não conseguia controlar. Eles formavam um ótimo casal. Ambos colaboravam com o melhor que podiam, inspirando o outro a se aperfeiçoar como pessoa. Eles tinham as suas brigas e estresses, os quais rapidamente eram transformados em discussões para buscarem possíveis soluções e então saná-los.

O amor não é tudo, mas é um grande motivador. No passado, Pablo e Mônica tiveram apenas o amor e não dera certo a relação. A ausência de maturidade e muito egocentrismo os levaram a cultivar sentimentos negativos, fazendo-os sofrerem. Agora eles se esforçavam para lidar com a realidade que tinham em vez de brigarem por não viverem o sonho que desejavam.

Pablo sugeriu que Mônica tomasse um calmante naquela noite:

— Acha que estou tão ruim assim? — perguntou Mônica, preocupada.

— Querida, remédios existem para nos ajudar. Usar sempre não é bom, mas há momentos que nos trazem mais conforto. Você não consegue parar quieta hoje. Como vai dormir assim?

Mônica concordou e tomou. A noite foi agitada para ela, mesmo tendo conseguido dormir. Saber que o seu sonho ser tornaria realidade no dia seguinte a enchia de expectativa, o que gerava tanta ansiedade e agitação.

O dia seguinte teve início e o casamento estava marcado para o fim da tarde. Foram muitos preparativos e, graças ao planejamento de Pablo, Mônica não estava estressada, apenas ansiosa.

Tudo estava ocorrendo como o previsto, deixando Pablo tranquilo. Finalmente, o tão sonhado momento de Mônica havia chegado: o momento de entrar na igreja. Por ter amadurecido nos últimos tempos e pensado a respeito da cerimônia e do significado, ela optou por entrar acompanhada de Pablo.

Todos estranharam, pois rompia com a tradição, mas Mônica queria mostrar que ela era independente e que o casal tinha decidido se casar, não que os pais deles que tinham decidido unir os jovens e que a noiva seria passada de um homem para o outro, mensagem passada de forma subliminar nos casamentos tradicionais. Os burburinhos logo começaram, como sempre acontece quando algo não ocorre conforme as expectativas das pessoas. Contudo, Mônica estava tão satisfeita consigo mesma que não ligou.

Com alegria, o casal desfilou até o altar, onde não havia ninguém para discursar, surpreendendo o público mais uma vez. Eles pararam de frente um para o outro, olharam-se e, então, Mônica começou a falar:

— Pablo, aqueles que nos conhecem sabem que a vida não foi fácil para nós, mas que somos o motivo disso. Juntos, decidimos romper com padrões e reformular a nossa forma de viver. Estou aqui, hoje, realizando um sonho infantil, como bem sabe. Porém, é um sonho do qual não consegui me desvencilhar. Você, como companheiro, escolheu realizar esse sonho comigo. Hoje, entendo que, realmente, não faz sentido, mas precisei estar aqui, neste momento, com você e na frente de todos, para entender isso. Este é mais um aprendizado que adquiro porque você me permitiu chegar até aqui.

Ela estava emocionada. Apesar de ter preparado um discurso lindo, sua alma falou mais alto, tomando conta de sua fala. As palavras simplesmente saíam dela sem nenhum tipo de controle ou filtro. E ela continuou:

ABORTAR?

— Com você, eu tenho aprendido muito, e hoje sinto a maior alegria de que já pude usufruir. Somos um ótimo time e você me conquista a cada dia, me incentivando a ser uma Mônica melhor. Por isso, quero passar a minha vida toda com você!

As mulheres ficaram emocionadas com o discurso de Mônica, enquanto homens tinham se perdido nas primeiras palavras. Eles sentiam que algo bonito tinha sido falado, mas não compreendiam a profundidade da informação que Mônica desejava passar.

Após o discurso de Mônica, a vez de Pablo tinha chegado. Sabemos que homens e mulheres se expressam de forma diferente e que isso costuma ser um grande motivo de desentendimento, por cada um interpretar o outro de sua maneira, e não da forma que o outro pensa. Não foi diferente nesse momento. Pablo ensaiara muito para pedir Mônica em casamento, pois ele não era muito bom em se expressar com palavras. No entanto, quando estava com sua querida companheira, esse processo se tornava muito mais fácil devido à ausência do medo da rejeição.

Pois bem, Pablo simplesmente beijou ardentemente Mônica na frente de todos. Foi lindo no primeiro segundo, mas as pessoas começaram a ficar constrangidas. Por que será que isso acontece? Talvez por ciúme de não estarem vivendo o mesmo ou por acharem que algumas reações devem ser feitas em circunstâncias mais íntimas, quem sabe?

Os homens da plateia aplaudiam e gritavam, incentivando e elogiando, pois entendiam perfeitamente o que Pablo sentia e expressava, enquanto que as mulheres olhavam com desprezo, por acharem impróprio. Mônica correspondeu com surpresa. Após o beijo, o olhar de Pablo revelava tudo o que ele sentia, sem que precisasse de mais nada para se fazer entender. Quem não tem muita empatia pelas outras pessoas, necessita de mais palavras do que gestos para tentar compreender. Porém aqueles que já se enturmavam com o clima de amor tinham perfeita ciência do que estava rolando.

Pablo e Mônica fizeram a própria cerimônia, o que foi notado como estranho e invalidado por muitos que estavam na plateia, por eles não seguirem os padrões. Eles não queriam que alguém os declarasse como um casal, pois acreditavam que eles mesmos tinham o poder para tal. O simpático padre que cedera o local para a realização da cerimônia acompanhou tudo do primeiro banco, sendo como uma testemunha do compromisso que ambos firmavam com os votos de casamento. Como ele vira o amor nos olhos do casal nos dias que precederam o casamento e afirmava que as pessoas que se amavam deviam ficar juntas, ainda que muitos não as compreendessem, ele permitiu a união do casal de forma fora da tradicional por acreditar que amar fosse mais importante do que seguir regras ou tradições.

Com alegria, o casal assinou o livro que os declarava como casados, recebeu o abraço do padre, desfilou na igreja e todos foram para a festa, que estava pronta para a recepção no salão que Mônica tanto desejava, conforme Pablo tinha dito anteriormente.

Mônica ficou surpresa mais uma vez: toda a organização estava conforme o seu gosto. Pablo não tinha deixado passar nada em branco e a única coisa que ela não apreciou foi o término do dia. A festa durou várias horas para que Mônica pudesse curtir o seu tão sonhado momento por bastante tempo.

Foi um dia memorável para Mônica, conforme ela desejava viver. Para ela, tudo aquilo era demonstração de amor de Pablo por ela, garantindo-a que tinha feito uma boa escolha em ficar com ele.

Mesmo que soubesse que ela tinha escolhido ficar com ele, que ela o amava e não mais fugiria desse sentimento, sempre se sentia bem em saber que ele sentia o mesmo. Portanto, todo aquele momento era de intenso e grande significado para ela.

O casamento foi num sábado, pois, assim, no dia seguinte, a maioria das pessoas poderia descansar e se recompor da festa.

Parecia que nada mais faltava na vida deles e o casal desfrutou dos primeiros anos como marido e esposa com mais afinco e satisfação.

Mônica descobriu que os sonhos são reflexos da própria pessoa, tanto dos sentimentos mais intensos e marcantes, como

ABORTAR?

os últimos sentidos antes de dormir. Ela também percebera que o humor era reflexo do sono da pessoa, mesmo que parcialmente. Então ela adotou uma espécie de ritual para gerar boas sensações antes de dormir e ter uma noite mais agradável, como boas e calmas leituras ou momentos em família. Com essa pequena alteração, Mônica tinha resultados significativos na sua qualidade de vida ao se sentir melhor e mais feliz de forma constante.

Pablo não achava nenhuma explicação lógica nisso, então ignorava. Porém, como era importante para Mônica, ele não criticava. Às vezes ele até incentivava Mônica a agir dessa maneira, pois havia uma real alteração nela, a qual ele apreciava por amá-la.

Sofia mantinha o seu progresso de aprender a ter mais empatia pelos demais, com seu fiel amor ao lado, sem jamais desistir de ampará-la na difícil tarefa de mudar seu padrão de pensamentos e comportamento. Não foi fácil e no início ela sentia que não havia muita recompensa.

Acostumada a viver com emoções intensas, ela sentia falta disso. Com o novo comportamento, as recompensas eram poucas no início, mas cresciam e se somavam conforme ela aprendia a senti-las. Além disso, essas novas emoções eram de baixa intensidade. Como Sofia não sabia perceber emoções assim, ela não as notava e sentia falta das que nutrira por tanto tempo: as intensas.

Porém, a cada gesto de carinho que ofertava, ela recebia outro. A cada elogio que dava, um olhar de admiração era recebido. Após cada palavra emitida com amor, ela ganhava outra. Sofia se sentia bem em receber carinho e notava que as pessoas tinham a tendência a reagir de forma similar, isto é, quando elas recebiam agressividade, agiam com tal comportamento. Quando recebiam amor, tinham a tendência a retribui-lo.

Algumas pessoas não estavam acostumadas a receber carinho e ficavam desconfiadas com esse comportamento dela, mas Jonatan mantinha-se firme, mantendo elogios e motivando-a sempre. Um dia, ela se viu numa situação assim: quantas foram as vezes em que Jonatan agira com carinho com ela e

Flávia Moraes Schweizer

ela simplesmente não tinha entendido? Várias. Era na época em que ela não estava aberta para esse sentimento e presa a críticas e julgamentos alheios constantes.

Foi num desses momentos que ela entendeu o que Jonatan tanto dissera durante todos os anos em que estavam juntos e que ela nunca tinha compreendido. Ele a amava, mesmo que ela não entendesse isso. Agora ela estava começando a compreender.

Apesar de ser estranha toda essa nova forma de ser e ter de se adaptar a se saciar com sentimentos mais leves, era cada vez mais familiar e ela ia se acostumando com a nova maneira de ser.

Ela era viciada em emoções intensas, como raiva ou euforia. Por conta disso, oscilava muito de humor rapidamente e se desgastava muito, pois tais emoções provocam muitas alterações fisiológicas e mentais. Essa nova forma de viver oferecia emoções mais tranquilas e constantes, mas era preciso aprender a sentir tudo isso para se saciar e se sentir bem. Por não estar habituada a isso, Sofia se sentia em uma espécie de abstinência, sentindo falta do prazer intenso e momentâneo das emoções que já não cultivava mais.

Aprender a se saciar com emoções diferentes não era fácil, mas Jonatan não desistia. Além disso, as novas emoções eram mais duradouras, permitindo a constante soma delas, aumentando a satisfação e o bem-estar ao longo do tempo. Isso contribuía para manter sua estabilidade emocional.

O que ela achava mais curioso era que ela queria cada vez mais, porém, não de forma efêmera. Quanto mais se sentia querida, mais ela queria investir em ser uma pessoa mais agradável, mantendo-a motivada a ser cada vez melhor.

Agora, depois de alguns anos praticando, ela estava se habituando e apreciando ainda mais. O bem-estar de tantas coisas boas que tinha feito se somava e fornecia constante prazer. Não era intenso, mas era fluente. Lembrar-se do que tinha feito de bom fazia o sentimento reacender. Portanto, fazer e lembrar eram fontes de prazer emocional. A melhor parte era que essa satisfação só dependia dela própria, o que significava

ABORTAR?

que a felicidade não estava nas mãos de mais ninguém além das dela mesma.

Com isso, Sofia começava a compreender o significado do casamento para Jonatan, em que duas pessoas se uniam para uma ajudar a outra a se desenvolver, não com a ideia estereotipada e equivocada de que um completa o outro ou satisfaz o outro. Sofia libertava a sua mente egocêntrica para uma mente compreensiva e que crescia, aceitando algumas investidas.

Jonatan tinha cada vez mais orgulho da esposa. Por algum motivo desconhecido por ele, ele simplesmente sabia que Sofia tinha essa capacidade desde sempre, que podia ser uma pessoa adorável como estava sendo nos últimos anos. Ele tinha acreditado que da forma como ele abordava a situação era suficiente, mas não o era.

A evolução de todos continuou, cada um com o seu núcleo familiar. O contato se reduziu, mas não cessou. Ficou dentro das necessidades deles. E alguns anos passaram rapidamente, já que quem vive feliz não percebe o tempo passar.

Amanda fez uma festa de aniversário para Renato quando ele completou 7 anos. Foi uma festa pequena e ela reviu os amigos, colocando o papo em dia.

Débora estava com a sua empresa funcionando e Mônica tinha sido promovida.

Carlos estava casado com Débora e suas vidas eram boas, realizando tudo o que desejavam. Nenhum deles desejava ter filhos. Carlos nunca teve vontade, mesmo quando estava com Mônica. Porém, por acreditar que deveria ser como a maioria das pessoas, falava que desejava para o futuro, após se casar com ela. Para ele, Mônica seria uma ótima mãe e ele confiava nela para tal missão.

Carlos tinha se encantado ao encontrar Débora. Um encorajava ao outro e, assim, progrediam juntos. Eles tinham seus namorados, mas a parceria para a vida era um com o outro.

Muitas pessoas não compreendiam isso e eles eram muito criticados. Então, para não se desgastarem, explicando para quem não queria realmente entender, e a fim de tentar ignorar comentários maldosos, proveniente dos ignorantes, Débora e Carlos não se pronunciavam como casal, isto é, como casados. Certamente, "choveriam" pessoas dizendo que eles deviam ter filhos e fazer outras coisas, as quais eles não queriam. Assim, para economizar aborrecimentos, eles apenas alegavam que eram amigos e não tinham planos de nenhum casamento em suas vidas. Isso já causava um grande choque para muitas pessoas, que tinham mentes aprisionadas em uma única maneira de se viver.

Os namorados também tinham dificuldade de compreender a situação devido à mente já limitada à ideia de casamento, com amor e filhos. No entanto, eram relacionamentos longos e profundos também, em que os casais se conheciam.

Devido à carência de entendimento da maioria das pessoas que os rodeavam, dificilmente eles se apresentavam como um casal, novamente para evitar as clássicas frases: "Por que não se casam?", ou "Quando vão se casar?", ou "Já estão passando da idade de casar".

Eles aproveitavam a liberdade de serem e fazerem de suas vidas o que desejavam e não seguir um padrão estabelecido, que não tinha sentido, se fosse seriamente analisado.

Pablo era uma das pessoas que não entendia, porém tinha um pensamento um pouco menos limitante. Ele pensava: "O que eles fazem é problema deles, já que seguem às leis e não incomodam ninguém". Na verdade, Pablo ficava incomodado porque ele ainda tinha em mente como os relacionamentos conjugais deveriam ser, como se tivessem um roteiro e, sair desse roteiro, era algo com o qual ele não sabia lidar, ficando um pouco perturbado. Mesmo que não fosse com ele, Pablo não se sentia confortável com o assunto. Sua mente ainda era blindada a fortes ideias contrárias às suas.

Por causa disso, ele se retirava do ambiente quando a assunto era esse e retornava quando o assunto se encerrava. O convívio social com eles era tranquilo e amistoso, o que fazia Pablo esquecer esse pequeno desacordo entre os pontos de vistas entre eles e curtir o momento.

ABORTAR?

Mônica nem ligava para isso, isto é, ela não pensava da mesma forma, mas também não criticava, já que via que os amigos se davam bem assim, que era o que importava para ela.

Amanda também não entendia. Por não ter muito tempo para pensar por estar sempre com a mente ocupada entre trabalho e Renato, esse assunto de casamento literalmente como o contrato relatava, passava batido.

SANANDO AS PENDÊNCIAS

Os anos foram passando, cada um com seus desafios pessoais. Momentos de estresse faziam parte da vida de todos, já que este nada mais é do que a nossa reação a uma situação com a qual não sabemos lidar. Ao aprendermos a resolver algo, ou como administrá-lo, o estresse desaparece e a vida flui ainda melhor.

A cada desafio vencido, mais tranquilidade e prazer eles tinham capacidade de sentir.

Sofia era outra pessoa, totalmente mudada. Agora era carinhosa e elogiava os outros. Ela aprendera a admirar os demais e a usar de sua própria crítica como um ponto forte para si: ela passara a analisar-se sobre a sua crítica, tentando compreender o motivo de ter essa vontade de subjugar os outros.

Jonatan nunca a abandonou. Fielmente ao seu lado, ele foi a pessoa que mais a incentivou e quem ficou ao seu lado nos momentos difíceis. Ele não deixava que ela jogasse seu veneno nos outros, mas sabia que, ao guardar seus comentários maldosos para si, ela se prejudicava. Várias foram as noites em que Sofia chorou devido aos sentimentos cruéis que nutria e não sabia como lidar com isso. Em todas as vezes, Jonatan esteve ao seu lado, secando as lágrimas dela e a ajudando no processo de reorganização mental.

Ele não falava mal dela por ela ser como era. Ele lhe dava suporte emocional para que ela se refizesse. A cada momento de fraqueza, Jonatan estava ao seu lado. Foi assim que Sofia e Jonatan mudaram o relacionamento, fazendo-o ser algo muito melhor. Agora, eles eram companheiros de vida realmente.

O amadurecimento emocional de Sofia fazia Jonatan olhá-la com mais admiração ainda. Além de ser uma pessoa muito melhor, ele presenciava o milagre da vida ao longo do tempo, apreciando um simples botão de rosa aflorar em uma das mais belas flores possíveis de existir.

Quando se casou com Sofia, ele sabia que ela poderia ser essa pessoa com quem estava casado no momento. Porém, ninguém tinha essa percepção e foram contra o casamento. A visão imediata daqueles que conheciam Sofia era a mesma: ela era egoísta e manipuladora. Jonatan sabia disso, mas se entregou ao processo de amá-la e ajudá-la a se transformar naquilo que ele sabia que ela poderia ser.

Nos primeiros anos, ele estava empolgado com a sua "missão" de incentivar Sofia a ser a mulher incrível que ele sabia que ela poderia ser, no entanto, após o nascimento de Amanda, ele se deixou levar pela facilidade do dia a dia, em vez de desenvolver-se com a esposa, caindo na armadilha rotineira de escolher o fácil em vez do melhor. Felizmente, ele acordou para a realidade e mudou de atitude, acolhendo aos que mais amava: esposa e filhos, cada um conforme sua necessidade.

Com grande felicidade, ele viu seus filhos crescerem e se desenvolverem, e apreciava a etapa de ser avô. Sofia também tinha prazer em ver os netos e brincar com eles.

O entrosamento entre todos era tão bom e harmonioso que nem parecia que anos antes não se davam bem. Toda a família tinha ótimos laços de amor, que os ligava por afinidade e bons sentimentos uns para com os outros.

Renato e Moniquinha já tinham 10 anos. Amanda era vista como uma mulher guerreira, batalhando na vida para manter seu filho e a si mesma vivos e saudáveis. Mônica não entendia como ela aguentava não ter um companheiro, já que estava com Pablo e adorava isso.

Pablo também admirava a irmã. Quando ele soube da gravidez dela, ela era uma pessoa totalmente à mercê dos outros, como uma presa encurralada que seguia ordens, que não sabia de onde vinham. Agora ela era destemida e não aceitava tudo. Ela fizera a própria vida e a sua maturidade emocional era tão

ABORTAR?

grande que Pablo nem conseguia compreender, apenas admirar os resultados.

Amanda tinha progredido muito no trabalho. Por fazer o que amava, tinha facilidade em aprender mais e ser muito eficiente. Isso também a fazia render bastante e seus resultados chamaram a atenção do chefe rapidamente. Após esses anos, agora ela ocupava o cargo mais alto da filial onde trabalhava, representando-a.

Além disso, ela gostava muito da cidade, tendo uma vida muita satisfatória. Em casa, ela tinha Renato, o príncipe de sua vida, como Mônica um dia havia dito, num momento de medo pelo qual Amanda passara. No trabalho, era realizada por suas próprias atividades. Sua vida era incrível e, se alguém tivesse lhe dito que um dia gozaria de tamanha maravilha, ela não teria acreditado. Era bom, mas não lhe sobrava tempo.

A empresa abrira outras filiais ao longo dos anos e reuniões periódicas eram feitas. Naquele mês, especificamente, estava marcada mais uma. Assim, Amanda se preparou como de costume e foi para a reunião. Para evitar deslocamento de pessoal, as reuniões costumavam ser feitas por videoconferência, porém, um funcionário fora pessoalmente até a filial em que Amanda trabalhava.

Os olhos verdes-escuros e brilhantes de Adgar entraram na alma de Amanda, fazendo o seu coração bater mais forte e rápido instantaneamente. Adgar olhou Amanda e sentiu confiança e uma atração indescritível por ela. O silêncio, que durou poucos segundos, proveniente da atração aparentemente injustificada, fizeram com que ambos ficassem sem graça e forçaram a ida para a reunião, para quebrar o clima que os deixara constrangidos.

Quando há uma grande atração e algum tipo de receio ou medo, essa situação costuma ocorrer, pois as pessoas envolvidas sentem grande vontade de se aproximar, contudo, julgam ser inoportuno por algum motivo, mesmo que o desconheçam.

Apesar de terem mostrado todos os dados planejados durante a reunião, Adgar e Amanda se entreolhavam como

Flávia Moraes Schweizer

adolescentes que flertam ao descobrir a paixão, mas, ao mesmo tempo, tentando entender de onde se conheciam, haja vista que sentiam uma confiança "gratuita" em relação ou outro, isto é, como se fossem amigos havia um bom tempo. É, há coisas na vida que não compreendemos...

Ao término do encontro do pessoal para discutir trabalho, Adgar convidou Amanda para almoçar e, para a sua alegria, ela aceitou. Num restaurante simples numa praça, eles se sentaram. Olharam o menu e fizeram o pedido. Então, tentaram disfarçar o desconforto que sentiam, porém, era impossível, e resolveram encarar a situação. Eles se fitaram durante toda a espera da refeição, sem que nenhuma palavra fosse verbalizada. Parecia que eles estavam namorando e se acariciando pelo olhar. Era como se eles se conhecessem, mas não se lembrassem de onde.

Depois de muitos minutos, a refeição chegou e eles iniciaram o almoço, quando passaram a falar sobre coisas rotineiras, fugindo da principal questão, que era justamente essa estranha saudade e afinidade que sentiam e não compreendiam de onde vinham.

Adgar e Amanda tinham pensamentos similares, o que os atraiu de imediato, e eles não compreenderam. Eles apenas se sentiam extremamente bem na presença um do outro. Adgar ficaria por poucos dias na cidade e Amanda se ofereceu para mostrar-lhe a localidade. Passaram dois dias juntos, tanto no trabalho quanto fora. A atração era muito forte e bem perceptível para quem os olhava.

Adgar, então, pediu para que ficasse naquela cidade, a fim de poder ficar próximo a Amanda. Como havia falta de pessoal ali, o cargo logo lhe foi concedido. Com alegria, Amanda recebeu a notícia de seu mais novo subalterno.

Em poucas semanas eles começaram a namorar e Adgar também progrediu rápido na empresa. Para quem não os conhecia, acreditava-se ser devido ao relacionamento entre o casal, no entanto, quem os via trabalhando, sabia que ambos eram profissionais fantásticos e uma dupla formidável. A empresa

ABORTAR?

crescia rapidamente com ambos na chefia. Era como se a mente de um complementasse a do outro em relação ao trabalho.

Adgar era uma pessoa tranquila e apaixonada pelo trabalho. Ele não queria filhos e saber que Amanda já tinha um aliviara o seu coração: ele não receberia a pressão de ser pai se um relacionamento com ela se desenvolvesse, pois ele acreditava que todas as mulheres desejavam ter filho em algum momento da vida. Portanto, Amanda não o pressionaria para ter um bebê.

Ele se dava bem com Renato, mas não tinha intimidade. Seus objetivos eram Amanda e trabalho.

Amanda estava bem com isso. Ela não queria ter mais filhos e Adgar fora o primeiro homem com quem tinha se encontrado que não achava que ela ter filho era um problema ou erro. Ele fora o único que a tratara como uma pessoa normal, sem criticar ou dizer o que ela deveria fazer. Ele a aceitava como ela era. Simples assim.

Devido à maturidade, eles sabiam lidar com problemas sobre relacionamentos. Para muitos, ele não querer ter filhos era um problema ou era visto como "defeito" ou "erro". Para Amanda, era uma pessoa sensata que sabia o que desejava na vida e fazia o que podia para alcançar seus objetivos.

Mônica ficou animada com a notícia, mas também não entendeu a respeito de ele não querer ser pai. Para ela, isso significava que ele não trataria Renato bem, contudo, Amanda falava que uma coisa não estava relacionada à outra. Mônica não entendia, mas Amanda via isso: ser pai é diferente de tratar bem as pessoas.

Adgar não impunha autoridade a Renato. Ele apenas o tratava bem, com simpatia e cordialidade, como qualquer pessoa. Por ver Renato como criança, tratava-o como tal, jamais tirando a autoridade ou a responsabilidade de Amanda em relação ao filho.

Renato tinha um pouco de ciúme da mãe. Estava acostumado a ter toda a atenção dela para si e agora tinha de compartilhar essa atenção. Amanda percebeu que o comportamento de Renato tinha mudado e Adgar falou o que era. Como não cabia a ele educar Renato, comunicou a sua interpretação dos fatos para Amanda, que logo conversou com o filho, dirimindo todas as dúvidas e assegurando o seu amor por ele. Ela também tentou mostrar mais carinho com o filho na frente de Adgar, a fim de deixá-lo mais seguro de si e do relacionamento com a mãe.

Adgar não tinha ciúme, pois ele era muito maduro emocionalmente. Por conta disso, sabia o que queria na vida e traçava seus planos conforme seu coração pedia, saciando sua vontade de aproveitar a aventura chamada vida. Ele trabalhava com o que gostava e namorava quem amava.

Adgar nunca tinha namorado por não ter se apaixonado. Para ele era perda de tempo e energia investir num relacionamento por dependência emocional ou para dizer que não estava sozinho. Ele encarava isso como algo sério, portanto, era necessário não apenas comprometimento, mas grande vontade e motivação para desenvolver o relacionamento, sendo estas duas provenientes da paixão. Assim, foi a primeira vez que ele teve vontade de investir com afinco num romance.

Amanda sabia disso e, no início, achou estranho. Adgar já tinha 30 anos e, devido ao que ela tinha visto, ter algum romance na vida era um item praticamente obrigatório, socialmente. Adgar era centrado no que queria e não se deixava levar por críticas ou exigências externas. Apenas as suas vontades lhe guiavam na organização e planejamento da vida. Após alguns meses, depois de ver como ele era, Amanda o compreendia mais. Ele era uma pessoa tão bem resolvida que dispensava comentários ou pareceres alheios.

Ele era uma pessoa que se conhecia muito bem e não era afetado por opiniões diversas. Sua confiança em si era a chave do seu sucesso e de sua determinação em suas escolhas, das mais ínfimas às mais impactantes, e era o que mais atraía as pessoas. Cada dia que Amanda passava com ele, seus corações batiam mais fortes.

Amanda também tinha muita confiança em si, o que atraía Adgar. Ele não tinha paciência com quem mendigava atenção e afeto. Ele gostava de pessoas que o apreciavam e pensassem

ABORTAR?

de forma similar. Por sorte, ele encontrara Amanda, a pessoa que queria crescer junto dele, não a partir dele.

Eles formavam um casal muito interessante. Ambos eram independentes um do outro e tinham escolhido ficar juntos simplesmente por prazer, pela companhia agradável que ofereciam um ao outro e por serem grande incentivadores um do outro, estimulando o crescimento e o desenvolvimento pessoal de cada um, de forma prazerosa e carinhosa, com harmonia, segurança e suporte. Quem não estava acostumado a ver isso ou a viver algo similar estranhava o casal. E aqueles que buscavam a tranquilidade interior ou que já dela usufruíam, olhavam o casal com admiração, como se fosse uma nova estrela no céu, mais brilhante que as demais.

No ano em que Amanda e Adgar começaram a namorar, Mônica engravidou, conforme o plano do casal. Moniquinha ganharia uma irmã naquele ano, o que foi muito festejado por todos do grupo familiar.

Mônica queria muito ter um filho com Pablo, como sempre sonhara. Agora ela estava tendo essa oportunidade, saciando a vontade de Pablo também. Apaixonado por Mônica e acreditando que a felicidade era casamento e filhos, ele estava prestes a se realizar na vida com a chegada de mais uma princesa, a pequena Cláudia.

Com entusiasmo, Cláudia chegou às vidas de todos num domingo chuvoso, alegrando o dia. Mônica passou a gravidez apreensiva com o parto, pois tinha 39 anos e feito um aborto no passado. Devido à pressão do médico que fez o acompanhamento pré-natal e das pessoas que não são da área, como familiares, ela optou por fazer uma cesárea.

Tudo ocorreu dentro da normalidade e a recuperação da cirurgia também foi dentro dos padrões. Mais uma vez, os pais de Pablo se fizeram presentes, ajudando o casal com o mais novo membro na família.

Mais uma vez, o tempo seguiu rapidamente entre tantos afazeres. Renato e Moniquinha estudaram e trabalhavam, e a doce Cláudia já era uma jovem moça, cursando faculdade.

Flávia Moraes Schweizer

Um dia, a turma se reuniu num churrasco e Mônica perguntou para Amanda em privado:

— E então, ainda pensa em Ricardo?

Amanda não entendeu a malícia da pergunta e somente respondeu:

— Não. Seja lá onde ele estiver, desejo o melhor para ele. Hoje, vejo que ter engravidado não foi culpa dele, foi algo que eu permiti. Eu desejei tanto que alguém resolvesse os meus problemas que acreditei que ele faria isso, quando ele mesmo estava buscando prazeres na vida para esquecer seja lá o que o incomodasse tanto. Renato foi uma bênção para mim. Se não tivesse passado por tudo que passei, não imagino como estaria agora. Certamente, eu não teria crescido tanto e acho que ainda não teria relacionamentos saudáveis. Ainda viveria em pé de guerra com a minha mãe e Pablo provavelmente estaria mais enrolado do que quando vocês se reencontraram. Nem quero pensar em como ele estaria! – Ela respirou e continuou: – Acho que Renato foi a nossa salvação. Foi por conta dele que tudo ruiu repentinamente, expondo todos os problemas da família. Felizmente, o meu pai acordou e nos ajudou. Daí, nós mesmos fomos recriando conexões e criando vínculos afetivos, em vez de manter vínculos parentais, de acordo com as leis. Hoje eu vivo um relacionamento maravilhoso com alguém que não tem obrigação de estar comigo, mas que me aprecia tanto que escolhe a minha companhia. É tão bom sentir que me amam pelo que sou, não pelo que ofereço! Adgar gosta de mim e não me usa. Acho que se eu tivesse o conhecido antes, provavelmente não ficaríamos juntos, pois eu buscava um herói, não um companheiro, que é o que ele é e deseja ser.

Mônica já tinha analisado tudo isso e perguntou com o propósito de ver se Amanda tinha noção disso tudo. Ela ficou impressionada com a perspicácia da amiga de enxergar tudo isso. E Amanda continuou:

— Eu lhe agradeço muito! Lembro que eu quase abortei e você me incentivou a manter a gravidez. Depois eu entendi o

ABORTAR?

motivo de você ser tão radicalmente contra o aborto e hoje vejo que eu estava desesperada na época e não conseguia enxergar um futuro. Hoje sou grata por tudo isso. Obrigada, minha valiosa amiga! – falou Amanda, abraçando Mônica.

Cada palavra que Amanda disse era verdade. Depois de muito tempo, após enfrentar o que ela dizia ser um problema, ou seja, quando ela saiu de dentro do conflito, afastando-se das emoções intensas, foi que ela conseguiu pensar mais claramente sobre tudo.

Depois de tanto tempo e tantas mudanças em sua personalidade, Amanda era uma nova pessoa, regenerada, mais bondosa e carinhosa. Ela já não se entregava mais às eventuais discórdias que tinha na vida, como todos têm. Ela não esperava alguém resolver essas discórdias. Ela simplesmente buscava formas de solucionar o que era possível e aceitar o que não podia mudar, transformando a sua vida emocional completamente.

Para quem a olhava de longe, sem se aprofundar em sua vida, via Amanda como mais uma pessoa comum, com problemas e desafios. Por dentro, Amanda vivia o sonho de ser feliz, cultivando a tranquilidade e a paz dentro de si ao apreciar o que tinha.

Quando Amanda tinha 67 anos, esbarrou, por distração, numa mulher mais jovem, fazendo a bolsa dela cair. Com gentileza, ela ajudou a apanhar os objetos no chão, enquanto ouvia a mulher desabafar:

— Desculpe, senhora. Estou tão distraída por ter que cuidar dos meus filhos e lidar com o pai egoísta deles que não a vi. A senhora está bem? Eu a machuquei?

Amanda percebeu que a moça realmente não tinha um bom estado emocional.

— Estou sim, meu bem. Sinto muito pelo esbarrão. Quer tomar um café? – Amanda a convidou no intuito de oferecer um pouco de atenção, algo que a jovem mostrava carecer demais.

A moça achou estranho o convite, já que estava habituada a um mundo em que homens oferecem algo para atrair mulheres.

— Vamos, eu pago! — falou Amanda animada. – A vida nem sempre é fácil, mas uma coisa que eu aprendi com as minhas amigas é que uma conversa é uma santa terapia às vezes! Também fui mãe solteira e não foi fácil. Vamos! Pago um bolo para você também!

Amanda nem se dava conta de que agia conforme desejava. Se ela estivesse no lugar da moça, provavelmente desejaria alguém que a ouvisse em vez de reclamar.

A moça estranhou, mas aceitou. Assim como Amanda anos antes, estava desesperada. Por sorte cruzara com essa bondosa senhora e aceitara a sua oferta. Era um dia ensolarado, porém triste e angustiado para aquela alma que vivia apressada e atordoada de emoções desconcertantes.

Elas se sentaram e a moça começou a falar:

— Obrigada pelo café. Já faz tanto tempo que não me sento com alguém para conversar... Até para comer uma simples refeição é uma correria.

Amanda percebia isso. Ela via que a moça estava muito agitada, tanto o corpo como a mente, pensando sempre no que tinha de fazer.

— É importante reservar um tempo para você. Sei que é difícil, mas não se negue a você mesma.

A moça ouviu aquele sábio conselho, porém não entendeu nada. Ela ficou refletindo por uns segundos e, quando estava para começar a contra-argumentar, Amanda falou:

— Sei que vai falar que você não tem tempo e é muito atarefada. No entanto, tempo você tem e escolhe tentar fazer mais coisas do que tem capacidade, além de escolher fazer para os outros, não para si.

Como era possível uma estranha conhecê-la tão bem? A moça ficou desconfiada e Amanda explicou:

— Também fui mãe solteira. Foi muito difícil na época. Felizmente, aceitei ajuda de quem me ofertou e consegui seguir. Não precisamos fazer tudo sozinhas. Temos quem nos estenda a mão uma vez ou outra...

ABORTAR?

A moça ficou encantada com a doçura com que Amanda falava. Ela não estava criticando, estava apenas animando-a, dizendo que ela conseguiria passar por tudo aquilo. A moça estava admirando tanto a bondosa senhora que parecia hipnotizada.

— Foi muito difícil para você? — perguntou a moça, acanhada.

— Sim. Engravidei por falta de consciência sobre mim mesma. Acreditei num homem que nunca me prometera nada. Assim que engravidei, ele sumiu. Fiquei sozinha e não sabia o que fazer. Felizmente, tenho duas amigas fantásticas e um pai e um irmão maravilhosos, que muito me ajudaram nisso tudo. O interessante foi que todos esses relacionamentos começaram justamente por conta da gravidez não planejada. Se eu soubesse como estaria hoje, eu teria aproveitado ainda mais aquela época.

A moça apreciava cada palavra que Amanda gentilmente pronunciava, a ponto de se esquecer de suas agonias. Ela estava tão acostumada a ouvir exigências e tentar saciar os desejos alheios que gentileza era uma novidade muito grande em sua vida.

— Conte-me, minha cara. Você está com cara de que tem muita coisa te incomodando – Amanda falou com tanta tranquilidade e demonstrando tanta confiança, que acalmou a moça.

— Bom, eu tenho dois filhos. O pai está doente, no hospital. – A moça suspirou, recarregando-se para falar, e continuou: – Vou tentar contar desde o início: eu me apaixonei por um sujeito. Ele é mais velho do que eu e pensei que fosse mais maduro. Somente hoje percebo que ele só tem idade, parece um menino. Saímos algumas vezes e descobri que ele também saía com outras. Esse foi o primeiro choque para mim. Eu o confrontei e ele disse que me amava, mas que não conseguia resistir às outras. Com palavras doces e carinhoso que só ele, deixei passar e permanecemos juntos. Ele disse que ficaria somente comigo, mas isso voltou a acontecer e novamente eu o perdoei. Bom, eu achava que tinha perdoado, mas eu ainda não consigo aceitar isso. Dói até hoje. Não sei o que acontecia, que eu simplesmente o aceitava de volta, como se ele nunca tivesse ido.

Amanda percebia que a moça estava carregada de amarguras. Fortes dores em sua mente, as quais não conseguia mudar. Ela mantinha o mesmo padrão de pensamento, mas não agia com coerência, o que a deixava transtornada e sem confiança em si. A moça continuou o seu relato:

— Um dia engravidei e contei a ele. Não sei de onde tirei a ideia de que ele ficaria feliz e deixaria a vida de solteiro para ficar comigo e com o bebê. Para a minha surpresa, ele sumiu. Eu o procurei por todos os lugares que eu sabia. Foi nesse momento que comecei a descobrir muitas coisas. Ele tinha mentido para mim: descobri que ele não trabalhava onde tinha falado, para começar. Por coincidência, uma amiga minha tinha falado que conhecera alguém, um tal de Felipe, mas que o achou muito estranho. Ele era um velho acreditando ter 20 anos de idade. Ele era muito insistente e um dia eu estava com ela na rua, quando ele a abordou novamente. Para mais uma surpresa, o tal Felipe era o Alexandre, de quem eu estava grávida. Ao me olhar, ele ficou sério por ter me reconhecido. Ele olhou a minha barriga, que já aparecia, e simplesmente foi embora, correndo, fugindo de mim.

A moça, mais uma vez, suspirou, encorajando-se a continuar. Cada palavra dita era uma memória dolorida que ela revivia, mas que desejava apagar de sua mente:

— Minha amiga percebeu que nos conhecíamos por conta da reação que tivemos. Ele deixou a carteira cair e vi na sua identidade que seu nome era Aldair. Eu contei a história para essa minha amiga, que ficou surpresa e com medo daquele homem. Eu tentei entrar em contato com ele para devolver a carteira, porém ele não me retornou nem aceitou o meu contato. Nosso filho nasceu e eu procurei ajuda legal. Não tinha como cuidar sozinha do bebê e o advogado conseguiu a causa. No entanto, até hoje ele não pagou nem um único real ao filho. Ele sumiu de novo e eu fiquei com a criança e contas para pagar. Só Deus sabe o quanto eu chorei em agonia e desespero por não ter o que dar ao bebê faminto...

A moça se emocionou e Amanda ofereceu um lenço, que foi aceito com gratidão.

ABORTAR?

— Com muito custo, eu arrumei um bico. Depois, comecei a fazer comida em casa para vender durante o dia e poder comprar algo para nós dois. Meus pais me expulsaram de casa porque não queriam mais pessoas para cuidar. Eles me culpam até hoje pelo que aconteceu. Minha irmã mais nova não sabia o motivo de eles terem me expulsado e veio me procurar, pois estava preocupada comigo. Ela sempre foi tão diferente de mim: queria estudar e subir na vida social e financeira por meios próprios. Eu não ligava muito para isso. Eu buscava um romance, um conto de fadas.

Amanda se viu na moça nesse momento. Foi exatamente isso o que tinha acontecido com ela: acreditara em conto de fadas, no qual alguém resolveria seus problemas.

— Bom, ela sempre foi muito amável e a preferida da família, por ser determinada e estudiosa, o que a levaria ao sucesso. Quando ela soube da minha gravidez buscou uma maneira de me ajudar. No início não conseguiu, mas depois achou um bico para mim. Ela que deu a ideia de fazer comida e vender. Ela estudava muito e quando tinha algum tempo, dedicava-se a mim. Foi com ela que aprendi o que é amar – falou, emocionada.

— Bem, depois de uns dois anos, o Aldair me procurou. Eu mostrei o filho a ele e falei que não tinha recebido nenhuma ajuda da parte dele... Ele ficou nervoso. Hoje, eu percebo que ele estava pensando numa mentira, que foi o que me contou. Ele alegou várias coisas, afirmando que não sabia o que fazer e que não estava pronto para ser pai. Eu aleguei que também não estava pronta para ser mãe, o que ele estranhou e disse: "Como não? Todas as mulheres nasceram para isso! É o sonho de todas vocês!". Eu não entendi a alegação dele e fiquei com raiva. Não era justo! Carismático que só ele, acabamos voltando. Acho que não aprendi da primeira vez, pois engravidei novamente e, de novo, ele sumiu.

Amanda ouvia com toda a sua atenção e percebia o novelo de problemas que a moça vivia.

— Mais uma vez entrei com processo para ter algum suporte, ganhei de novo e, de novo, não recebi um centavo. Minha irmã concluiu os estudos e começou a trabalhar. Sempre me dando assistência, sem abrir mão dos sonhos dela. Eu a vejo como uma luz na minha vida. Ela é um anjo para mim! Com certeza, é quem mais me ama no mundo inteiro! Há pouco tempo, ela conseguiu um apartamento e me chamou para ir morar com ela. Eu aceitei e faço de tudo para não dar trabalho a ela. Tento fazer tudo o que posso, cuidando da casa, dos meus filhos, tenho um emprego para ajudar nas despesas... É tão cansativo... — falou a moça, deixando escorrer uma lágrima.

— Hoje, meus filhos já têm 7 e 5 anos. O pai deles está no hospital e eu sou a única que o visita. Eu não quero ir, mas meus pais dizem que ele é o pai dos meus filhos e que devo cuidar dele também. Como isso é possível? Ele não deu nada para os filhos e eu ainda tenho de cuidar dele? — A moça começou a chorar.

— Seus pais dizem isso? — Amanda perguntou, com solidariedade.

— Sim – a moça respondeu, cabisbaixa.

— Os mesmos pais que a expulsaram de casa, que não te ajudaram e que a culpam pela sua vida, como se o pai não tivesse responsabilidade nessa história?

A moça entendeu a jogada de Amanda. Ela ficou pensativa e muda.

— Já passou pela sua cabeça que seus pais não a ajudam e só exigem de você? O quê você deve a eles para obedecer em tudo? — Amanda foi mais enfática.

— Realmente, eu não tinha olhado por esse ângulo – falou a moça, contemplando um momento de lucidez em sua vida – Por que razão eu tento satisfazê-los?

— Talvez você não tenha observado o quão capaz você é e busca aprovação externa... – Amanda falou com uma pitada de agressividade no tom de voz. – Você tem dois filhos, cuida deles, da casa, tem trabalho... Por que acha que não é capaz?

A moça teve um surto de paz e calma em seu peito que nunca tinha sentido antes. Ela tinha acabado de descobrir que não tinha motivo para satisfazer aqueles que não colaboravam,

ABORTAR?

que só sugavam suas energias mental e emocional através de críticas, imposições e exigências. Num suspiro de alívio, como se tirasse o mundo das costas, a moça olhou para Amanda com carinho, satisfação e alívio.

– Acho que você está certa. Acho que devo seguir a minha vida como eu acredito ser melhor, não como os outros falam. Eu vou deixar essa sacola no hospital para Aldair. Quer ir comigo? Não vou demorar. Não mais.

A moça tinha o hábito de visitá-lo e fazer-lhe companhia, conforme os pais falavam, mesmo que isso fosse muito desconfortável para ela. Seu coração estava repleto de mágoas, criando um grande peso.

Amanda resolveu ir com ela para lhe dar força emocional e acabou sendo mais do que surpreendida. Ao entrar no quarto, viu um homem que aparentava ser mais velho do que de fato era, contudo, seus olhos eram os mesmos: Ricardo.

Um bolo de emoções surgiu em segundos, deixando-a confusa. Sua vontade inicial era confrontá-lo e dizer o quanto ela tinha sofrido por culpa ele. Porém ela visualizou toda a situação: ela estava feliz, tinha crescido e vivia a vida que gostava, além de aproveitar de bons relacionamentos, o que tornava a vida mais bela, alegre e feliz. Nada disso teria acontecido se não fosse por aquele homem, acamado, que não tinha se importado com ela. Ela tinha encontrado quem realmente a amava a ponto de ajudá-la no momento mais crítico e isso não tinha preço.

Ela via uma pessoa egoísta, deitada na cama, que nunca tinha pensado nos outros e que não tinha relacionamentos harmoniosos ou benéficos. Vivia de migalhas de atenção da moça que o visitava, mas que não mais voltaria àquele quarto.

Amanda sentou-se ao lado dele. "Ricardo" a olhava assustado, com medo de que ela falasse a verdade para a moça, que estava em pé, perto deles.

– Ricardo... Por muito tempo eu o culpei. Hoje, percebo que não fui vítima de você, fui vítima de mim mesma. Acreditei que um príncipe encantado me salvaria de casa e resolveria meus problemas. Acreditei que esse príncipe era você. Porém, depois de aprender com a vida, no dia a dia, vejo que você buscava o mesmo que eu: fugir do que lhe atormenta. Não sei o que lhe incomoda tanto a ponto de você fugir até hoje, a ponto de você não sentir nenhuma empatia por outra pessoa, a ponto de viver a vida atrás de prazeres para inebriar a sua alma. Hoje, eu tenho mais é que lhe agradecer. Graças a Renato, aprendi que eu tinha capacidade de fazer tudo o que precisava e queria na minha vida. Eu não precisava de mais ninguém, apenas de mim mesma. Por anos eu fugi de minha responsabilidade em relação a mim mesma e o resultado foi uma gravidez não planejada, que me deixou desorientada na vida. Felizmente, pessoas que me amavam me acolheram e ótimos frutos surgiram desse terrível pesadelo, que ficou no passado. Por muito tempo eu quis vê-lo sofrer, por achar injusto o que eu passava, enquanto você curtia a vida. Contudo, agora eu lhe sou grata: tenho uma família incrível e sou muito mais assertiva. Crio a minha própria realidade, a minha vida é da forma que eu quero. Obrigada.

As palavras de Amanda não foram para Ricardo, mas para ela mesma. Encarar Ricardo foi um momento muito importante, onde ela colocou em prática o que tinha aprendido sobre a situação que passara com aquele que estava diante de seus olhos.

Ela já tinha desejado que ele sofresse ou que estivesse doente quando a fúria por ele não ter sido o que ela desejava estava grande. Depois de desenvolver a autonomia e perceber a própria responsabilidade em sua vida, ela não o culpava mais. Amanda entendia que era responsável também e, se não fosse por ela, nenhum dos problemas teriam acontecido.

Vê-lo doente não acalmou o seu coração nem amenizou a sua vontade de justiça. Amanda ficou com pena de Ricardo porque, ao contrário dele, ela era feliz e estava satisfeita

Aldair ouvia aquelas palavras carinhosamente pronunciadas. Ele tentou ignorar Amanda, mas não foi possível. Aquelas palavras entraram fundo em seu coração, revelando a verdade da qual ele sempre fugira, fazendo lágrimas brotarem em seus olhos e escorrerem por seu rosto enrugado e com a barba por fazer.

Ele sentia que havia algo dentro dele que ele odiava e lutava de todas as maneiras para não sentir. Ele focou em sen-

ABORTAR?

tir prazer constantemente para se esquecer desse vazio, dessa agonia, que teimava em não largar seu coração.

Ele estava habituado a ouvir reclamações, a mentir, a brigar... Tudo em decorrência de seu egoísmo, que era apenas o sintoma de que ele não estava bem interiormente. Seu egoísmo era o reflexo de sua doença emocional. Focado sempre em si, para não sentir o que não compreendia e que não queria entender, por medo de ficar triste, Aldair vivia de relacionamentos frívolos e curtos, de álcool e mentiras, para fugir de si mesmo e para tentar se convencer de que ele tinha controle sobre si, por se relacionar com as pessoas a seu bel-prazer, e de que a sua vida era ótima por ser a utopia da felicidade: prazer sem responsabilidade ou consequência. Amanda foi a única pessoa que o viu realmente: alguém que carecia de cuidados, principalmente vindos dele mesmo. As demais só o criticavam, realçando as suas características negativas, as quais ele queria esquecer que possuía.

A moça achou estranho tudo aquilo, enquanto ouvia Amanda falar. Então ela entendeu que Aldair não tinha agido somente com ela daquela forma. Ele enganava a todos. Provavelmente, havia outras mulheres numa situação parecida.

A moça olhou para Amanda como se avistasse um anjo. Naquele momento, ela usaria a imagem de Amanda como fonte de inspiração para fazer a sua própria vida, tal como Amanda fizera.

Ambas saíram leves do hospital, como se deixassem o peso lá. Sem dizer uma palavra, despediram-se, e cada uma foi para um lado.

Elas tinham planejado passar mais tempo juntas naquela tarde, depois do hospital, porém as emoções e os pensamentos estavam tão intensos que não entendiam o que se passava com elas mesmas e seus corpos simplesmente as guiaram até as suas respectivas casas.

Amanda estava pasma com o que tinha acabado de ver. Por muito tempo ela quis ver aquilo. Sua forma de analisar a vida de forma imatura a convidava a enxergar tudo como se fosse uma competição, na qual quem leva a melhor, vence.

Flávia Moraes Schweizer

Quando Aldair a deixou com uma criança se desenvolvendo dentro do seu corpo, Amanda sentia que ele tinha vencido e ela tinha perdido, o que a incomodava demais. Contudo, naquele momento, anos depois, esse tipo de avaliação sobre as vidas das pessoas já não fazia sentido. Ela era tão realizada em sua própria vida que não fazia sentido competir com mais ninguém para provar sua felicidade.

Essa nova interpretação a fez sentir pena e compaixão por Aldair. Ela compreendeu que felicidade não se mede com a de outras pessoas, constrói-se de dentro para fora, e que Aldair não tinha isso. Por gostar do prazer de ser feliz, desejava o mesmo para as pessoas, e vê-lo como ele estava, desanimou-a.

Amanda demorou muitos anos para compreender a própria vida: ela era responsável por si própria, ninguém mais. Quando nova, havia culpado o mundo e Aldair por suas aflições. Agora, mais ciente de si, ela era grata a ele por ter lhe dado um dos melhores presentes que ela poderia ganhar, o motivo para tomar as rédeas de sua vida de volta, embora não tenha compreendido isso na época.

Sentada na cadeira da sala, em casa, Amanda preparava um chá quente, pelo simples prazer de saboreá-lo, coisa que nunca fizera antes. A calma ou tranquilidade não faziam parte de sua vida. Amanda não tinha mais rancor ou raiva de Ricardo, mas tinha uma vida agitada e com muitas tarefas que a faziam não ter tempo hábil para apreciar momentos como este.

Apreciando o pôr do sol e o chá, Amanda contemplava a resolução completa de um aborrecimento, que havia levado anos para se desfazer por completo.

Durante o tempo em que Renato crescia, ela trabalhou a sua personalidade, desfazendo-se de pensamentos que a colocavam como vítima e que responsabilizava outros pelo que não a satisfazia. Agora, ela usufruía da leveza de não guardar mágoa e de apreciar o que tinha.

Por anos amanda pensou que havia uma chave que abriria a porta da felicidade. Ela procurou em pessoas por esta chave, mas nunca a encontrou.

ABORTAR?

A cada dia que aprendia a tomar as rédeas da própria vida, planejar e criar o que desejava, Amanda girava um pouco dessa chave invisível sem que percebesse. Agora, madura, compreendeu que a chave estava dentro dela o tempo inteiro e que ela mesma destrancou a porta. A felicidade era uma companheira em sua vida, não mais um objetivo.

Apreciando o doce sabor do chá e as cores do céu no pôr do sol, Amanda se lembrou de sua vida. Ela iniciou o trajeto com muita turbulência e o mundo parecia um campo de batalha. Amigos ajudaram, bem como profissionais. Ela foi a maior heroína ao procurar e aceitar as ajudas oferecidas e fez coleção de vitórias em sua vida: prendeu a ser mãe, se desenvolveu com pessoa e profissional, criou um bom relacionamento com Adgar, resolveu os conflitos que tinha com seus parentes... Amanda era uma pessoa de sucesso!

Ela tinha o poder da fazer tudo isso e desconhecia até que "a vida" a colocou em situações que exigiram que ela reagisse. Felizmente ela reagiu e tornou-se agente de sua própria história.

Amanda nunca tinha se sentido tão satisfeita consigo mesma até aquele momento. Ela se sentiu tão aconchegante consigo mesma que se sentiu leve. Ela tinha admiração por si mesma e criou a própria paz. A Amanda do passado não voltaria e a do presente era a melhor versão que ela poderia ter. A vida passou a ser ainda mais bela.